DU SUICIDE

STATISTIQUE, MÉDECINE, HISTOIRE

ET LÉGISLATION

PAR

E. LISLE

Docteur en médecine, directeur de l'établissement privé d'aliénés du Gros-Caillou
membre de la Société médico-psychologique

Ouvrage couronné par l'Académie impériale de médecine

DANS SA SÉANCE SOLENNELLE DU 5 DÉCEMBRE 1848

> Le suicide est dans un grand nombre de cas le
> résultat d'une maladie mentale ; d'autres fois il
> peut être considéré, suivant les causes qui le pro-
> voquent et les circonstances qui l'accompagnent,
> comme une faiblesse, une faute ou un crime.
>
> F. LEURET

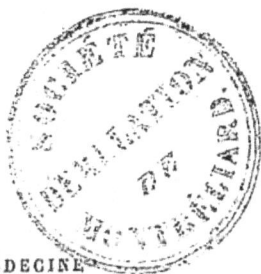

PARIS

J.-B. BAILLIÈRE

LIBRAIRE DE L'ACADÉMIE IMPÉRIALE DE MÉDECINE
Rue Hautefeuille, 19

MICHEL LÉVY FRÈRES, ÉDITEURS

RUE VIVIENNE, 2 BIS

LONDRES ET NEW-YORK, H. BAILLIÈRE

1856

L'auteur se réserve le droit de traduction.

ERRATUM TRÈS IMPORTANT.

———

Une grave faute d'imprimerie s'est glissée dans le titre-courant de la page 106 à la page 177. Celui-ci porte : Le suicide n'est pas *toujours* une forme de la folie. Le lecteur est prié de le rectifier ainsi : Le suicide n'est pas une forme de la folie.

à M. le Dr Picard, hommage
d'affection et de dévouement.

Fr. Leidy

DU SUICIDE

OUVRAGES DU DOCTEUR E. LISLE

Chez J.-B. Baillière.

—

Examen médical et administratif de la loi du 30 juin 1838 sur les aliénés. Paris, 1848, in-8.

Lettres sur la folie. Paris, 1856, in-8.

Études médico-légales sur la folie et la démence. Paris, 1856, brochure in-8.

Des pertes séminales et de leur influence sur la production de la folie. Paris, brochure in-8 (*sous presse*).

La folie n'est pas héréditaire. Paris, in-8 (*sous presse*).

Paris. — Imprimerie de L. MARTINET, rue Mignon, 2.

PRÉFACE.

Mes premières recherches sur la question qui fait le sujet de ce livre remontent à une époque déjà bien éloignée. Elles ont été abandonnées et reprises plusieurs fois ; elles ont subi, à de longs intervalles, des changements plus ou moins importants qui leur ont donné, chaque fois, une physionomie nouvelle et un but d'utilité plus sérieux. Enfin elles ont été soumises deux fois à l'appréciation de l'Académie impériale de médecine, en 1846 et en 1848. La première fois, le temps m'avait manqué et je n'avais pu terminer que le premier chapitre. La seconde, mon travail s'était accru du deuxième chapitre, et c'est dans cet état qu'il fut couronné en 1848 par l'Académie. Cependant il était loin de me satisfaire complétement ; et lorsque je me suis enfin décidé à le faire imprimer, il y a quelques mois, j'ai compris qu'un troisième chapitre était indispensable pour expliquer et compléter les deux premiers. Il en est résulté probablement un peu moins d'unité entre les différentes parties de mon livre ; mais ce

défaut, s'il existe, ne peut avoir rien de bien sérieux par lui-même, et je tenais à ne rien changer
aux chapitres que l'Académie avait honorés de sa
haute approbation. Je me suis borné à augmenter
mes tableaux des chiffres correspondants à la période de sept années comprise entre 1846 et 1852.
Et, chose remarquable, les résultats définitifs
n'en ont été en rien modifiés !

Quelques mots maintenant sur le plan que j'ai
suivi et sur le but de mon livre. En choisissant
la question du *suicide* pour sujet du prix fondé
par madame Bernard de Civrieux, l'Académie impériale de médecine l'avait posée dans les termes
les plus généraux, laissant à chacun la liberté
absolue de la limiter ou de l'étendre selon la
disposition de son esprit ou la direction de ses
études. Quant à moi, ma voie paraissait toute
tracée d'avance. Depuis longtemps j'avais fait de
la folie le but à peu près exclusif de mes études.
J'étais alors médecin adjoint d'un établissement
privé d'aliénés, sous la direction si habile et si
intelligente de mon maître et ami M. le docteur
Leuret, que la mort a si prématurément enlevé
à la science. Je dus dès lors me poser tout naturellement cette question préliminaire : Le suicide
est-il toujours un signe de folie, et tous les indi-

vidus qui se donnent volontairement la mort doivent-ils être considérés par cela seul comme des aliénés? C'était là en effet le problème capital, celui dont la solution devait, pour un médecin surtout, tout dominer et tout éclairer de sa lumière. Je savais que la plupart des médecins contemporains, Esquirol à leur tête, s'étaient prononcés pour l'affirmative et avaient fait du penchant au suicide et de l'acte lui-même une forme particulière de la folie, sous le nom de *monomanie ou mélancolie suicide.* Cependant cette opinion si exclusive m'avait toujours paru très hasardée, et il me répugnait singulièrement de regarder comme des fous tant de grands hommes de l'antiquité, qui, à l'exemple de Caton ou de Brutus, s'étaient donné la mort. D'un autre côté, je cherchais inutilement des signes de folie dans tous ces récits de suicides que les journaux nous transmettent presque chaque jour. J'y trouvais au contraire, le plus ordinairement, la preuve que leurs auteurs avaient conservé, jusqu'à la fin, une appréciation saine de l'acte qu'ils allaient commettre, un sang-froid imperturbable et une force de volonté peu commune. Il y avait là évidemment un malentendu ou une erreur. Je relus donc les ouvrages des médecins aliénistes.

Cette lecture ne servit qu'à augmenter mes doutes
et ma perplexité. J'y trouvai beaucoup d'assertions sans preuves, des conclusions basées sur des
faits incomplets ou trop peu nombreux, voire
même des contradictions plus ou moins appa-
rentes, et, par-dessus tout, la preuve que ces
honorables écrivains s'étaient bornés à étudier
le suicide dans les maisons d'aliénés. Ils n'avaient
vu dans la question de la mort volontaire que son
côté le plus restreint : les conclusions qu'ils
avaient déduites de leurs observations ne s'ap-
pliquaient dès lors qu'à un petit nombre de faits
et n'avaient pu les conduire qu'à l'erreur.

Il y avait là un écueil sérieux à éviter. Mais
comment compléter les observations de mes devanciers? Où trouver les faits qui leur avaient
manqué ou qu'ils avaient négligés? Comment en
réunir un nombre assez considérable pour leur
donner une autorité réelle? Je ne pouvais pas
espérer y arriver par moi-même. Les recherches
ayant pour objet l'énumération et le classement
des actions humaines, et l'étude de l'influence
que celles-ci exercent tant sur l'individu que sur
la société, ne peuvent conduire à des découvertes
utiles, ou donner lieu à des déductions légitimes
qu'autant qu'elles s'appuient sur de longues

séries d'observations. Les statistiques officielles
pouvaient seules me fournir les éléments dont
j'avais besoin. Je compulsai donc ces statistiques,
et je trouvai, dans les comptes généraux de la
justice criminelle, des renseignements extrêmement précieux sur les causes de l'acte que je
voulais étudier.

Dès lors mon siége était fait et mon plan arrêté. Il me sembla que je remplirais surtout le
but que se proposait l'Académie, en étudiant le
suicide, non plus comme une maladie individuelle dont rien ne prouvait l'existence, mais
comme un fait général malheureusement trop
commun, et dénotant, au sein de nos sociétés
modernes, en apparence si prospères, un malaise
profond et caché qui les ronge jusque dans leurs
éléments les plus sains. Je devais donc constater
avant tout, à l'aide des chiffres officiels, toute
l'étendue de la plaie qu'il s'agissait de sonder,
et chercher ensuite à découvrir les causes plus
ou moins éloignées qui lui donnent naissance
ou l'entretiennent, et les lois générales suivant
lesquelles elle se développe. C'est ainsi que j'ai
étudié successivement ce qu'on peut appeler les
causes prédisposantes du suicide, sa distribution géographique sur le sol de la France, l'in-

fluence sur sa production, des climats, des âges, du sexe, des professions, de l'instruction, etc., et ses causes déterminantes ou prochaines, la misère, les chagrins, les passions, et enfin les maladies. Parmi ces dernières, j'ai dû donner une large place à la folie; car, tout en proclamant bien haut que tous les individus qui se tuent ne sont pas aliénés, je n'en reconnais pas moins que les fous se tuent très souvent, et que la folie est une des causes immédiates les plus actives de la mort volontaire.

Là se plaçait tout naturellement l'examen du problème que nous nous étions posé tout d'abord, à savoir si le suicide doit ou non être considéré comme un signe constant de folie. L'étude attentive et impartiale des faits m'a conduit à une négation absolue de cette thèse, dont j'ai dû faire ressortir toutes les impossibilités et tous les dangers. J'ai donc été amené à discuter les opinions exclusives émises par quelques médecins que j'aime et que j'honore, et avec lesquels j'aurais été heureux de me rencontrer. C'était une nécessité triste et malheureuse que j'ai vivement déplorée, mais à laquelle il m'était impossible de me soustraire. Toutefois je me suis efforcé de ne jamais m'écarter du calme et de la modération

qui doivent présider à toutes les discussions
scientifiques ; et si, dans la chaleur du discours,
quelque expression un peu vive m'avait échappé,
ce serait tout à fait contre mon gré, et je le désa-
voue d'avance.

Après avoir constaté toute la gravité du malaise
social que révèle l'augmentation constamment
progressive du chiffre des suicides, après en
avoir étudié avec soin les causes éloignées et prochaines, il me restait encore à en indiquer les
remèdes. Mais ici mon embarras a été grand : je
n'avais plus pour me guider les statistiques officielles. La pratique médicale, s'appliquant exclusivement à des faits particuliers, ne pouvait
m'être d'aucun secours. Restait la législation qui
n'est guère de ma compétence, et qui d'ailleurs
est aujourd'hui tout à fait muette. Je me suis
alors résolu à interroger le passé et l'expérience
des peuples, espérant qu'il en sortirait des en-
seignements utiles pour le présent. Mais, à mesure
que j'avançais dans ce nouveau travail, la question
s'agrandissait de plus en plus, et insensiblement
j'ai été amené à suivre l'histoire du suicide chez
les différents peuples et aux principales périodes
de l'humanité. Il y avait d'ailleurs dans ces recherches un attrait puissant qui m'entraînait comme

malgré moi, et qui explique le développement considérable qu'a pris mon troisième chapitre.

En procédant ainsi, je suis arrivé à des résultats le plus souvent en désaccord avec les opinions le plus généralement adoptées; mes conclusions sont souvent inattendues, et paraîtront peut-être, au premier abord, un peu paradoxales. Cela tient probablement à ce que, avant d'édifier une théorie, on n'avait pas encore pris la peine de réunir un assez grand nombre de faits pour la rendre légitime. Serai-je plus heureux que mes devanciers? Je n'ose guère l'espérer. L'esprit de l'homme est prompt à se faire illusion sur la valeur de ses conceptions, et je ne crois pas, sous ce rapport, être meilleur qu'un autre. Cependant je sais que les faits ont une logique inexorable à laquelle il est impossible de se soustraire. Je sais aussi que le véritable observateur se contente le plus souvent de les laisser parler eux-mêmes, et se garde bien de substituer ses idées théoriques à leur langage toujours si clair, si simple et si exact. Ce sont ces principes que j'ai essayé de mettre en pratique dans les longues études que je soumets aujourd'hui à l'appréciation du lecteur.

Paris, 14 août 1856.

DU SUICIDE.

RECHERCHES
STATISTIQUES ET MÉDICALES.

CONSIDÉRATIONS PRÉLIMINAIRES.

On a beaucoup écrit sur le suicide. On a très longtemps et très longuement disserté sur la question de savoir s'il est permis à l'homme de mettre fin à sa vie, ou si cet acte doit être considéré comme un crime. Personne n'ignore que cette question a été très diversement résolue par les différents écrivains qui s'en sont occupés, mais jamais d'une manière complétement satisfaisante. J.-J. Rousseau lui-même, qui a résumé avec tant d'éloquence les raisons alléguées à l'appui des deux opinions contraires, n'a pas été plus heureux que ses devanciers, et la lecture de ses deux admirables lettres ne sert évidemment qu'à démontrer l'impossibilité d'arriver jamais à une solution définitive de ce difficile

1

problème. Est-ce donc à dire que toutes les
recherches sur le suicide soient aussi inutiles, et
doivent être abandonnées comme tout à fait
stériles ? Non sans doute. On s'est peu inquiété
jusque dans ces derniers temps de la recherche
du principe même de cet acte et des causes si
nombreuses et si variées qui peuvent y conduire.
On ne s'est pas inquiété davantage de connaître
son degré de fréquence, selon les lieux et selon
les époques, les mœurs, les formes de gouvernement, etc. Il y avait là cependant une mine
féconde à exploiter, et bien autrement digne
d'attirer l'attention et les méditations des philosophes. Montesquieu paraît être le seul écrivain,
tant du siècle dernier que des époques antérieures, qui en ait entrevu l'importance. Ce
grand homme ne craint pas, en effet, d'attribuer
une grande influence sur la production du suicide aux circonstances extérieures climatériques
et sociales. La fréquence de cet acte chez les
Anglais s'explique, selon lui, par une maladie
du climat, *qui affecte tellement l'âme, qu'elle peut
porter le dégoût de toutes choses jusqu'à celui de la
vie.* Puis il ajoute : « Cette action tient à l'état
» physique de la machine, et est indépendante de

» toute autre cause. Il y a apparence que c'est
» un défaut de filtration du suc nerveux; la
» machine dont les forces motrices se trouvent
» à tout moment sans action, est lasse d'elle-
» même; l'âme ne sent point de douleur, mais
» une certaine difficulté de l'existence. La dou-
» leur est un mal local qui nous porte à désirer
» de voir cesser cette douleur : le poids de la vie
» est un mal qui n'a point de lieu particulier,
» et qui nous porte au désir de voir finir cette
» vie (1). »

Il y a, dans cette explication de Montesquieu,
quelque chose d'ingénieux et de séduisant qui a
pu satisfaire ses contemporains. Mais il n'est
plus permis de nos jours de rechercher la vérité
dans des théories pures, dans de vaines abstrac-
tions ou des hypothèses gratuites. L'observation rigoureuse des faits est devenue, à juste
titre, le point de départ et la base de toutes nos
connaissances. De ce *positivisme* éclairé, qui
forme le principal caractère de notre époque,
est née l'application de la statistique à la médecine et à l'étude des questions morales et politiques. Ces sciences si diverses en ont retiré déjà

(1) *Esprit des lois*, liv. XIV, chap. XII.

de très grands avantages. C'est ainsi, sans parler
de la médecine, qu'on a pu se rendre compte
du mouvement de la population d'un pays et
de l'importance de ses richesses industrielles,
commerciales ou agricoles. On a même été plus
loin; on a demandé à la statistique la solution
des plus hautes questions de législation criminelle, d'instruction et de moralité publiques.
Celle du suicide devait nécessairement trouver
place au milieu de ces recherches si nouvelles.
Aussi des faits nombreux ont-ils été recueillis
par des travailleurs isolés d'abord, et un peu
plus tard, par les administrations publiques de
quelques-uns des principaux pays de l'Europe.
Il en est résulté la publication d'un grand
nombre de tableaux statistiques plus ou moins
exacts et complets dans leurs éléments consti-
tutifs. Laissant désormais de côté la question
de savoir s'il est ou non permis à l'homme de se
donner la mort, on a cherché à déterminer, à
l'aide de ces faits, quelle influence exercent sur
le plus ou moins de fréquence des suicides, les
climats, les saisons, les sexes, les âges, les
formes de gouvernement, les progrès de la
civilisation, les bouleversements politiques, les

opinions religieuses ou philosophiques, etc.

On est allé plus loin ; on a voulu connaître les causes intimes, immédiates de cet acte. On a interrogé avec soin les dernières paroles et les dernières actions des malheureux que le désespoir ou le dégoût de la vie entraînaient à se donner la mort. On est descendu, pour ainsi dire, dans le secret de leur conscience, et l'on s'est demandé si ce désespoir et si ce dégoût, souvent inexplicable de la vie, n'étaient pas des signes d'une véritable maladie morale. Dès lors la question rentrait, en partie du moins, dans le domaine de la médecine. Mais après avoir constaté que, dans un grand nombre de cas, le suicide est un signe d'aliénation mentale, on a fait, comme il n'arrive que trop souvent, on s'est hâté de conclure du particulier au général, et l'on est arrivé à cette conséquence dont nous démontrerons plus loin l'erreur et le danger, que *le suicide est toujours le résultat d'une affection mentale* qui, après avoir troublé profondément l'intelligence, destitue le malheureux qui en est atteint de toute liberté morale, et le porte fatalement, irrésistiblement, au meurtre de lui-même. C'est ainsi que de conséquence en consé-

quence on en est arrivé à assimiler au suicide
provoqué par des hallucinations ou par le délire
de la manie, la mort volontaire de Caton, de
Brutus, de Cassius, de Démosthène, etc., et de
tant d'autres grands hommes de l'antiquité.
On a dû encore ranger sur la même ligne le
malheureux qui se tue pour échapper à la terreur de la damnation éternelle ou aux persécutions incessantes d'ennemis invisibles, et
l'homme, plus malheureux encore, qui n'a pas
la force d'affronter, après avoir vécu dans le
luxe et l'abondance, toutes les horreurs de la
misère et de la faim. Et comme il est rare qu'on
s'arrête lorsqu'une fois on est entré dans la voie
de l'exagération et de l'erreur, il s'est trouvé
des médecins qui ont disserté très longuement
et très sérieusement dans le but de démontrer
que le suicide est *une maladie du cerveau, sui
generis*, dont l'anatomie pathologique et l'étiologie physiologique, s'il est permis de s'exprimer
ainsi, révèlent incontestablement l'existence.
Enfin, quelques-uns, plus habiles ou plus hardis,
ont prétendu que toutes les fois qu'un homme se
tue, il existe dans son cerveau une modification
matérielle, palpable, toujours la même, ou du

moins de nature analogue, qui rend parfaitement compte de son action. Seulement ils se
sont contentés de proclamer l'existence de cette
altération pathologique, et ils ont remis à un
autre temps d'en faire connaître les caractères
essentiels. Mais jusqu'à ce que cette grande
découverte ait été mise au jour, nous ne crain-
drons pas d'avouer notre complète ignorance,
et aussi notre incrédulité, qui est partagée
d'ailleurs par un certain nombre de médecins
d'aliénés. Ceux-ci ont résisté avec courage à
l'entraînement général, et ont protesté de toute
leurs forces contre l'admission d'une doctrine
aussi désastreuse. Pour eux, dans un grand
nombre de cas, le suicide est une faute ou une
faiblesse, mais toujours un acte parfaitement
raisonné, et accompli avec une pleine liberté
de pensée et de volonté.

La question du suicide est donc encore loin
d'être jugée. Bien des points restent à éclaircir,
bien des problèmes à résoudre, même au point
de vue purement médical. C'est probablement
cette considération qui a décidé l'Académie
royale de médecine à la mettre au concours pour
le prix fondé par madame Bernard de Civrieux.

C'est aussi cette conviction qui nous a engagé
à entreprendre ces recherches. Nous n'ignorons
pas que nous nous chargeons d'une tâche ingrate,
et que bien des écueils nous attendent. Peut-être
même aurons-nous le malheur de froisser quelques amours-propres en combattant des opinions
qui nous paraissent erronées. Mais nous croirions
manquer à tous nos devoirs si nous hésitions à
faire taire nos convenances et nos prédilections
personnelles en présence d'un intérêt aussi
sacré que celui de la vérité. Et puis, d'ailleurs,
que nous ayons à exposer nos propres idées ou
à discuter celles des autres, nous aurons toujours soin de ne nous écarter en rien de la
dignité et de l'impartialité qui doivent toujours
présider aux discussions scientifiques.

Avant d'aller plus loin, il importe de bien
s'entendre sur la signification du mot *suicide*.
La plupart des auteurs qui ont étudié cette question au point de vue de la médecine ont indifféremment désigné sous ce nom l'acte par lequel
un homme se tue, et la maladie qui, d'après
eux, est la cause prochaine de cet acte. Il en
résulte une confusion dans les termes, qui
n'est pas sans quelques inconvénients, surtout

pour les lecteurs étrangers à la médecine.
Aussi aurons-nous soin, dans tout le cours de
ce travail, de ne prendre le mot *suicide* que
dans l'acception la plus généralement adoptée,
c'est-à-dire pour désigner *l'acte par lequel un
homme se donne la mort, quelle que soit d'ailleurs
la cause déterminante de cet acte, et le moyen employé
pour l'accomplir.*

Ce que nous avons déjà dit du suicide suffit
pour faire voir que celui-ci n'est pas seulement
un malheur partiel ou une maladie individuelle,
dont il importe de rechercher les causes et
d'étudier la marche pour en empêcher le retour ;
mais qu'on doit le regarder en même temps
comme un fait général, d'une importance capitale, dont l'étude approfondie devrait appeler
sérieusement l'attention des gouvernements et
des assemblées délibérantes. Car, ainsi que
nous le prouverons plus tard, les suicides augmentent depuis quelques années dans une proportion effrayante. Il semblerait qu'à mesure
que le bien-être général et la fortune publique
font des progrès, il s'accomplit dans les entrailles
de la société un travail de décomposition lente,
mais tous les jours plus active, d'où naissent

ce facile désespoir, ce dégoût profond de la vie,
qui font un si grand nombre de victimes. Serait-
ce donc qu'on aurait le droit d'accuser la civilisation de corrompre tout ce qu'elle touche,
et de s'écrier, avec Rousseau, que l'homme
n'est pas né pour la société, et que la vie sauvage est seule compatible avec sa nature? Cette
question, si importante et si délicate, dominera
une grande partie de nos recherches; et comme
des déclamations vagues, de vaines théories,
ne prouvent rien en définitive, nous aurons soin
d'appuyer toutes nos déductions sur des chiffres
positifs et officiels.

Nous avons déjà dit que, depuis quelques
années, des documents statistiques plus ou
moins détaillés, tant sur le nombre des suicides que sur les circonstances très variées qui
ont présidé à leur accomplissement, ont été
recueillis par les soins de plusieurs gouvernements de l'Europe. Malheureusement il nous a
été impossible de nous procurer aucune des
recherches de cette nature qui ont été faites à
l'étranger, et qui, nous avons quelques raisons
de le croire, sont bien moins complètes que
celles que nous devons à notre gouvernement.

Nous serons donc obligé de nous en tenir à celles qui ont été publiées, depuis 1827, dans les comptes rendus de la justice criminelle. Mais, quoique le chiffre en soit assez élevé pour être concluant, nous ne saurions trop régretter de ne pouvoir le comparer aux premières, et contrôler ainsi les unes par les autres.

Les premiers documents publiés en France par le ministère de la justice remontent, avons-nous dit, à 1827. Pendant les premières années, on se contenta de faire connaître le nombre des suicides survenus dans l'année dans chaque département. Ces renseignements, quoique très incomplets, ne laissaient pas que d'avoir déjà une grande importance, et M. Guerry a su en tirer un grand parti, comme nous le verrons plus tard, dans son bel ouvrage sur la statistique morale de la France. Une innovation radicale fut introduite dans le compte rendu de 1835, par les soins de M. Barthe, alors ministre de la justice. « J'ai dû, dit-il, m'occuper du » suicide, cette maladie qui travaille nos sociétés » modernes. Deux nouveaux tableaux présentent, » sur les individus qui se sont donné la mort, » non-seulement l'indication du lieu de leur

» déçès, mais de leur sexe, de leur âge, de leur
» profession, du mois où ils ont accompli leur
» triste résolution, et de l'instrument ou des
» moyens dont ils ont fait usage (1). »

Un peu plus bas, le ministre ajoute : « Des
» recherches ont été faites sur les causes qui
» ont déterminé les suicides. Mais les résultats
» ne reposaient pas sur des bases assez sûres,
» pour que j'aie cru devoir les publier. Rien,
» dans ce compte, ne doit être conjectural : tout
» doit s'appuyer sur des données certaines.
» J'espère pouvoir, l'année prochaine, publier ce
» document important (2). »

L'année d'après, M. Barthe a, en effet, tenu
parole : « Des soins particuliers, dit-il, ont été
» pris pour que les motifs des suicides fussent re-
» cherchés et constatés avec le plus d'exactitude
» possible. Votre Majesté comprend que la certi-
» tude de ce document ne peut être complète. Tel
» qu'il est, cependant, il renferme des éléments
» assez sûrs pour être d'un grand intérêt (3). »

Nous n'avons cité aussi longuement les paroles

(1) *Comptes de la justice criminelle*, année 1835, p. 27.
(2) *Idem*, p. 28.
(3) *Comptes de la justice criminelle*, année 1836, p. 27.

du ministre, que parce qu'elles nous ont paru
la meilleure réponse à faire aux attaques dirigées contre l'utilité et l'exactitude de ces comptes
rendus, par des médecins estimables, et entre
autres par Esquirol. « Ces relevés, dit ce dernier, sont peu propres à éclairer l'histoire du
suicide, parce qu'ils manquent ordinairement
des documents nécessaires pour en constater
la vraie cause et le motif qui a déterminé le suicide; parce qu'on est rarement informé de l'état
physique et moral des individus qui se sont
tués ; parce qu'on ignore si un homme qu'on
trouve mort était aliéné, s'il s'est tué par une
détermination soudaine de désespoir ou par
une résolution réfléchie; parce que, enfin, on ne
sait pas s'il est victime d'un assassinat (1). »
Il est parfaitement vrai de dire, en effet, que
les motifs du suicide, l'état physique et moral
des individus qui se sont tués, ne sont pas toujours indiqués d'une manière très exacte dans
les procès-verbaux des juges-de-paix ou des
commissaires de police, sur lesquels ont été faits
les relevés du ministère de la justice. Car,
comme le dit si bien M. Barthe, on doit com-

(1) Esquirol, *Maladies mentales*, t. I, p. 576.

prendre que la certitude de ce document ne peut être complète. Qui pourra jamais se flatter de voir clairement dans les actions humaines, même les plus simples? Mais est-ce là une raison suffisante pour condamner tous les autres renseignements consignés dans les tableaux statistiques de ce ministère, et s'ensuit-il qu'on ne doive ajouter aucune foi aux indications données par ces procès-verbaux sur l'âge, le sexe, la profession, etc., des suicidés?

Cependant quelque importance que nous reconnaissions aux tableaux publiés par l'administration, nous ne devons pas oublier de signaler une grande lacune qui, toute grave qu'elle est, ne change rien en réalité à la valeur des résultats. Il est constant, en effet, que bien des suicides doivent échapper à la surveillance de l'autorité. Les procureurs généraux ne peuvent faire entrer dans les relevés partiels qu'ils envoient chaque année au ministère de la justice, que ceux qui sont suivis de mort et ont donné lieu à un commencement d'instruction judiciaire. Mais ils doivent nécessairement omettre toutes les tentatives qui, n'étant pas suivies de mort, ne sont pas constatées offi-

ciellement, et sont, au contraire, cachées avec
beaucoup de soin par les familles. Il est donc
certain que les chiffres consignés dans les
comptes rendus de la justice criminelle ne
représentent pas le chiffre exact des suicides
qui se commettent annuellement dans les divers
départements de la France. Cependant, tels
qu'ils sont, ces chiffres n'en sont pas moins
probants; les suicides qui restent inconnus
s'accomplissant, selon toutes les probabilités,
dans des circonstances analogues, et sous
l'inspiration des mêmes causes que ceux
qui sont constatés. Ceux-ci, d'ailleurs, représentent une masse assez imposante de faits pour
donner aux considérations qui vont suivre
toute l'autorité d'une observation rigoureuse.

C'est donc dans les comptes rendus de la
justice criminelle que nous puiserons la ma-
jeure partie des éléments de nos recherches.
Aussi tenions-nous beaucoup à les justifier des
reproches qui leur ont été adressés. Nos calculs
embrasseront la période de dix-sept années,
comprise entre 1836 et 1852. Car, ainsi que
nous l'avons dit déjà, c'est seulement à dater
de 1836 que les comptes rendus ont subi les

améliorations demandées par M. Barthe (1).
Quant à l'ordre que nous suivrons dans l'expo-
sition de nos idées, il nous est tout naturellement tracé par les considérations qui précèdent.
Il ne s'agit pas, en effet, de faire l'histoire d'une
maladie, et d'en étudier classiquement les
causes, les symptômes, la marche, etc. Nous
avons dit en commençant que, pour nous, le
suicide ne constitue pas par lui-même une maladie,
mais qu'on doit le considérer plutôt comme un
simple fait, dont les causes productrices sont
extrêmement variables. Ce sont donc beaucoup
plus ces causes et leur mode d'action que le
suicide en lui-même que nous devons étudier.
Or celles-ci peuvent se distinguer en deux classes
bien définies : les unes, plus générales, indirectes et éloignées, n'agissent qu'avec une extrême lenteur, et tendent, comme à notre insu,
à affaiblir en nous l'instinct si puissant qui nous
rattache à la vie; les autres, plus individuelles
et plus directes, exercent en même temps une
influence plus intime et plus énergique, et peuvent être considérées comme le complément
nécessaire des premières. Nous diviserons donc

_____

(1) Page 11.

toutes nos recherches sur ce sujet en deux chapitres, dans lesquels nous traiterons successivement de chacun de ces deux ordres de causes
et de leur mode d'action dans la production du
suicide. Enfin, nous consacrerons un troisième
et dernier chapitre à l'étude des moyens les plus
propres à prévenir ce funeste penchant, ou à en
atténuer les effets.

CHAPITRE PREMIER.

DES CAUSES ÉLOIGNÉES OU PRÉDISPOSANTES DU SUICIDE.

Nous comprendrons sous ce titre la distribution géographique du suicide et ses rapports
avec la population ; l'influence qu'exercent sur sa
production les climats, les saisons, les différents
âges, les sexes, les professions, etc. Enfin, avant
de passer à l'étude des causes occasionnelles,
nous rechercherons quels sont les moyens de
destruction les plus généralement employés par
les malheureux qui veulent se donner la mort.

§ 1. Du nombre des suicides et de ses rapports avec celui de la population.

Dans la période de dix-sept années, comprise
entre 1836 et 1852, le nombre des suicides s'est

2

élevé au chiffre énorme de 52,126, ce qui donne une moyenne de 3,066 par année. Le tableau suivant est destiné à faire connaître dans quelle proportion chaque année se partage la somme totale.

Iᵉʳ TABLEAU. *Nombre des suicides par année. 1836-1852.*

Années.	Hommes.	Femmes.	Totaux.
1836....	1,775	565	2,340
1837....	1,811	632	2,443
1838....	1,886	700	2,586
1839....	2,049	698	2,747
1840....	2,040	712	2,752
1841....	2,139	675	2,814
1842....	2,129	737	2,866
1843....	2,291	729	3,020
1844....	2,197	776	2,973
1845....	2,332	752	3,084
1846....	2,329	773	3,102
1847....	2,781	866	3,647
1848....	2,567	734	3,301
1849....	2,736	847	3,583
1850....	2,723	873	3,596
1851....	2,737	861	3,598
1852....	2,780	894	3,674
Totaux..	39,302	12,824	52,126
Moyenne..	2,312	753	3,066

Il suffit de jeter les yeux sur ce tableau pour se convaincre que le nombre des suicides augmente tous les ans avec une régularité remarquable. Sur ces dix-sept années, la première en compte 2,340, et la dernière 3,674. C'est une

différence de 1,334, ce qui donne un accroissement annuel de 78 environ. Nous avons vu déjà
que la moyenne de ces dix-sept années était de
3,066. Or, en 1833, M. Guerry, dans l'ouvrage
dont nous avons déjà parlé, donnait comme
moyenne des suicides commis de 1827 à 1830,
le chiffre de 1,800 environ par année. C'est une
augmentation de 1,266, à vingt années à peine
de distance. Une différence aussi considérable
entre les chiffres de M. Guerry et les nôtres ne
vient-elle pas confirmer notre observation, que
le nombre des suicides augmente dans une
proportion effrayante. Où s'arrêtera cet accroissement graduel, qui remonte certainement à
une époque éloignée, puisqu'il ne s'est pas
ralenti un seul instant depuis 1827? Il est vrai
que les recherches des procureurs généraux sont
faites avec plus de soin depuis quelques années,
et, selon toutes les probabilités, il existe, dans
leurs relevés, moins d'omissions aujourd'hui
qu'à l'époque où M. Guerry écrivait. Il est constant, d'un autre côté, que la population a
augmenté depuis cette époque d'une manière
notable. Mais on tomberait dans une grave
erreur si l'on croyait trouver un rapport, même

éloigné, entre cette augmentation et celle des
suicides. Ainsi, en 1836, nous comptons
1 suicide sur 14,207 habitants (IIe tableau), et
1 sur 9,340 en 1852. M. Guerry en comptait à
peine, de 1827 à 1830, 1 sur 17,693. La cause
de cet accroissement est donc ailleurs, et nous
ne la trouverons qu'en pénétrant plus avant
dans la question. Lorsqu'on veut arriver à la
solution d'un problème un peu compliqué, on
commence par en décomposer les termes, et l'on
en recherche avec soin les principaux éléments.
Aussi ne suffit-il pas d'avoir constaté d'une
manière générale l'étendue et la gravité de la
plaie à laquelle nous cherchons des remèdes, il
est encore très important de découvrir suivant
quelles lois elle se développe et se propage dans
les différentes parties du corps social. Et d'abord
chaque département contribue-t-il pour une
part égale à la formation du chiffre total des
suicides? Ou, en d'autres termes, quelle est la
distribution géographique du suicide dans les
différentes régions dont la France se compose?

Il serait trop long, et d'ailleurs très peu utile,
d'examiner chaque département en particulier
et de les comparer entre eux. Mais nous ferons

comme M. Guerry, nous diviserons la France en cinq régions distinctes, comprenant chacune dix-sept départements limitrophes. Nous rechercherons ensuite dans quelle proportion chacune d'elles a concouru pour former le chiffre de 52,126 suicides indiqué plus haut (1). C'est

(1) Division de la France en cinq régions :

Nord. Aisne, Ardennes, Calvados, Eure, Manche, Marne, Moselle, Meuse, Nord, Oise, Orne, Pas-de-Calais, Seine, Seine-Inférieure, Seine-et-Marne, Seine-et-Oise, Somme. (Population moyenne, 1836-1852).   9,505,229

Est. Ain, Hautes-Alpes, Basses-Alpes, Aube, Côte-d'Or, Doubs, Drôme, Isère, Jura, Haute-Marne, Meurthe, Bas-Rhin, Haut-Rhin, Rhône, Haute-Saône, Saône-et-Loire, Vosges.   6,389,151

Ouest. Charente, Charente-Inférieure, Côtes-du-Nord, Dordogne, Gironde, Finistère, Ille-et-Vilaine, Loire-Inférieure, Lot-et-Garonne, Landes, Maine-et-Loire, Mayenne, Morbihan, Basses-Pyrénées, Deux-Sèvres, Vendée, Vienne.   7,504,669

Centre. Allier, Cantal, Cher, Corrèze, Creuze, Eure-et-Loir, Indre, Indre-et-Loire, Loire, Loir-et-Cher, Loiret, Haute-Loire, Nièvre, Puy-de-Dôme, Sarthe, Haute-Vienne, Yonne.   5,656,735

Sud. Ardèche, Ariége, Aude, Aveyron, Bouches-du-Rhône, Gard, Haute-Garonne, Gers, Hérault, Lot, Lozère, Hautes-Pyrénées, Pyrénées-Orientales, Tarn, Tarn-et-Garonne, Vaucluse, Var.   5,257,483

Population des cinq régions.   34,313,267
Population de la Corse.   225,867

Population de tout l'empire   34,539,134

ce qu'on trouvera dans les deux tableaux suivants.

IIᵉ TABLEAU. *Rapport du nombre des suicides avec
la population.*

ANNÉES.	UN SUICIDE SUR. . . . HABITANTS.						
	Nord.	Est.	Ouest.	Centre.	Sud.	Seine.	Moyenn.
1836. . .	8,119	16,695	22,353	19,384	22,417	2,667	14,207
1837. . .	7,984	14,572	20,652	19,757	21,638	2,556	13,683
1838. . .	7,119	15,924	19,181	18,764	21,475	2,291	12,876
1839. . .	6,672	13,726	19,242	17,599	20,765	2,277	12,102
1840. . .	6,521	16,216	18,864	16,499	22,536	2,166	12,089
1841. . .	6,712	14,758	18,353	16,023	22,335	2,384	12,128
1842. . .	6,490	14,932	18,353	17,337	19,273	2,315	11,839
1843. . .	6,048	12,873	19,106	16,981	20,487	2,168	11,305
1844. . .	6,916	14,039	17,882	17,367	20,690	2,522	11,907
1845. . .	6,274	15,662	16,966	15,127	18,121	2,553	11,478
1846. . .	6,081	13,665	18,040	14,818	20,699	2,594	11,412
1847. . .	4,918	11,428	16,174	13,470	20,681	1,955	9,707
1848. ..	6,080	11,428	15,191	15,583	16,690	2,837	10,724
1849. . .	5,400	10,997	14,979	12,944	17,069	2,241	9,880
1850. . .	5,425	11,471	15,284	12,514	16,584	2,229	9,544
1851. . .	5,222	11,471	16,060	13,309	16,470	2,262	9,525
1852. . .	5,194	11,456	13,401	13,462	17,122	2,300	9,340
Moyenne.	6,483	13,855	18,484	16,443	20,457	2,377	12,013

IIIᵉ TABLEAU. *Nombre des suicides dans chacune des cinq régions.*

ANNÉES.	Nord.	Est.	Ouest.	Centre	Sud.	Corse	Seine.	Totaux.
1836. .	1,124	372	327	286	224	7	415	2,340
1837. .	1,145	427	356	283	225	7	433	2,443
1838. .	1,283	390	377	298	234	4	483	2,586
1839. .	1,364	449	280	313	240	7	486	2,747
1840. .	1,416	383	337	336	225	5	511	2,752
1841. .	1,402	430	406	343	233	0	501	2,824
1842. .	1,449	424	404	316	270	3	516	2,866
1843. .	1,556	493	390	324	254	3	551	3,020
1844. .	1,408	463	426	333	261	2	541	2,973
1845. .	1,552	415	449	383	298	3	534	3,084
1846. .	1,563	489	416	375	254	5	526	3,102
1847. .	1,933	559	464	420	266	5	698	3,647
1848. .	1,574	559	494	363	315	7	481	3,301
1849. .	1,760	581	501	437	308	6	609	3,583
1850. .	1,775	557	491	452	317	4	612	3,596
1851. .	1,819	557	467	425	323	4	603	3,598
1852. .	1,831	549	560	420	307	7	693	3,674
Totaux.	25,994	8,147	7,215	6,122	4,569	79	9,193	52,126

On y remarquera d'abord une confirmation nouvelle de la loi d'accroissement progressif du suicide, dont nous avons déjà si souvent parlé. Il existe dans chacune des régions une différence quelquefois énorme entre le premier et le dernier terme de l'échelle. La région du nord se distingue surtout par une augmentation de plus d'un tiers, qui porte plus particulièrement sur le département de la Seine et les départements environnants. Ainsi, de quelque façon que nous examinions nos chiffres, nous arrivons toujours à cette conclusion remarquable, que les suicides augmentent chaque année dans des proportions définies et avec une régularité surprenante. Qui se serait attendu à trouver une régularité semblable dans la reproduction d'un acte qui paraît si intimement lié à la volonté de l'homme? D'un autre côté, n'a-t-il pas été démontré, depuis longtemps, que les différents crimes obéissent, dans leur accomplissement, à un certain nombre de lois presque aussi constantes que celles qui régissent le monde physique? Ne semblerait-il pas, d'après ces faits, que nous sommes incessamment soumis à l'action de causes mystérieuses dont nous subissons, à notre insu, l'influence pour ainsi dire fatale? Ces causes existent, en effet, et ne sont autres que les circonstances extérieures, dépendantes des climats, des saisons, des habitations, etc., les mœurs, les lois, les coutumes, les institutions, tout ce qui, en un mot, influe d'une manière quelconque sur l'état physique ou moral de l'homme dans le milieu social où il est destiné à vivre. Mais s'il est impossible de nier que ces influences si diverses tendent à restreindre la liberté humaine, il n'en est pas moins vrai que l'homme possède en lui-même l'énergie nécessaire pour réagir incessamment contre elles. De là une lutte continuelle entre ces forces aveugles qui tendent à l'opprimer, et la volonté libre et intelligente qui modifie et atténue leur action dans le but de le soustraire à leur empire. De là encore l'importance, nous oserions presque dire la nécessité des études statistiques, qui seules peuvent nous éclairer sur leur mode d'action et nous mettre sur la voie des moyens à employer pour les combattre.

Il est donc démontré que le nombre des suicides augmente tous les ans, non pas seulement dans le pays en général, mais encore dans les différentes régions dont nous avons précédemment indiqué la distribution. Il s'agit maintenant de comparer entre eux les nombres fournis par chacune de ces régions. Pour rendre cette comparaison plus facile, nous représenterons ces nombres par 100; nous aurons alors les proportions suivantes, qu'on trouvera indiquées dans le IVe tableau.

IVᵉ TABLEAU. *Distribution annuelle des suicides dans les cinq*
régions. — Nombre proportionnel réduit à 100 comme terme
de comparaison.

ANNÉES.	Nord.	Est.	Ouest.	Centre.	Sud.	Totaux.	Seine.
1836. . .	48	17	14	12	9	100	17
1837. . .	47	18	11	12	9	100	17
1838. . .	50	15	14	12	9	100	18
1839. . .	50	17	11	12	9	100	17
1840. . .	51	13	14	12	8	100	18
1841. . .	50	15	14	12	8	100	17
1842. . .	50	15	14	11	9	100	18
1843. . .	51	16	13	11	9	100	18
1844. . .	47	16	14	11	9	100	18
1845. . .	50	13	14	12	9 ·	100	17
1846. . .	50	16	13	12	9	100	17
1847. . .	53	15	13	11	8	100	19
1848. . .	48	17	15	11	9	100	15
1849. . .	49	16	14	12	9	100	17
1850. . .	49	16	13	12	10	100	17
1851. . .	50	16	13	11	10	100	17
1852. . .	49	15	15	12	9	100	16
Moyenne.	49.8	15.7	13.8	11.8	8.9	100	17.6

Nous retrouvons encore ici la même constance et la même régularité dans la distribution
annuelle des suicides. C'est à peine si l'on observe
dans quelques régions une différence de 2 à
5 centièmes d'une année à l'autre. Une observation importante, qui frappe plus encore dans
ce tableau que dans les deux précédents, c'est
que la région du nord compte à elle seule la

moitié à peu près des suicides qui se commettent en France tous les ans. Le département de
la Seine y figure à lui seul pour un sixième. Ces
faits acquièrent une importance nouvelle lorsqu'on étudie le suicide dans ses rapports avec
la population (II⁰ tableau). La région du nord
s'y trouve encore au premier rang. On y compte
en moyenne 1 suicide sur 6,483 habitants,
tandis que dans la région de l'est, qui vient
immédiatement après, on n'en compte que
1 sur 13,855. La région du sud est la mieux favo-
risée sous ce rapport; elle n'a eu que 1 suicide
sur 20,457 habitants. C'est surtout dans ce
tableau qu'on reconnaît l'influence désastreuse
de Paris et des passions qui s'agitent et bouil-
lonnent dans son sein, sur la production et
l'augmentation progressive des suicides. En
1836, le département de la Seine a eu 1 suicide sur 2,667 habitants, et 1 sur 2,300 en
1852.

Cette proportion a offert quelques variations
pendant la longue série d'années embrassée par
nos chiffres. Ainsi, après être descendue, en
1843, à 1 suicide sur 2,168 habitants, en 1847
à 1 suicide sur 1,955 habitants, elle s'est

relevée, en 1845, au chiffre de 1 suicide sur
2,553 habitants, et en 1848 à celui de 1 suicide
sur 2,837 habitants.

Mais ces variations, insignifiantes en elles-
mêmes, ne peuvent changer en rien la différence
énorme qui existe sous ce rapport entre Paris
et le reste de la France, et les conclusions qui
en découlent sont tout aussi évidentes et
légitimes.

Il semblerait donc, au premier abord, comme
on le prétend assez communément, *que l'agglo-
mération de la population dans les grandes villes
tend à favoriser la propension au suicide.* Cette
proposition est-elle vraie dans sa généralité,
ou bien la fréquence si remarquable des suicides qu'on observe à Paris tiendrait-elle à
d'autres causes plus intimes et plus directes ?
C'est ce qu'il importe de bien déterminer avant
d'aller plus loin. Le tableau suivant va nous
aider à résoudre cette question difficile.

Vᵉ TABLEAU. *Distribution des suicides observés de 1836 à 1852 dans chaque département ; leur rapport avec la population.*

Nᵒˢ D'ORDRE.	DÉPARTEMENTS.	CHIFFRE des suicides.	UN SUICIDE sur . . . . . habitants.	Nᵒˢ D'ORDRE.	DÉPARTEMENTS.	CHIFFRE des suicides.	UN SUICIDE sur . . . . . habitants.
1	Seine.	9,193	2,341	33	Rhône.	737	13,972
2	Seine-et-Oise..	1,936	4,045	34	Vienne	351	14,012
3	Oise.	1,480	4,489	35	Deux-Sèvres..	383	14,100
4	Seine-et Marn.	1,257	4,538	36	Haute–Marne.	319	14,308
5	Marne.	1,303	4,690	37	Finistère . . .	676	14,401
6	Seine–Infér. .	1,890	6,640	38	Gard	433	14,464
7	Aisne.	1,386	6,694	39	Haute-Vienne.	351	14,642
8	Aube.	656	6,792	40	Indre.	284	14,827
9	Loiret.	772	7,076	41	Vosges	470	15,554
10	Var.	744	7,590	42	Saône-et-Loire	573	16,221
11	Bᵉˢ-du Rhône.	829	8,075	43	Gironde. . . .	593	16,218
12	Basses-Alpes..	320	8,213	44	Sarthe.	490	16,230
13	Somme. . . .	1,020	8,328	45	Hautes–Alpes.	154	16,573
14	Eure-et-Loir..	580	8,423	46	Isère	597	16,819
15	Indre-et-Loire.	619	8,509	47	Ain.	348	16,937
16	Yonne.	680	9,074	48	Cher	269	17,102
17	Meuse.	591	9,325	49	Dordogne. . .	475	17,509
18	Loir-et-Cher..	444	9,595	50	Doubs.	279	17,888
19	Eure	739	9,878	51	Morbihan. . .	404	18,662
20	Pas-de-Calais.	1,165	10,074	52	Orne	390	19,220
21	Charente - Inf.	775	10,230	53	Jura.	285	19,805
22	Ardennes. . .	529	10,291	54	Calvados . . .	428	19,847
23	Meurthe. . . .	732	10,339	55	Loire - Infér. .	431	19,872
24	Vaucluse . . .	413	10,466	56	Nièvre.	250	20,356
25	Drôme	499	10,740	57	Hérault. . . .	300	21,609
26	Nord	1,628	11,305	58	Tarn - et-Gar.	190	21,747
27	Charente. . .	553	11,497	59	Corrèze. . . .	233	21,894
28	Côte-d'Or. . .	565	11,918	60	Lot- et-Garon.	257	23,138
29	Maine-et-Loire	613	12,212	61	Haute – Saône.	267	23,175
30	Moselle. . . .	587	13,009	62	Côtes-du-Nord	449	23,369
31	Bas-Rhin . . .	724	13,335	63	Aude.	198	23,690
32	Haut–Rhin . .	574	13,670	64	Allier, ...	226	23,950

Nᵒˢ D'ORDRE.	DÉPARTEMENTS.	CHIFFRE des suicides.	UN SUICIDE sur....... habitants.	Nᵒˢ D'ORDRE.	DÉPARTEMENTS.	CHIFFRE des suicides.	UN SUICIDE sur....... habitants.
65	Mayenne . . .	249	24,093	76	Hᵗᵉ-Garonne..	239	33,435
66	Pyrénées – Or.	130	24,799	77	Creuse	145	34,753
67	Basses –Pyrén.	316	25,095	78	Lozère	60	35,197
68	Vendée. . . .	244	25,461	79	Cantal.	113	36,775
69	Landes. . . .	180	26,261	80	Puy-de-Dôme.	274	36,968
70	Ille-et-Vilaine.	341	27,460	81	Haute–Loire. .	133	37,267
71	Lot.	168	28,773	82	Gers. . . ، . .	146	38,930
72	Manche. . . .	340	29,866	83	Hᵗᵉˢ-Pyrénées	100	40,699
73	Loire.	234	30,006	84	Corse.	79	55,366
74	Ardèche.. . .	212	30,368	85	Aveyron. . . .	103	62,514
75	Tarn.	195	32,890	86	Ariége	70	66,402

Il suffit de jeter les yeux sur ce tableau pour se convaincre que les départements qui fournissent le plus de suicides, eu égard à leur population, *sont loin d'être ceux qui renferment les villes les plus importantes.* Ainsi nous voyons partout se placer immédiatement après le département de la Seine, ceux qui en sont le plus rapprochés par leur position géographique, quelles que soient d'ailleurs l'étendue et la population de leurs principales villes. Ce sont d'abord les départements de Seine-et-Oise, de l'Oise et de Seine-et-Marne, qui ont compté le premier, 1,936 suicides, ou en moyenne 1 sur

4,045 habitants; le second, 1,480 (1 sur 4,489);
et le troisième, 1,257 (1 sur 4,538), dans l'espace
de dix-sept ans. Viennent ensuite ceux de la
Marne (1,303 suicides, ou 1 sur 4,690 habitants),
de la Seine - Inférieure (1,890 suicides, ou
1 sur 6,640 habitants), de l'Aisne (1,386 suicides, ou 1 sur 6,694 habitants), de l'Aube (656
suicides, ou 1 sur 6,792 habitants), du Loiret
(772 suicides, ou 1 sur 7,076 habitants), etc.
Les villes les plus importantes de quelques-
uns de ces départements offrent une population qui s'élève à peine de 6,000 à 12,000 habitants. Ce sont : Melun (Seine-et-Marne), qui ne
compte que 6,622 habitants; Laon (Aisne), 8,400
habitants; Beauvais (Oise), 12,840 habitants. Si
nous nous éloignons davantage de Paris, nous
trouvons encore les suicides au moins aussi
fréquents dans les départements dont les villes
principales sont : Évreux (9,963 habitants),
Chartres (14,430 habitants), Blois (13,138
habitants), Auxerre (11,430 habitants), Bar-
le-Duc (12,496 habitants), Chaumont (6,348
habitants), Épinal (9,078 habitants), que dans
les départements où se trouvent les villes de :
Montauban (25,400 habitants), Clermont

(28,600 habitants), Rennes (29,680 habitants), Saint-Étienne (33,054 habitants), Caen (39,140 habitants), Montpellier (35,825 habitants), Nîmes (41,266 habitants), Toulouse (59,630 habitants), Nantes (87,191 habitants), et Bordeaux (109,467 habitants). (Voy. le Ve tableau).

Une autre observation très intéressante, déjà faite par M. Guerry, milite en faveur de cette opinion. En étudiant la distribution du suicide constatée de 1827 à 1830, cet observateur distingué avait trouvé que *de quelque point de la France que l'on parte, le nombre des morts volontaires s'accroît régulièrement à mesure qu'on avance vers la capitale.* Cette loi nous paraît désormais hors de toute contestation sérieuse. Les faits que nous apportons à l'appui sont assez nombreux et embrassent une période d'années assez considérable pour ne plus laisser le moindre doute à cet égard. Ainsi notre Ve tableau démontre de la manière la plus évidente que le nombre des suicides augmente à mesure qu'on avance vers Paris, qu'on parte de Lyon ou de Strasbourg, de Toulouse ou de Rodez, de Bordeaux ou de Nantes, etc. On ne trouve que très peu d'exceptions à cette règle, et encore sont-elles tout à fait

insignifiantes. Ainsi, en partant de Lyon, on tra-
verse successivement les départements de Saône-
et-Loire (1 suicide sur 16,221 habitants), ou de
l'Allier (1 suicide sur 23,950 habitants); de la
Côte-d'Or (1 suicide sur 11,918 habitants), ou
de la Nièvre (1 suicide sur 20,350 habitants);
de l'Yonne (1 suicide sur 9,074 habitants), de
Seine-et-Marne (1 suicide sur 4,538 habitants)
et de Seine-et-Oise (1 suicide sur 4,045 habitants). Il en est de même des départements suivants que parcourt successivement la route de
Strasbourg à Paris : Meurthe (1 suicide sur
10,329 habitants), Meuse (1 suicide sur 9,325
habitants), Marne (1 suicide sur 4,690 habitants), Seine-et-Marne (1 suicide sur 4,538 habitants), Seine-et-Oise (1 suicide sur 4,045
habitants). Ainsi encore de Toulouse, Lot
(1 suicide sur 28,773 habitants), Corrèze (1 suicide sur 21,881 habitants), Haute-Vienne
(1 suicide sur 14,642 habitants), Indre (1 suicide sur 14,827 habitants), Loir-et-Cher (1 suicide sur 9,595 habitants), Loiret (1 suicide sur
7,076 habitants); et enfin Seine-et-Oise (1 suicide
sur 4,045 habitants).

C'est donc un fait constant, *les suicides sont*

d'autant plus nombreux dans chaque département,
que celui-ci est plus rapproché de Paris, quel que
soit d'ailleurs l'état plus ou moins prospère
de son commerce et de son industrie, ou l'ag-
glomération de sa population. Il existe cependant à cette règle une exception remarquable
déjà signalée par M. Guerry : *C'est pour les sept*
ou huit départements les plus rapprochés de Marseille,
sur lesquels cette ville, qu'on peut à bon droit
regarder comme la métropole du midi de la
France, exerce la même influence que Paris sur
le reste du pays. (Voy. le V⁰ tableau.)

§ II. De l'influence du climat sur la production du suicide.

Les détails dans lesquels nous venons d'entrer sur la distribution géographique du suicide
s'accordent peu avec l'opinion de Montesquieu
sur l'influence qu'exerceraient les climats sur la
reproduction plus ou moins fréquente de cet
acte. Comme nous le disions en commençant,
ce grand écrivain trouvait dans le climat sombre, froid et humide de l'Angleterre, dans son
atmosphère toujours chargée de brouillards,

l'explication de la facilité avec laquelle les Anglais se tuaient déjà de son temps. Mais, comme
l'a fait si bien observer Esquirol, le suicide
était à peu près inconnu dans la Grande-Breta-
gne au moment où les Romains en firent la
conquête, tandis qu'il était au contraire très
commun en Italie à la même époque. Cependant
le climat n'a pas changé, que nous sachions,
en même temps que les morts volontaires devenaient très fréquentes en Angleterre et relativement très rares en Italie. Les faits historiques s'accordent ici complétement avec les
données de l'observation contemporaine. Il est
incontestable, d'un autre côté, que le suicide
est beaucoup plus rare en Russie qu'en Angleterre et en France, quoique le climat y soit plus
froid et plus rude. Le tableau suivant, extrait
d'un travail de M. Balbi (1), milite encore contre cette opinion. D'après ce savant géographe,
le nombre des suicides était à celui de la population dans le rapport suivant, en 1827, dans
les pays indiqués ci-contre :

(1) *La monarchie française comparée aux principaux États
du globe.*

France.	. 1 suicide par 20,740 habitants.	
Monarchie prussienne . . .	—	14,404
Empire d'Autriche.	—	20,900
Empire russe	—	49,182
États-Unis : New-York. . . .	—	7,797
— Boston.	—	12,500
— Baltimore	—	13,650
— Philadelphie . .	—	11,875

Ces nombres ont sans doute beaucoup changé depuis 1827. Mais, d'après ce que nous avons vu pour la France, tout tend à nous faire croire que les proportions sont restées les mêmes. Ajoutons-y quelques autres chiffres plus significatifs encore, recueillis par M. Schœn (1), sur la statistique comparée des suicides dans les divers gouvernements de la Russie. Dans ceux de ces gouvernements qui sont situés entre le 42ᵉ et le 54ᵉ degré de latitude, on a compté, en 1819 et 1820, 1 suicide sur 38,882 habitants. Dans ceux, au contraire, qui sont compris entre le 54ᵉ et le 64ᵉ degré, il n'y en a eu que 1 sur 56,577 habitants , et cependant ces derniers sont plus peuplés et soumis à un climat plus rigoureux. Ils renferment de plus les deux capitales de la Russie, Saint-Pétersbourg et Moscow. Tout se réunit donc pour démontrer que l'*in-*

(1) *Statistique générale et raisonnée de la civilisation européenne.* Trad. par Dumont , Paris, 1834, in-12.

fluence des climats sur le développement du pen-
chant au suicide est au moins extrêmement faible.
On devra même la regarder comme à peu près
nulle, si l'on se reporte à ce que nous avons dit
précédemment de l'accroissement progressif du
nombre des suicides, tant en France que dans
les autres pays.

§ III. De l'influence des saisons sur la production du suicide.

Il faut donc chercher ailleurs que dans l'influence des climats la cause des différences
qu'on observe quelquefois d'un pays à un autre
dans le nombre des suicides. Cette cause, la
trouverons-nous dans les conditions atmosphé-
riques dépendantes des différentes saisons de
l'année? Cela n'est guère probable, ainsi que
nous le verrons bientôt. Cependant, il est
reconnu depuis longtemps que les changements
des saisons exercent une action très puissante sur
notre organisation tout entière. Il semblerait
donc, au premier abord, qu'on aurait quelque
raison de supposer que cette action n'est pas
entièrement indifférente dans la question qui
nous occupe. La plupart des médecins qui ont

fait des recherches sur ce sujet s'accordent, en
effet, à reconnaître que certaines saisons ont
une influence réelle sur la fréquence plus ou
moins grande du suicide. Mais cette influence
n'a jamais été déterminée d'une manière exacte,
ni démontrée par des observations assez nombreuses pour être concluantes. Il est donc très
important de rechercher dans quelles proportions la masse considérable de faits qui ont déjà
servi à nos calculs se sont distribués dans les
différentes saisons de l'année. (Voy. le VIᵉ tableau, page 39.)

Il résulte évidemment de l'examen de ce
tableau, que toutes les saisons ne sont pas également favorables au développement du penchant
au suicide. Quelques écrivains, trop confiants
dans l'opinion de Montesquieu, et dans leurs
inductions théoriques sur l'influence d'un
climat sombre, humide et froid dans la production des passions tristes et mélancoliques,
ont prétendu que l'automne est la saison pendant laquelle on observe le plus grand nombre
de suicides. C'était l'opinion de Cheyne, en
Angleterre, et d'Ossiander, en Allemagne. Mais
cette opinion n'était appuyée par eux sur aucun

VIᵉ TABLEAU. *Nombre des suicides par année et par mois.*
1836-1852.

		1836.	1837.	1838.	1839.	1840.	1841.	1842.	1843.	1844.	1845.	1846.	1847.	1848.	1849.	1850.	1851.	1852.	Total.	Total général
Janvier.	hommes.	117	157	144	126	163	150	153	166	165	141	166	200	172	199	277	211	227	2,842	5,761
	femmes.	39	40	59	46	59	45	56	59	54	54	64	55	55	71	65	58	67	919	
Février.	hommes.	125	129	101	136	161	145	147	172	155	101	144	175	203	197	183	189	206	2,651	5,520
	femmes.	40	47	42	49	56	59	48	58	48	42	56	58	59	53	68	65	68	878	
Mars.	hommes.	130	156	172	166	166	201	168	218	192	174	221	211	209	243	220	226	228	3,525	4,425
	femmes.	55	57	58	62	41	75	58	63	79	59	64	61	64	75	76	71	80	1,100	
Avril . .	hommes.	150	167	171	187	221	212	181	197	245	258	214	264	214	256	510	265	266	3,724	4,872
	femmes.	45	59	65	64	63	67	58	61	79	75	65	76	73	84	73	88	67	1,148	
Mai . . .	hommes.	180	189	205	252	226	225	224	246	210	244	246	302	261	500	258	292	270	4,414	5,456
	femmes.	65	55	75	71	78	71	88	72	94	75	65	101	59	84	73	89	78	1,522	
Juin . . .	hommes.	207	193	223	211	205	221	249	260	87	75	245	295	257	292	148	309	560	4,529	5,722
	femmes.	54	68	74	64	78	60	99	74	230	284	83	82	75	76	88	89	78	1,395	
Juillet. .	hommes.	228	215	222	225	198	223	201	252	230	221	251	320	281	281	274	509	508	4,507	5,517
	femmes.	55	72	76	71	75	75	69	84	76	80	81	86	80	79	88	96	103	1,510	
Août . . .	hommes.	161	138	170	175	173	188	251	192	186	208	251	250	247	245	225	249	220	3,491	4,652
	femmes.	48	52	61	63	64	56	68	75	76	55	77	86	67	82	76	76	81	1,461	
Septem.	hommes.	110	141	147	142	143	48	149	162	176	205	185	210	210	194	252	197	205	2,969	5,959
	femmes.	51	55	60	76	54	161	42	45	47	79	56	77	69	69	76	66	62	990	
Octobre.	hommes.	145	135	155	163	164	160	124	147	175	47	186	210	189	199	179	200	189	2,860	5,845
	femmes.	54	57	65	142	61	42	53	47	62	79	45	65	59	63	67	68	76	983	
Novemb.	hommes.	103	100	142	152	132	132	148	152	155	134	140	191	150	165	61	157	186	2,456	5,282
	femmes.	43	58	42	42	44	44	46	46	46	47	42	80	53	61	51	54	55	826	
Décemb.	hommes.	95	103	99	136	151	157	172	127	103	164	130	175	172	163	185	155	169	2,417	5,227
	femmes.	57	54	45	45	44	55	52	45	52	49	44	65	48	55	65	55	65	810	
Totaux.	hommes.	1,775	1,811	1,886	2,049	2,040	2,159	2,139	2,291	2,197	2,553	2,529	2,781	2,567	2,736	2,735	2,757	2,780	39,502	52,126
	femmes.	565	632	700	698	712	675	215	729	776	732	775	866	754	847	873	861	894	12,824	

fait positif. Esquirol s'est beaucoup plus rapproché de la vérité. Parmi les malades qui sont
admises journellement à la Salpêtrière, il s'en
trouve, tous les ans, un certain nombre qui y
sont amenées après avoir fait des tentatives de
suicide. Esquirol en a fait un relevé très exact
pendant six ans, et s'est assuré que leur nombre
était plus considérable pendant les grandes
chaleurs et au printemps, et plus rare pendant
l'automne. M. Falret, venu après lui, ne partage
pas complétement cette opinion. Sans apporter
de nouveaux faits à l'appui, il en revient à
accorder une influence prédominante à l'automne, saison pendant laquelle, dit-il, « la
» nature offre un aspect désolant; tout dispose
» à la rêverie, les passions tristes prennent un
» nouvel empire, et la mélancolie survient (1). »
Ces considérations théoriques, toutes spécieuses
qu'elles sont, perdent toute valeur devant
l'autorité plus puissante des faits et des chiffres
qui précèdent. Ainsi, comme dans le relevé
d'Esquirol, les suicides constatés par l'administration de la justice se distribuent dans
l'ordre suivant :

(1) Falret, *De l'hypochondrie et du suicide*, p. 28.

	Compte-rendu.	Compte r.	Esquirol.	Esquirol (1).
Trimestre de janvier.	11,688	22,4	42	21,9
Trimestre d'avril. . .	16,005	30,7	58	30,2
Trimestre de juillet.	14,101	27,0	61	31,7
Trimestre d'octobre.	10,332	19,9	31	16,2
	52,126	100,0	192	100,0

Le printemps et l'été sont donc les deux saisons pendant lesquelles on observe le plus de
suicides. L'automne ne vient même qu'après
l'hiver. D'après le relevé d'Esquirol, l'été occu-
perait le premier rang, tandis que nos chiffres
le placent au contraire au second. Cette différence tient sans doute à l'exiguïté des nombres
sur lesquels M. Esquirol a basé ses calculs, et
nous avons tout lieu de croire que l'ordre indiqué dans notre tableau est le véritable. Car cette
distribution ne se retrouve pas seulement dans
la somme totale des suicides compris dans notre
VIe tableau, mais aussi, comme il est facile de
s'en convaincre, dans chacune des années qu'il
embrasse, et cela avec une constance et une
régularité remarquables. Il y a même plus, on
y remarque, de mois en mois, une progression
alternativement croissante du mois de janvier

(1) Esquirol, *loc. cit.*, p. 579.

aux mois de juin et de juillet, et décroissante
du mois de juillet à celui de décembre. Ici encore nous trouvons la confirmation de cette loi
si importante, que *les faits moraux, pris en masse
et considérés d'une manière générale, obéissent dans
leur reproduction à des lois tout aussi positives que
celles qui régissent le monde physique.*

Il ne faudrait pas cependant attacher trop
d'importance à l'étude de causes aussi indirectes
et aussi éloignées. Il existe très certainement
des prédispositions individuelles plus puissantes, telles que les circonstances d'âge, de sexe
ou de profession, etc., dont il nous importe
beaucoup plus encore de déterminer le mode
d'action et la portée. Nous allons nous en occuper successivement.

§ IV. Influence de l'âge sur la production du suicide.

La question de l'âge des suicidés est encore
très obscure. On a dit, et c'est l'opinion la plus
généralement adoptée, que le suicide est plus
fréquent de vingt à quarante ans qu'à tout autre
âge de la vie. Cet acte, dit-on, est presque toujours le résultat de l'exaltation des passions

portées quelquefois jusqu'au délire. A ce titre,
il doit nécessairement être rare dans l'enfance.
Cependant on a vu parfois des enfants tourmentés par l'envie, ou corrompus de bonne heure
par des habitudes honteuses, tomber peu à peu
dans un marasme physique et moral qui les a
conduits presque fatalement au suicide ou à la
folie. Il semblerait même que les exemples de
cette démoralisation précoce tendent à se multiplier tous les jours. On trouve disséminées
dans les écrits sur la folie, et dans les journaux
de médecine, un grand nombre d'observations
d'enfants qui se sont suicidés à l'âge le plus tendre, à huit ou neuf ans, par exemple. Des renseignements statistiques, précieux sous ce rapport, sont consignés dans un travail curieux de
M. Brouc, intitulé : *Considérations sur les suicides
de notre époque* (1).

M. Brouc a constaté que sur la somme totale
des suicides observés à Paris de 1794 à 1823,
3 sur 100 seulement ont été commis par des individus âgés de moins de 15 ans, et 8 sur 100

(1) *Annales d'hygiène publique et de médecine légale*, Paris,
1836, p. 225 et suiv.

par des individus âgés de 15 à 20 ans. Sur ceux
au contraire qui ont été constatés, dans la
même ville, de 1830 à 1834, 24 sur 100 ont été
commis avant l'âge de 15 ans, et 38 sur 100 de
15 à 20 ans, ce qui donne pour ces deux périodes la proportion de 1/34 à 1/4 parmi les individus âgés de moins de 15 ans, et de 1/13 à 1/3
à peu près parmi les seconds; c'est-à-dire que les
premiers ont été huit fois moins nombreux que
les seconds dans un cas, et cinq fois moins dans
l'autre. Malgré cette augmentation remarquable
des suicides chez les enfants, dans ces dernières
années, il n'en est pas moins vrai que celui-ci
ne devient réellement fréquent qu'après la puberté. Le tableau suivant le démontre de la manière la plus évidente. (Voy. le VIIe tableau.)

Il semblerait, d'après ce tableau, que le nombre des suicides augmente constamment depuis
l'enfance jusqu'à l'âge de cinquante ans, pour
diminuer ensuite rapidement et devenir très
rare dans l'extrême vieillesse. Ainsi, dans l'espace de dix-sept ans, il n'a été constaté que
721 suicides, ou environ 42 par année, accomplis par des vieillards âgés de plus de quatre-
vingts ans. Esquirol ayant relevé l'âge de 198

VIIᵉ TABLEAU. Classement des suicides d'après l'âge des suicidés. 1836-1852.

NOMBRE DES SUICIDES AGES

ANNÉES.	NOMBRE TOTAL des suicides.		DE MOINS de 16 ans.		de 16 à 21 ans.		de 21 à 30 ans.		de 30 à 40 ans.		de 40 à 50 ans.		de 50 à 60 ans.		de 60 à 70 ans.		de 70 à 80 ans.		de 80 ans et au-dessus.		Age inconnu.	
	hommes.	femmes.	hommes.	femmes.	hommes.	femmes.	hommes.	femmes.	hommes.	femmes.	hommes.	femmes.	hommes.	femmes.	hommes.	femmes.	hommes.	femmes.	hommes.	femmes.	hommes.	femmes.
1836.	1,775	565	8	5	89	25	556	99	205	98	298	108	284	104	206	75	151	25	52	5	101	22
1837.	1,811	652	11	8	94	40	506	103	560	104	544	121	276	96	211	95	112	51	27	15	75	21
1838.	1,885	700	19	4	67	45	299	130	568	125	561	116	521	121	224	75	157	55	25	9	65	22
1839.	2,049	698	15	4	90	57	530	106	588	103	579	130	541	122	247	89	154	52	54	7	72	26
1840.	2,039	715	16	4	80	52	521	129	546	115	472	158	531	145	272	85	112	41	29	16	86	19
1841.	2,159	675	16	5	85	44	514	110	595	104	463	119	534	116	270	92	145	49	29	12	70	24
1842.	2,129	757	15	5	78	50	285	107	575	97	444	152	550	155	287	107	162	49	29	9	25	44
1843.	2,291	729	15	2	92	55	550	122	425	117	506	141	571	155	507	97	151	39	17	7	92	48
1844.	2,197	776	20	7	84	61	532	129	426	100	484	159	554	150	534	140	112	52	51	5	67	20
1845.	2,352	752	16	4	76	47	355	127	417	115	530	141	595	131	511	95	155	70	55	8	75	16
1846.	2,529	775	20	7	79	60	316	197	422	115	532	147	578	155	591	92	155	54	55	48	85	20
1847.	2,781	866	22	5	109	51	565	128	474	141	589	158	470	156	572	104	141	61	54	16	134	45
1848.	2,567	754	17	7	56	55	549	109	402	108	558	148	488	140	570	96	175	49	54	15	134	26
1849.	2,736	847	15	7	76	46	578	121	470	137	596	147	547	154	580	154	157	54	25	15	109	27
1850.	2,725	875	49	6	76	51	407	169	430	114	562	147	603	140	521	159	157	59	52	47	99	51
1851.	2,757	861	26	15	72	59	578	145	472	143	558	176	564	155	595	151	196	68	54	15	106	28
1852.	2,780	894	27	9	83	65	556	153	445	157	573	155	585	162	595	108	496	62	52	22	90	16
{ hommes	39,502		291		1,578		5,799		6,908		8,248		6,992		5,154		2,455		514		1,577	
total. { femmes		12,824		100		811		2,083		1,989		2,595		1,265		1,695		870		207		423
Total général	52,125		391		2,389		7,882		8,897		10,641		8,257		6,829		5,525		724		2,000	

femmes entrées, dans l'espace de six ans, à
l'hospice de la Salpêtrière, après avoir fait des
tentatives de suicide, était arrivé à des résultats
à peu près semblables aux nôtres. Ces résultats
les voici tels qu'il les a consignés lui-même
dans ses écrits (1):

Avant l'âge de 15 ans.	2
De 15 à 20 ans.	16
De 20 à 30 ans.	56
De 30 à 40 ans.	54
De 40 à 50 ans.	47
De 50 à 60 ans.	13
De 60 à 70 ans.	8
De 70 à 75 ans.	2
	198

Ces chiffres, si significatifs en apparence, faisaient dire à Esquirol : « La vieillesse, qui in-
» spire à l'homme le désir de vivre, parce qu'il
» est plus près de perdre la vie, est rarement
» exposée au suicide (2). » Et un peu plus tard à
M. Falret, dans des termes presque identiques :
« La vieillesse est l'âge le moins exposé au
» développement du penchant au suicide ;
» l'homme, à cette époque, est avare de sa vie,

(1) Esquirol, *loc. cit.*, p. 583.
(2) Esquirol, *loc. cit.*, p. 583.

» comme il est avare de ses biens. Il persiste
» dans l'existence par la crainte d'en sortir (1).»

Cette conclusion, tirée des chiffres d'Esquirol,
est plus spécieuse que juste, et il ne nous sera
pas bien difficile d'en faire voir le peu de fondement. Rien ne prouve positivement que les
vieillards soient aussi avares de leur vie qu'on
le suppose généralement. Ne semblerait-il pas
au contraire que le désenchantement de toutes
choses, l'affaiblissement de l'intelligence, les
douleurs physiques et morales de toute nature
qui sont les compagnes inséparables de nos
dernières années; ne semblerait-il pas, disons-
nous, que tous ces signes d'une désorganisation
prochaine doivent rendre les vieillards plus
accessibles que tous autres à l'action des causes
les plus ordinaires du suicide? Les faits exa-
minés à leur véritable point de vue sont tout à
fait d'accord avec cette opinion.

Ce n'est pas tout, en effet, que d'avoir constaté d'une manière absolue le nombre des suicides aux différents âges de la vie, et d'avoir com-
paré ces nombres entre eux. Qui ne voit que,

(1) Falret, *loc. cit.*, p. 16.

réduite à ces termes, toute comparaison est impossible, et ne peut conduire qu'à des résultats
mensongers? La masse de la population se compose, il est vrai, d'enfants, d'adolescents, d'adultes et de vieillards. Mais dans quelle proportion
chacun de ces éléments concourt-il à la formation
de la somme totale? C'est ce qu'il importait de
rechercher avant tout, et c'est ce que ni Esquirol ni M. Falret n'ont songé à faire. C'était cependant le seul moyen de rendre la comparaison
possible, et d'arriver à une appréciation juste de
l'influence de l'âge sur la production du suicide,
comme l'a déjà fait observer M. Étoc-Demazy,
dans une brochure publiée en 1844 sur les
suicides observés dans le département de la
Sarthe (1). On serait arrivé ainsi à des conclusions tout autres que celles que nous combattons. Quelques chiffres suffiront pour le démontrer de la manière la plus positive.

D'après M. Quételet (2), une population de
10,000 âmes se partage, en France, selon les
âges, de la manière suivante :

(1) Etoc-Demazy, *Recherches statistiques sur le suicide.*
(2) *Sur l'homme et le développement de ses facultés*, t. II,
p. 229.

Moins de 16 ans.	3,304
De 16 à 21 ans.	887
De 21 à 30 ans.	1,464
De 30 à 40 ans.	1,404
De 40 à 50 ans.	1,161
De 50 à 60 ans.	893
De 60 à 70 ans.	577
De 70 à 80 ans.	255
De 80 ans et au-dessus. . . .	55
	10,000

Il existe donc une différence énorme dans la masse de la population entre le nombre des vieillards et celui des adultes. Si maintenant nous réduisons le nombre des suicides à 10,000, nous les verrons se répartir ainsi qu'il suit, d'après leurs âges respectifs :

	Population en général.	Suicides.
Moins de 16 ans.	3,304	72
De 16 à 21 ans.	887	443
De 21 à 30 ans.	1,464	1,265
De 30 à 40 ans.	1,404	1,733
De 40 à 50 ans.	1,161	2,054
De 50 à 60 ans.	893	1,953
De 60 à 70 ans.	577	1,306
De 70 à 80 ans.	255	633
De 80 ans et au-dessus. . .	55	143
Age inconnu.	0	398
	10,000	10,000

Quoique ce ne soit là que des nombres fic-tifs, ils n'en font pas moins voir que le suicide est d'autant plus fréquent qu'on se rapproche

4

davantage du terme normal de la vie. Il ne
nous sera pas difficile d'ailleurs de trouver
maintenant le rapport exact du nombre des
suicides à celui des habitants aux différents âges
de la vie. La table proportionnelle de la population que nous avons empruntée à M. Quételet,
dont les travaux statistiques sont estimés à si
juste titre, nous a paru basée sur les données
les plus positives. Dès lors nous n'avons pas
craint de nous en servir pour former le tableau
suivant :

VIIIᵉ TABLEAU. *Nombre des suicides dans ses rapports avec la
population aux différents âges. 1836-1852.*

DÉSIGNATION DES ÂGES.	DISTRIBUTION de la population de la France selon les âges.	NOMBRE des suicides. 1856-1852.	RAPPORT des suicides à la population. Moyenne de 1856 à 1852.
Moins de 16 ans.	11,411,894	391	543,423
De 16 à 21 ans.	3,072,176	2,189	23,632
De 21 à 30 ans.	5,040,480	7,882	11,157
De 30 à 40 ans.	4,816,750	8,897	9,463
De 40 à 50 ans.	4,009,252	10,641	6,638
De 50 à 60 ans.	3,099,673	8,257	6,162
De 60 à 70 ans.	1,995,507	6,829	5,197
De 70 à 80 ans.	887,057	3,325	4,660
De 80 ans et au-dessus.	186,345	721	4,542
Total.	34,539,134	49,132	12,164

Ces chiffres n'ont pas besoin de commentaire, et nous pouvons désormais regarder comme un fait acquis à la science, *que le nombre des sui-cides augmente constamment depuis l'enfance jusqu'à l'extrême vieillesse.* Il serait donc plus vrai de dire, contrairement à l'opinion d'Esquirol et de M. Falret, que la vieillesse amène très fréquemment avec elle, en même temps que son cortége ordinaire d'infirmités physiques et morales, un dégoût profond de la vie, un désespoir incurable qui, trop souvent, aboutissent au suicide.

§.V. De l'influence des sexes sur la production du suicide.

Tous les observateurs qui ont écrit sur le suicide, s'accordent à reconnaître qu'il est beaucoup plus fréquent chez les hommes que chez les femmes ; la plupart représentent ce rapport par les chiffres 3 et 1. C'est aussi, à très peu de chose près, celui qui résulte de la comparaison des nombres recueillis par l'administration de la justice. (Voy. le VII° tableau.) Ainsi sur les 52,126 suicides indiqués dans nos tableaux, 39,302 ont été commis par des hommes et

12,824 par des femmes, ce qui donne le rapport
de 3,06 à 1. Ce rapport, comme on doit s'y
attendre, est loin d'être constant : on le trouvera d'autant plus variable qu'on opérera sur
des nombres moins considérables, et embrassant une moindre étendue de pays. Ces exceptions ne servent d'ailleurs qu'à confirmer la
règle précédemment établie. Car les faits individuels sont, par essence, aussi variables que
les déterminations dépendantes de la liberté
humaine. Aussi est-il indispensable d'en recueillir un très grand nombre et de les comparer
entre eux, lorsqu'on veut découvrir les lois
générales auxquelles ils obéissent au moment
de leur accomplissement. Cette méthode seule
peut conduire à la vérité. Combien d'erreurs, fruits précoces de généralisations prématurées, ont été renversées par des observations plus nombreuses et plus longtemps
prolongées ?

Une erreur de ce genre a été mise en avant
par M. Cazauvieilh dans son ouvrage sur *le
suicide, l'aliénation mentale et les crimes contre les
personnes.* « Dans les villes, dit-il, les femmes se
» distinguent par la mollesse de leur constitu-

» tion, la délicatesse de leurs sens et la prédo-
» minance des facultés affectives, tandis que
» dans les campagnes, elles ont le système
» nerveux moins développé, plus de force
» musculaire, un plus grand besoin d'une ali-
» mentation abondante ; mais leurs sens sont
» émoussés, leurs facultés affectives moins
» actives, ce qui les rapproche davantage de la
» constitution de l'homme. Deux conséquences
» résultent de ce rapprochement de la constitu-
» tion de la femme à celle de l'homme.
» La première, qu'elle emploie les mêmes
» moyens pour se détruire, comme nous
» le verrons plus tard; la seconde, qu'il y
» a moins de différence entre le nombre
» des hommes et celui des femmes qui se
» suicident dans les campagnes que dans les
» villes : Ainsi sur 48 suicides effectués de 1819
» à 1833 dans le même canton, nous trouvons
» 27 hommes et 21 femmes, ce qui établit le
» rapport comme 4 à 3 (1) ». M. Cazauvieilh,
étudiant le suicide sur une très faible échelle,

(1) *Du suicide, de l'aliénation mentale, et des crimes contre les personnes*, par M. Cazauvieilh. Paris, 1849, p. 35.

a dû se trouver très embarrassé lorsqu'il s'est aperçu que ses chiffres étaient en désaccord avec l'opinion la plus généralement adoptée. Il a donc cherché l'explication de cette différence dans des considérations physiologiques un peu forcées, qui prouveraient avec plus de force peut-être tout le contraire de ce qu'il leur demandait. Car nous avons peine à compreudre comment le développement exagéré du système nerveux, la délicatesse des sens, ou la prédominance des facultés affectives, pourraient diminuer le nombre des suicides chez les femmes qui habitent les villes. D'autant mieux que M. Cazauvieilh partage complétement l'opinion régnante parmi les médecins d'aliénés qui regardent le suicide comme le résultat d'une maladie du cerveau, et que ces causes doivent exercer une influence bien plus active sur l'encéphale que le développement exagéré de la force musculaire, et « cette modification » dans l'organisation des femmes de la campa- » gne, qui leur donne le caractère, les habi- » tudes, les mœurs, les besoins, les désirs et » les penchants de l'homme. »

Ne semblerait-il pas au contraire, si l'on s'en

tenait aux apparences et aux inductions théoriques, que le suicide chez les femmes devrait
être plus commun dans les villes où celles-ci
sont exposées à tant de séductions, où des déceptions si cruelles les attendent? Et c'est ce
qui arrive en effet, comme on le verra dans le
tableau suivant (voy. le IXe tableau). Malheureusement nous n'avons trouvé dans les
comptes rendus de la justice criminelle aucune
donnée positive sur la fréquence relative des
suicides dans les villes et dans les campagnes.
Pour y suppléer, nous avons partagé les départements en deux catégories distinctes, selon
qu'ils renferment ou non des villes populeuses,
et nous avons cherché à déterminer comment
les morts volontaires se distribuent entre chacune de ces catégories. Enfin, pour rendre nos
chiffres plus évidents, et donner plus de poids à
notre démonstration, nous nous sommes contenté de prendre dans chacune d'elles quinze
des départements qui remplissent le mieux les
conditions indiquées.

IXᵉ TABLEAU. *Rapport proportionnel du suicide entre les deux sexes, dans les départements dont la population est agglomérée dans les villes et dans ceux où elle est disséminée dans les campagnes.*

DÉPARTEMENTS.	POPULATION	POPULATION agglomérée dans les villes.	SUICIDES.	
			Hommes.	cmmes
PREMIÈRE CATÉGORIE.				
Lozère.	140,788	12,539	48	18
Creuze.	278,029	15,248	97	46
Basses-Alpes.	156,055	21,805	243	72
Hautes-Alpes	132,548	7,873	116	39
Cantal.	257,423	20,538	90	23
Landes. . . . , ...	288,077	23,242	134	46
Vendée.	356,453	25,202	205	50
Lot.	287,739	25,906	127	41
Gers.	311,447	26,306	114	35
Ariége	265,607	28,893	59	11
Corrèze.	306,480	29,757	167	56
Ain.	355,694	38,132	268	81
Mayenne.	361,892	39,587	199	50
Lot-et-Garonne. . . .	347,073	39,132	196	67
Ardèche.	364,416	42,243	177	35
Totaux.			2,240	670
DEUXIÈME CATÉGORIE.				
Seine.	1,194,603	1,024,279	6,473	2,621
Nord.	1,085,298	447,779	1,348	372
Seine-Inférieure. . .	737,206	250,850	1,397	493
Rhône.	500,831	226,075	579	154
Bas-Rhin	560,113	209,323	590	127
Bouches-du-Rhône . .	375,003	205,711	655	174
Hérault.	367,343	194,931	249	41
Pas-de-Calais	687,021	169,965	859	334
Gard	376,042	149,247	353	80
Haut-Rhin.	464,775	149,159	505	69
Gironde.	568,034	127,000	444	148
Seine-et-Oise	470.948	114,922	1,350	478
Vaucluse	251,080	101,199	311	99
Loire	434,085	101,127	199	37
Haute-Garonne. . . .	468,143	98,614	190	49
Totaux.			15,502	5,276

Les chiffres contenus dans ce tableau sont
tout à fait en désaccord avec l'opinion de
M. Cazauvieilh. Ainsi dans la première catégorie, nous trouvons entre les deux sexes le
rapport de 3,35 à 1, ou de 1 sur 4,35, chiffre
sensiblement plus élevé que celui du rapport
moyen pour toute la France que nous avons dit
être de 3,06 à 1 ou de 1 sur 4,06. Dans la
seconde catégorie au contraire, le rapport n'est
que de 2,93 à 1, ou de 1 sur 3,93. Il serait
donc plus vrai de dire que l'habitation dans les
villes favorise, chez les femmes, le développement du penchant au suicide, d'une manière
plus marquée que le séjour à la campagne.

Avant de terminer ce que nous avions à dire
du suicide dans ses rapports avec le sexe des
individus qui le commettent, nous dirons
quelques mots d'une question qui n'a été, que
nous sachions, abordée par personne, et qui
néanmoins nous paraît assez importante. C'est
celle de savoir si le rapport du nombre des
suicides dans les deux sexes est le même aux
différents âges de la vie, ou, en d'autres termes,
s'il n'existe pas un âge chez les femmes où le
chiffre des morts volontaires se rapproche ou

s'éloigne davantage de celui qu'on observe chez les hommes. En représentant par 1 le premier de ces termes, on trouve les rapports ci-après :

Jusqu'à 16 ans.	1 suicide sur	4,04
De 16 à 21 ans.	—	2,73
De 21 à 30 ans.	—	3,80
De 30 à 40 ans.	—	4,54
De 40 à 50 ans.	—	4,43
De 50 à 60 ans.	—	3,89
De 60 à 70 ans.	—	3,98
De 70 à 80 ans.	—	3,94
De 80 ans et au-dessus.	—	3,69
Moyenne générale.	—	4,06

Le suicide est donc d'autant plus fréquent chez la femme, qu'elle se rapproche davantage des deux extrêmes de sa vie véritable, c'est-à-dire de l'époque de la puberté et de celle de l'âge critique. Ce résultat, qu'il aurait été facile de prévoir à l'avance, est assez significatif par lui-même, pour que nous n'ayons pas besoin de nous y arrêter plus longtemps. D'ailleurs nous aurons sans doute plus d'une occasion de revenir, dans le cours de ce travail, sur les différences ou les analogies que le suicide présente dans les deux sexes.

§ VI. De l'influence des professions et de l'instruction sur la production du suicide.

Nous allons aborder maintenant l'une des questions les plus importantes et en même temps les plus difficiles : nous voulons parler de l'influence des professions et de l'instruction sur le développement du penchant au suicide. Esquirol, M. Falret et la plupart des médecins qui ont écrit sur ce funeste penchant, ont gardé sur celle-ci un silence bien regrettable. La jugeaient-ils d'une trop mince valeur pour mériter de fixer leur attention? Cela n'est pas probable. Dans plusieurs passages de ses écrits sur la folie, Esquirol a bien soin de faire voir quelle influence chaque profession exerce sur la production de cette maladie. Mais, accoutumés à ne voir dans le suicide que le symptôme d'une affection mentale, ces médecins ont négligé les faits généraux pour s'en tenir aux observations particulières qu'ils pouvaient faire dans leur sphère relativement très bornée. Et comme ces observations étaient nécessairement en nombre très restreint, ils ont mieux aimé sans doute se taire que hasarder des propositions qu'ils n'auraient pas pu suffisamment justifier en les appuyant sur elles. C'est que cette question des professions et de leurs rapports avec le suicide est extrêmement complexe, et quelque nombreux que soient les faits qui servent de base à notre travail, nous n'osons pas nous flatter de l'avoir complétement résolue. Nous aurions eu besoin, pour cela, de documents qui nous ont complétement manqué, et qu'il nous était impossible de nous procurer par nous-même. Il nous semble, en effet, qu'il ne suffisait pas d'avoir déterminé, d'une manière absolue, dans quelle proportion telle ou telle profession est entrée dans le compte général des suicides constatés pendant la période d'années comprise entre 1836 et 1852. Nous aurions encore voulu pouvoir comparer le nombre des morts volontaires appartenant à chaque profession avec celui des individus qui la composent dans toute la France; comparer ensuite les différentes professions entre elles, et avec la masse de la population, comme nous l'avons fait pour les différents âges. Mais les éléments de cette comparaison sont, par leur nature, extrêmement variables, et ce n'est qu'en les réunissant sur une vaste échelle, et pendant un nombre considérable d'années, qu'on pourrait espérer d'obtenir quelques résultats satisfaisants. Or ce travail, dont l'utilité est évidente, n'a pas encore été fait, et c'eût été folie à nous de songer à l'entreprendre. Il a donc fallu que nous nous contentions des chiffres qu'on trouvera dans le tableau suivant.

X⁰ TABLEAU. *Nombre des suicides classés d'après les professions.*

I. Professions supposant un défaut complet d'instruction, ou une instruction peu avancée :

	Hommes.	Femmes.	Totaux.
Bergers.	276	32	308
Bûcherons, charbonniers	54	6	60
Cultivateurs, laboureurs, journaliers	12,179	3,681	15,860
Mendiants, vagabonds.	335	115	450
Filles publiques.	»	53	53
Ouvriers en bois.	1,729	72	1,801
Ouvriers en cuirs, peau, etc . . .	377	27	404
Ouvriers en fer, métaux, etc. . . .	1,437	64	1,501
Ouvriers en fil, laine, soie, etc. .	1,339	463	1,822
Ouvriers en pierre, maçons, couvreurs, etc.	1,079	48	1,127
Autres ouvriers de divers genres. .	541	91	632
Commissionnaires, portefaix, porteurs d'eau	368	6	374
Mariniers, bateliers.	311	9	320
Voituriers, rouliers.	468	7	475
Domestiques attachés à la personne.	1,270	1,204	2,474

II. Professions supposant une instruction plus avancée : . .

	Hommes.	Femmes.	Totaux.
Boulangers, pâtissiers.	373	29	402
Bouchers, charcutiers.	265	24	289
Meuniers.	259	28	287
Chapeliers.	102	21	123
Cordonniers.	639	46	685
Perruquiers, barbiers.	164	8	172
Tailleurs, tapissiers, couturières. .	644	780	1,429
Blanchisseurs	73	221	294
Marchands en détail, établis. . . .	1,233	289	1,522
Marchands en détail, colporteurs.	314	62	376.
Aubergistes, hôteliers, limonadiers.	741	159	900

III. Professions supposant un degré supérieur d'instruction.

	Hommes.	Femmes.	Totaux.
Marchands en gros, banquiers, etc.	382	12	394
Commis marchands	441	27	468
Artistes	194	25	319
Clercs, écrivains.	276	2	278
Étudiants.	118	2	120
Fonctionnaires ou agents de la force publique.	1,187	23	1,210
Professeurs, instituteurs.	169	32	201
Militaires et anciens militaires. . .	2,826	4	2,830
Notaires, médecins et autres professions libérales.	427	16	443
Propriétaires, rentiers.	2,693	808	3,501

IV.

Sans profession.	1,106	2,012	3,118
Professions inconnues.	2,741	2,447	5,188
Totaux.	39,302	12,824	
Total général.		52,126	

Nous n'avons presque rien changé, dans ce
tableau, à l'ordre adopté dans les comptes
rendus de la justice criminelle. Nous avons seulement réduit le nombre des classes à trois, en
adoptant, comme caractère distinctif de chacune d'elles, le degré d'instruction que nous
supposions aux individus que nous y faisions
entrer. La première embrasse tous les ouvriers
en général, tous les hommes qui n'ont d'autres
ressources pour vivre que le travail de leurs
mains, et qui, dans tous les pays, forment, à
eux seuls, la grande majorité de la population.
Aussi ont-ils fourni, à eux seuls, un nombre
plus considérable de suicides que les deux autres
classes. Ce nombre s'est élevé à 27,461, ou plus
de la moitié de la somme totale. Il s'est partagé
entre les deux sexes de la population de 21,583
pour les hommes, et 5,878 pour les femmes, ce
qui donne les rapports de 1 sur 4,62, chiffre
un peu plus élevé que celui qui représente le
rapport moyen entre les deux sexes, que nous
avons dit précédemment être de 1 sur 4,06, ce
qui semblerait annoncer que les douleurs physiques et morales et les vices honteux, qui sont

le partage trop ordinaire de cette partie de la
population, exercent leur pernicieuse influence
beaucoup plus sur les hommes que sur les
femmes.

La prédominance que nous venons de signaler
de la première classe sur les deux autres, nous
paraît beaucoup plus apparente que réelle; car,
quoique nous ne puissions pas donner le chiffre
exact de la population dans chacune d'elles,
nous ne craignons pas d'être démenti en disant
que la première l'emporte infiniment, sous ce
rapport, sur la seconde, et la seconde sur la
troisième. En tête de cette première classe, se
placent naturellement, tant sous le rapport des
chiffres de la population que du nombre des
suicides, les cultivateurs, les journaliers, ber-
gers, bûcherons, etc., tous les ouvriers en un
mot qui sont employés à la culture des terres
et aux divers travaux qui en dépendent. Ils ont
fourni à eux seuls 16,228 suicides, ou plus du
quart de la somme totale. Ce chiffre, qui représente assez exactement le nombre des suicides
commis dans les campagnes, vient à l'appui de
ce que nous avons dit précédemment de la fré-

quence relative de cet acte dans les villes et
dans les campagnes. D'après le dernier recensement, la population agglomérée dans les villes
de 1,500 âmes et au-dessus, forme un total de
7,327,000 individus. Celle des campagnes s'élève
à 25,903,178 habitants, ce qui donne le rapport
de 1 à 3,67, tandis que le rapport des suicides
sera comme 35,898 à 16,228, ou comme 3,25 à 1.
C'est donc une différence énorme qu'il est facile
de rendre encore plus évidente, en comparant
directement le nombre des suicides avec la
somme de la population. On trouve ainsi qu'il
y a tous les ans 1 suicide sur 3,591 habitants,
dans le premier cas, et 1 sur 28,590 habitants
dans le second. Les mêmes chiffres sont encore
en désaccord avec l'opinion de M. Cazauvieilh,
dont nous nous sommes occupé plus haut. On
compte, en effet, sur les 16,228 suicides indiqués ci-dessus, 12,509 hommes et 3,719 femmes,
ou 3,35 pour une, rapport évidemment plus
élevé que le rapport général entre les deux
sexes.

Les autres professions, rangées dans cette
catégorie, ne nous offrent rien de remarquable,
une seule exceptée, celle des domestiques atta-

chés à la personne. Sur 2,474 domestiques qui
se sont suicidés, 1,204 appartiennent au sexe
féminin, et 1,270 seulement au sexe masculin.
Il est vrai qu'il existe une certaine différence
entre le nombre de femmes qui entrent en condition et celui des hommes. Mais cette différence,
quelque grande qu'on la suppose, ne le sera
jamais assez pour expliquer une exception aussi
inattendue à la loi que nous avons précédemment posée. C'est que la raison de cette différence est ailleurs, et se trouve nécessairement
dans la position si exceptionnelle que l'état de
domesticité impose aux femmes, dans les dangers de toute nature qui les entourent, surtout
lorsqu'elles sont encore jeunes. Combien de
fautes sont la conséquence souvent inévitable,
et pour ainsi dire fatale, de cette position ! Et
lorsque celles-ci ne peuvent plus être cachées,
comment s'étonner que le suicide devienne pour
ces malheureuses comme un suprême effort
contre la contagion du vice qui commençait à
les gagner? C'est une chose remarquable, en
effet, qu'il existe une certaine somme de dégradation morale, passé laquelle le suicide n'est
plus qu'une rare exception. Il semblerait que

l'homme se rattache avec d'autant plus de ténacité à la vie qu'il est plus misérable et plus corrompu. C'est ce qui explique pourquoi la mort volontaire est si rare dans les bagnes et dans les maisons de détention; pourquoi, au contraire, il est relativement très fréquent parmi les prévenus. Nous verrons plus tard que 2,106 individus se sont donné la mort pour se soustraire à des poursuites judiciaires ou disciplinaires, tandis qu'on n'a observé que 204 suicides parmi les condamnés. Ajoutons encore que sur 9,320 décès constatés dans les bagnes, de 1816 à 1837 inclusivement, on n'a compté que 6 suicides. Des renseignements, précieux sous ce rapport, nous sont donnés par M. le docteur Ferrus, dans son remarquable ouvrage sur les prisonniers, l'emprisonnement et les prisons. Il résulte de ses recherches qu'il y a eu seulement 30 suicides en sept ans (1840-1846) dans les différentes maisons centrales, sur une population moyenne de 15,111 prisonniers. La proportion a été encore plus faible dans les bagnes, où l'on n'a constaté que 5 suicides de 1838 à 1845, sur une population moyenne de 7,041 individus (1). Enfin, c'est ce qui explique encore pourquoi les filles publiques se tuent en si petit nombre (53 en dix-sept ans), tandis qu'elles fournissent un si énorme contingent aux prisons et aux maisons d'aliénés. Il résulte d'un relevé publié par Esquirol, qu'il s'est trouvé 33 filles publiques sur 264 femmes aliénées admises à la Salpêtrière (2). Preuve nouvelle de la différence radicale qui existe dans un grand nombre de cas entre le suicide et la folie !

Nous ne dirons que très peu de chose des deux autres classes de professions qui nous resteraient à examiner. Les renseignements nous manquent complétement pour déterminer,

___

(1) Voici comment M. Ferrus apprécie ces faits si importants : « On ne sera pas surpris que des hommes qui, pour la plupart, ont mené une vie nomade, qui n'ont presque jamais rien possédé, qui tiennent rarement aux liens de la famille, et ne craignent ni le blâme public, ni la flétrissure de la justice, se tuent moins fréquemment que la tristesse et les rigueurs de la vie prisonnière ne pourraient, au premier abord, le faire supposer. » (G. Ferrus, Des prisonniers, de l'emprisonnement et des prisons. Paris, 1850, p. 133).

(2) Esquirol, Maladies mentales, t. I, p. 45.

même d'une manière approximative, le degré de fréquence relative du suicide dans chacune d'elles ; et, dans ce cas, il vaut mieux s'abstenir que se perdre dans des hypothèses gratuites. Nous dirons seulement que les morts volontaires sont beaucoup plus nombreuses dans la dernière que dans la seconde, quoiqu'il nous paraisse clairement démontré que le chiffre de la population est beaucoup plus restreint dans un cas que dans l'autre. D'où semblerait ressortir cette conclusion remarquable, que les professions qui supposent une instruction plus avancée, sont aussi celles qui fournissent le plus de suicides. Ceci nous conduit naturellement à rechercher quelle influence l'instruction, considérée d'une manière générale, exerce sur le développement de ce funeste penchant.

§ VII. De l'influence de l'instruction sur la production du suicide.

On a longtemps prétendu que l'ignorance était la principale cause des crimes, et que, pour rendre les hommes meilleurs et plus heureux, il suffirait de les instruire. Cette opinion

a été complétement réfutée, il y a quelques
années, par M. Guerry, dans l'ouvrage remarquable dont nous avons parlé déjà plusieurs
fois. Il a prouvé, en s'appuyant sur les faits
les plus concluants, que, contrairement à l'opinion générale, les crimes sont d'autant plus
fréquents dans chaque département que l'instruction y est plus répandue. On s'est encore
trompé lorsqu'on a prétendu que celle-ci, ayant
pour résultat de développer l'intelligence de
l'homme et de l'appeler au partage d'un plus
grand nombre de jouissances, devait en même
temps le préserver du suicide. Nous sommes
loin de croire, cependant, que l'ignorance soit
le plus grand des biens, et de nier les bienfaits
de l'instruction, et surtout d'une éducation
bien dirigée. Mais les meilleures choses peuvent tourner à mal sous l'influence d'une direction mauvaise; et les faits révélés par l'étude
du suicide dans ses rapports avec l'état de
l'instruction publique dans les diverses parties
de la France, protestent avec une grande énergie
contre la direction qui lui a été imprimée pendant le règne de Louis-Philippe.

Ici encore les statistiques publiées par l'admi-

nistration nous seront d'un grand secours.
Nous y trouverons des documents précieux qui
nous permettront de dresser un tableau comparatif de l'état de l'instruction dans chaque
département, et dans chacune des régions dont
la France se compose. Le ministre de la guerre
publie tous les ans, avec les listes du recrutement, celle de tous les individus qui savent lire
et écrire au moment du tirage au sort : cette
liste se compose donc de jeunes gens pris dans
toutes les professions et dans toutes les classes
de la société, et représente, d'une manière
très exacte, l'état de l'instruction dans tout
l'empire. On pourrait encore exprimer celui-ci
par le nombre des enfants qui, dans chaque
département, sont admis dans les écoles primaires ou secondaires, et dont la liste est
publiée tous les ans par le ministre de l'instruction publique. Mais les enfants instruits dans
leurs familles, ou dans des établissements qui
ne relèvent pas directement de l'Université, ne
sont pas compris sur ces listes, qui, sous ce
rapport, sont beaucoup moins exactes que
celles qui nous viennent du ministère de la
guerre. Aussi, nous sommes-nous servi exclusi-

vement de ces dernières pour faire le tableau suivant (1).

XIᵉ TABLEAU, *indiquant, dans chaque département, le degré d'instruction des jeunes gens inscrits sur les tableaux de recensement et appelés au tirage au sort. 1836-1848.*

N° D'ORDRE.	DÉPARTEMENTS.	NOMBRE DE JEUNES GENS SACHANT LIRE ET ÉCRIRE SUR 100.					
		Moyenne.	1836.	1839.	1842.	1845.	1848.
1	Bas-Rhin.	91	84	94	95	94	91
2	Haute-Marne.	90	88	90	93	90	91
3	Doubs.	90	87	90	89	92	93
4	Meuse.	89	91	86	91	90	86
5	Jura.	88	85	89	90	86	90
6	Vosges.	87	79	87	89	90	93
7	Seine	85	85	84	84	85	87
8	Haut-Rhin.	85	81	83	86	88	86
9	Haute-Saône.	84	78	88	82	85	87
10	Meurthe.	83	74	82	85	87	89
11	Côte-d'Or	83	75	83	82	88	89
12	Moselle.	82	82	83	86	82	77
13	Ardennes	82	82	81	82	83	82
14	Marne.	82	79	82	77	85	85
15	Aube.	78	74	76	75	80	86

(1) Le compte rendu du recrutement et du tirage au sort pour l'année 1852 n'avait pas encore été publié lorsque nous avons fait nos recherches. Notre tableau ne comprend donc que la période de treize ans, comprise entre 1836 et 1848. Mais les résultats fournis par les chiffres de ce tableau sont tellement constants et réguliers pour chacune des années qu'il embrasse, que nous ne craignons pas d'affirmer d'avance leur retour identique et nécessaire pour les années suivantes.

N°ˢ D'ORDRE.	DEPARTEMENTS.	NOMBRE DE JEUNES GENS SACHANT LIRE ET ÉCRIRE SUR 100.					
		Moyenne.	1836.	1839.	1842.	1845.	1848.
16	Hautes-Alpes.	77	76	77	75	82	78
17	Oise.	77	73	75	78	78	82
18	Seine-et-Marne . . .	76	75	73	74	79	79
19	Seine-et-Oise	76	67	71	75	85	82
20	Calvados.	76	73	75	79	75	76
21	Manche.	75	75	77	76	75	74
22	Pas-de-Calais. . . .	72	62	81	76	69	75
23	Aisne	71	67	70	69	74	75
24	Eure-et-Loir. . . .	68	64	65	65	73	71
25	Rhône.	67	60	71	60	70	73
26	Yonne.	66	59	65	63	70	71
27	Somme.	64	57	65	61	66	72
28	Gard.	64	63	60	61	65	70
29	Eure.	63	59	60	57	69	70
30	Ain	63	51	58	59	73	72
31	Hautes-Pyrénées. . .	62	58	66	66	70	69
32	Seine-Inférieure. . .	61	57	62	60	62	65
33	Corse.	61	57	60	62	62	63
34	Hérault	61	56	54	60	70	63
35	Cantal.	60	59	65	59	62	58
36	Orne.	60	59	59	47	67	69
37	Nord.	59	57	58	59	59	61
38	Basses-Alpes.	57	53	56	56	58	63
39	Loiret.	57	52	56	57	58	63
40	Gironde.	57	60	54	54	57	59
41	Basses-Pyrénées. . .	56	58	54	51	55	57
42	Isère.	56	47	53	57	58	55
43	Deux-Sèvres.	56	50	53	55	58	62
44	Charente-Inférieure.	56	49	55	54	60	59
45	Aude	55	41	54	55	59	64
46	Drôme.	55	45	52	58	60	58
47	Aveyron.	54	48	52	53	57	59
48	Haute-Garonne . . .	54	48	50	57	57	55
49	Vaucluse.	53	45	50	53	59	60
50	Lozère.	52	51	49	54	52	53
51	Gers.	50	46	53	49	52	53
52	Saône-et-Loire. . . .	49	42	42	45	57	61

N°s D'ORDRE.	DÉPARTEMENTS.	NOMBRE DE JEUNES GENS SACHANT LIRE ET ÉCRIRE SUR 100.					
		Moyenne.	1836.	1839.	1842.	1845.	1848.
53	Bouches-du-Rhône. .	48	46	49	48	46	52
54	Sarthe.	47	39	46	49	50	51
55	Var	46	43	44	48	45	52
56	Charente.	46	41	45	47	48	51
57	Lot-et-Garonne. . . .	45	41	42	45	48	50
58	Loir-et-Cher. . . .	45	42	38	43	50	52
59	Ardèche.	44	41	45	40	49	47
60	Loire.	44	39	37	41	51	54
61	Maine-et-Loire. . . .	44	37	42	43	49	50
62	Tarn-et-Garonne. . .	44	37	43	46	46	47
63	Pyrénées-Orientales.	42	32	45	42	48	47
64	Ille-et-Vilaine	42	31	35	36	52	58
65	Vendée	42	30	34	41	49	58
66	Tarn.	41	33	42	40	48	44
67	Loire-Inférieure. . .	41	40	39	38	47	42
68	Mayenne.	40	37	35	36	44	48
69	Creuse.	39	32	35	36	43	53
70	Landes.	39	36	39	39	39	42
71	Lot.	38	29	35	38	44	46
72	Haute-Loire.	38	32	35	40	37	47
73	Vienne	37	31	32	36	42	43
74	Ariége.	36	32	32	35	37	41
75	Indre-et-Loire. . . .	35	31	29	32	40	44
76	Puy-de-Dôme.	35	26	29	41	37	41
77	Morbihan	32	24	32	30	34	38
78	Côtes-du-Nord. . . .	31	29	26	30	36	35
79	Finistère.	29	25	30	29	32	30
80	Nièvre.	29	21	23	28	34	39
81	Dordogne	29	26	27	27	32	33
82	Cher.	26	23	23	24	29	30
83	Corrèze	23	12	23	32	23	25
84	Indre	23	20	20	23	24	28
85	Haute-Vienne	22	18	20	20	26	26
86	Allier.	19	12	16	20	23	24
	Moyenne pour chaque année.	55	51	54	56	59	61

Ce tableau indique, pour chaque département, combien de jeunes gens savent lire et
écrire, sur 100 portés sur les tableaux du recensement. Il embrasse la période de treize années
comprises entre 1836 et 1848.

Les chiffres qu'il renferme démontrent, de la
manière la plus évidente, que l'instruction
publique est en progrès constant, et que très
peu de départements font exception à la règle
commune. Ce progrès ressort surtout de la
comparaison de la moyenne générale avec celles
des diverses années. Ainsi, sur le nombre de
jeunes gens portés sur les tableaux du recensement de 1836 à 1848, il y en a eu en moyenne
55 sur 100 qui savaient lire et écrire. Cette
moyenne qui, d'après M. Guerry, n'était que
de 38 sur 100 de 1827 à 1830, s'élève à 0,51
en 1836, à 0,54 en 1839, à 0,56 en 1842, à
0,59 en 1845, et, enfin, atteint le chiffre de
0,61 en 1848. Tout tend à faire croire, d'un
autre côté, qu'elle s'élèvera plus rapidement
encore dans les années suivantes, qui commen-
ceront à se ressentir du mouvement remarquable
imprimé à l'instruction publique depuis la révolution de Juillet.

Si maintenant nous essayons de comparer les départements entre eux, nous verrons se placer à la tête du reste de la France les départements de l'est et du nord, tandis que ceux de l'ouest et du centre ne viennent qu'à la fin de notre tableau. Cependant, on s'assurera facilement, par un examen attentif de chacune des colonnes dont ce tableau se compose, que l'ordre dans lequel sont rangés les départements, n'est pas rigoureusement exact pour une longue série d'années. Ces différences partielles, et pour ainsi dire accidentelles, disparaîtront, si nous étudions la question à un point de vue plus général. Il suffira, pour cela, de partager les départements en un certain nombre de groupes ou de régions, comme nous l'avons fait pour faire connaître la distribution géographique du suicide. (Voy. le XII⁰ tableau, p.77.)

C'est dans les départements de l'est et du nord de la France que l'instruction acquiert son *summum* de développement ; et sous ce rapport, il existe une très grande différence entre ces deux régions et les trois autres. Si maintenant nous comparons ce tableau avec celui dans lequel nous avons fait connaître la distribution

XII⁰ TABLEAU, *indiquant le rapport de l'instruction à la population, dans chaque région de la France, d'après les tableaux de recensement. 1836-1848.*

RÉGIONS.	D'APRÈS M. GUERRY.			D'APRÈS L'AUTEUR.						
	1827.	1829.	MOYENNE.	1836.	1839.	1842.	1845.	1848.	MOYENNE.	MOYENNE générale.
Est. . . .	51	58	55	69	74	75	78	80	75	69
Nord. . .	48	52	52	70	73	72	75	76	73	67
Sud. . . .	32	34	33	44	48	49	53	54	49	45
Ouest. . .	26	27	27	38	39	44	46	48	43	38
Centre. .	24	25	25	34	37	39	43	46	39	35
Seine. . .	»	»	71	85	84	84	85	87	84	77
Moyenne.	36	39	38	51	⁰54	56	59	61	55	51

annuelle des suicides dans chaque région (1), nous ne trouverons entre eux que des différences très peu importantes. La région du nord, qui occupe le premier rang dans le tableau des suicides, se reporte, il est vrai, au second rang dans celui de l'instruction. Mais on voudra bien se rappeler ce que nous avons dit précédemment de l'influence désastreuse de Paris et de son voisinage sur l'augmentation du nombre des suicides ; on considérera de plus que le département de la Seine compte pour

(1) Pages 23 à 26.

plus d'un tiers dans la somme des suicides appartenant à la région du nord, et que sous le rapport de l'instruction il se place de beaucoup au-dessus de la région de l'est, prise en masse; qu'enfin, il en est de même des départements de l'Oise, de Seine-et-Oise, de Seine-et-Marne, de la Marne, etc., compris dans la région du Nord, et chez lesquels on a constaté un si grand nombre de suicides (voy. les Ve et XIe tableaux) (1). La différence qui existe entre les deux régions, de l'est et du nord, sous le rapport de la fréquence des suicides, se trouve ainsi de beaucoup réduite. Quant aux trois autres régions, où l'instruction est beaucoup moins développée, il existe entre elles dans les deux tableaux des dissemblances assez tranchées. Ainsi, la région du sud, qui ne vient qu'en dernier lieu dans le tableau des suicides, occupe le troisième rang dans celui de l'instruction. La région de l'ouest, déplacée dans le second par celle du sud, n'occupe plus que le quatrième rang et s'y rapproche singulièrement de celle du centre. Mais toutes ces différences partielles disparaissent en présence de ce fait capital, *que*

(1) Pages 29 à 71.

le suicide n'a pas cessé d'augmenter de fréquence à
mesure que l'instruction se répandait davantage dans
chaque région aussi bien que dans toute la France.
Il y a entre ces deux progrès un parallélisme
remarquable, et qui ne s'est pas démenti un
seul instant depuis trente ans. Et si l'un n'est
pas l'effet de l'autre, on conviendra du moins
que c'est là une coïncidence étrange, et qui
mérite qu'on la prenne en grande considération.
Il en résulte d'ailleurs de la manière la plus
évidente, que si l'on n'est pas fondé à accuser
l'instruction d'avoir contribué à augmenter le
nombre des suicides, celle-ci n'a pas non plus
empêché le rapide développement de ce funeste
penchant.

L'examen comparatif du chiffre des suicides
et de l'état de l'instruction publique a donné,
du reste, partout où il a été fait, des résultats
absolument semblables aux nôtres. Nous trouvons sous ce rapport des renseignements précieux dans le mémoire de M. le docteur Brouc
dont nous avons déjà parlé (1). Quoique ces renseignements soient déjà un peu anciens, ils n'en

(1) *Annales d'hygiène publique et de médecine légale.* Paris,
1836, t. XVI, p. 223 et suiv.

ont pas moins une grande valeur. Mais comme il serait trop long de les rappeler ici, nous nous contenterons d'y renvoyer nos lecteurs. Ils s'appliquent à la Prusse, à la Russie et au canton de Genève, et, ainsi que nous le disions tout à l'heure, on a partout obtenu des résultats analogues. Ce même mémoire renferme un tableau dressé d'après M. Balbi, qui permet de comparer entre eux, sous le rapport du nombre des suicides et de l'état de l'instruction, un certain nombre de pays placés sous des latitudes très différentes, et dans les conditions les plus variées. On le trouvera ci-après :

XIII⁴ TABLEAU , *indiquant le rapport du suicide avec l'état de l'instruction dans différents pays.*

NOMS des VILLES OU PAYS.	NOMBRE des écoliers par habitants.	NOMBRE des suicides par habitants.	MOYENNE des écoliers.	MOYENNE des suicides.
Boston.	1 : 3,5	1 : 12,500		
New-York. . .	1 : 3,9	1 : 7,797		
Prusse.	1 : 7,0	1 : 14,404	1 : 5,6	1 : 12,644
Philadelphie. .	1 : 8,0	1 : 15,875		
Autriche. . . .	1 : 13	1 : 20,900		
France.	1 : 17	1 : 20,740	1 : 132	1 : 30,274
Russie.	1 : 367	1 : 49,182		

Les chiffres de ce tableau se rapportent à la période d'années comprise entre 1827 et

1834, et selon toutes les probabilités, les résultats auraient été analogues, si l'on avait renouvelé les mêmes observations pour la période comprise entre 1836 et 1852. Nous pouvons donc poser comme *une loi générale que depuis très longtemps la fréquence des suicides est en raison directe de l'état de l'instruction.* Les mêmes résultats s'étant reproduits à des époques différentes, et dans des pays placés dans des conditions si diverses, il nous semble bien difficile de ne voir là qu'une simple coïncidence, un fait purement accidentel. Est-ce à dire pour cela qu'il soit nécessaire d'arrêter le mouvement remarquable imprimé depuis quelques années à l'instruction des masses. Non, sans doute, nos chiffres condamnent beaucoup moins l'instruction en elle-même que la direction vicieuse qui lui a été donnée depuis le commencement du siècle.

En effet, les enfants apprennent dans les écoles primaires, la lecture, l'écriture et l'orthographe; un peu de calcul, de géographie et d'histoire; quelquefois un peu de musique, et puis c'est tout. Rarement, bien rarement s'occupe-t-on de former leur cœur à mesure qu'on développe leur esprit. De leurs devoirs et de

6

leurs droits comme hommes et comme citoyens,
il n'en est nullement question. Que des exemples pernicieux développent en eux des instincts
mauvais., et pervertissent leurs caractères, on
ne s'en inquiète guère; c'est, dit-on, l'affaire de
la religion et de l'éducation religieuse. Que sous
l'influence d'une instruction aussi incomplète
et d'une éducation vicieuse ou à peu près nulle,
toute foi s'éteigne en eux, ou prenne la forme de
superstitions ridicules! Que le jugement se fausse,
que la raison s'égare, que le sentiment du bien,
du juste et de l'honnête languisse ou prenne
une direction mauvaise ! Qu'importe! la société
ne s'est-elle pas acquittée envers eux, en leur
donnant cette instruction première que nous
avons indiquée plus haut?

Et l'on s'étonnera si l'instruction dispen-
sée d'une main aussi avare, si l'éducation morale abandonnée aux seuls efforts de la nature,
ou aux soins d'une corporation à peu près étrangère aux idées et aux besoins des sociétés modernes, restent si souvent stériles, ou produisent trop fréquemment le contraire de ce qu'on en
attendait! On s'étonnera si, devenus hommes,
ces enfants trouvent dans des lectures faites sans

choix et au hasard, les germes d'une corruption
précoce qui réagit ensuite sur toute leur vie !
N'est-ce pas là la cause de cet oubli facile de
tous les devoirs sociaux, de ce relâchement des
liens de la famille, de cette démoralisation profonde dont nous voyons si souvent les tristes
suites ?De là encore, sans aucun doute, la perte de
toutes les croyances, l'abandon des idées et des
pratiques religieuses, cette ressource suprême
du pauvre, au milieu des labeurs de chaque
jour. De là, enfin, une haine sourde contre la
société, un profond dégoût de la vie, un désespoir incurable, qui amènent si souvent celui-ci
au suicide, celui-là au crime, cet autre à la folie.
Combien eût mieux valu que cette instruction
vicieuse, la sainte ignorance du pauvre d'esprit
de l'Évangile, qui s'accompagne presque toujours d'un bon sens remarquable, et surtout
de la tranquillité du cœur et du calme des
passions !

Dans une sphère plus élevée, l'éducation uni-
versitaire, quoique plus complète, est encore en-
tachée des mêmes vices. De quoi s'occupe-t-on, en
effet, dans les colléges ?On enseigne aux enfants
le grec et le latin, on sacrifie à cette étude huit

ou neuf des plus belles années de la vie. A peine
si dans ces huit ou neuf ans, on trouve le temps
de leur donner quelques notions extrêmement
incomplètes sur les sciences les plus utiles : les
mathématiques, la physique, la chimie. On les
parque par centaines dans des espaces étroits et
quelquefois insalubres ; on les abandonne, sous
la surveillance de maîtres d'étude insuffisants ou
incapables, à toute la fougue de leurs instincts
naissants, à tous les dangers de l'exemple dont
la contagion funeste développe trop souvent
chez eux les plus détestables habitudes. Pourvu
qu'on ait de nombreux prix au concours général,
qu'importe que quelques-uns s'épuisent dans
un travail ingrat et au-dessus de leurs forces,
que d'autres en plus grand nombre s'abrutissent
dans un abandon coupable? Qu'importe que leur
santé languisse, que leur corps s'étiole dans une
inaction funeste, que leur cœur se perde d'une
manière peut être irrévocable ! Les fortes études
et le développement complet de l'intelligence le
veulent ainsi, dit-on, et l'on ne s'aperçoit même
pas qu'on abandonne au hasard le développement des facultés morales et la direction des
passions. Ce que doit produire une semblable

négligence, on le comprend sans peine, et les tristes exemples en sont tous les jours sous nos yeux. L'homme vaut plus par le cœur que par l'esprit, et lorsque celui-ci est corrompu de bonne heure, quels fruits attendre des dons même les plus brillants de l'intelligence.

Est-il besoin d'aller chercher ailleurs l'explication de ce fait, inexplicable au premier abord, que le nombre des suicides est sept fois plus considérable aujourd'hui qu'il y a trente ans chez les enfants âgés de moins de 16 ans, et douze fois plus chez les jeunes gens de 16 à 20 ans (page 34). Esquirol a réuni dans son livre un certain nombre de faits de ce genre, singulièrement caractéristiques. « Un jeune homme, » dit-il, laisse un écrit avant de se tuer, dans » lequel il accuse ses parents de l'éducation » qu'ils lui ont fait donner ; un autre blasphème » contre Dieu et contre la société; un troisième » se tue parce qu'il n'a pas assez d'air pour res- » pirer à son aise. Deux jeunes littérateurs, à » l'âge de vingt et un ans, s'asphyxient parce » qu'une pièce de théâtre qu'ils ont faite en » commun n'a point réussi. Un enfant de treize » ans se pend et laisse un écrit qui commence

» par ces mots : *Je lègue mon âme à Rousseau,
» mon corps à la terre* (1)!! » Souvent les motifs
les plus futiles, un froissement d'amour-propre,
suffisent pour amener chez de malheureux enfants les suites les plus funestes. M. Falret rapporte l'observation d'un enfant de douze ans
qui se pendit de dépit de n'avoir été que le douzième à une composition où il espérait un meilleur rang (2). Nous en avons connu un autre
qui se pendit à l'âge de treize ans dans un ca-
chot où il avait été renfermé injustement.

Ces grands enfants qui sont, au sortir du collége, complétement étrangers à ce qui les entoure, à ce qui doit les intéresser tôt ou tard,
comment supporteront-ils, dans la suite, les ora-
ges des passions et les épreuves si diverses qui les
attendent? Et doit-on s'étonner s'ils pensent
au suicide dès qu'ils éprouvent quelque chagrin ou quelque revers, eux qui ont appris à
ne voir que le néant au delà de cette vie? Doit-
on s'étonner si le relâchement de tous les principes de probité et d'honneur est si souvent la

(1) Esquirol, *Des maladies mentales sous les rapports médical,
hygiénique et médico-légal.* Paris, 1838, t. I, p. 588.
(2) Falret, *loc. cit.*, p. 41.

triste conséquence de ces doctrines désolantes, et si alors un si grand nombre s'abandonnent sans frein à toutes leurs passions, si aucun scrupule ne les arrête toutes les fois qu'il s'agit d'accroître leur fortune, ou d'augmenter la somme de leurs plaisirs? Insensés qui croient ainsi trouver le bonheur, et qui n'aboutissent que trop souvent à la ruine de leur santé, de leur fortune, quelquefois de leur honneur, à un dégoût profond de toutes choses, et en dernière analyse, au suicide.

On méconnaîtrait complétement nos intentions, si l'on nous supposait la pensée de faire ici le procès à l'Université, qui a rendu dans tous les temps de si grands services à la société tout entière. Mais nous sommes de l'avis d'un grand nombre de bons esprits, qui trouvent que l'organisation des établissements universitaires n'est pas à la hauteur des besoins de notre époque. Le gouvernement impérial l'a compris ainsi, sans doute, lorsqu'il a ordonné la réforme des études, accomplie il y a deux ans; lorsqu'il a voulu généraliser et remettre en honneur, dans les lycées, les exercices gymnastiques, etc. C'est là un progrès sans doute, et un progrès important; mais que de choses encore à réformer dans le

régime intérieur des établissements d'instruction publique ou privée. On y sacrifie partout
et systématiquement, pour ainsi dire, le corps
à l'esprit, les facultés morales à l'intelligence.
On oublie trop cet aphorisme des anciens. *Mens
sana in corpore sano.* C'est pour cela qu'il nous
semble très important de distinguer l'instruction
de l'éducation, lorsqu'on veut étudier leurs rapports avec la production du suicide. Il nous semble impossible de douter, après les nombreuses
recherches statistiques qui précèdent, que l'instruction ne soit pour beaucoup dans l'accroissement effrayant du nombre des morts volontaires
depuis quelques années ; sait-on ce qu'il advien-
drait, si une forte éducation morale était partout
appelée à compléter la culture de l'intelligence?
L'enfant n'est pas naturellement mauvais et corrompu. Sa nature singulièrement mobile et mal-
léable presque à l'infini se prête avec une facilité
merveilleuse à toutes les impressions bonnes ou
mauvaises auxquelles il est soumis. Il a été mis
hors de doute, depuis bien longtemps, que les
enfants devenus hommes ne sont que ce que
l'éducation et l'exemple les ont faits. Aussi
reviendrons-nous sur cette influence salutaire

de l'éducation, lorsque nous nous occuperons
des moyens à employer pour arrêter le développement du funeste penchant qui fait le sujet
de ce travail.

§ VIII. Instruments ou moyens de suicide.

Nous avons déjà dit bien des fois que les
actions humaines sont soumises à un certain
nombre de lois générales dont l'expérience et
l'observation des faits nous démontrent l'existence. Nous allons en trouver une nouvelle
preuve dans l'étude des instruments ou
moyens de suicide. « Rien de plus arbitraire,
» dit M. Guerry (1), de plus libre en appa-
» rence, que le choix des moyens à l'aide des-
» quels on se donne la mort. Cependant, ce
» choix est influencé à notre insu par l'âge, le
» sexe, la condition sociale, et une multitude
» d'autres circonstances souvent très difficiles à
» apprécier. Il n'y a pas ici plus de hasard
» que pour ce qui se rapporte à la distribution
» des crimes ou des autres faits de statistique ;

(1) *Essai sur la statistique morale de la France*, p. 68.

» et pour peu que les observations soient nom-
» breuses , quelques éléments bien connus peu-
» vent servir à déterminer une partie des
» autres. Nous allons en citer un exemple
» remarquable........ A chaque âge, l'homme
» fait choix de moyens particuliers pour se
» donner la mort : dans la jeunesse, il a recours
» à la suspension, que bientôt il abandonne pour
» les armes à feu ; à mesure que sa vigueur s'af-
» faiblit, il revient aux premiers moyens, et
» c'est ordinairement par la suspension que finit
» le vieillard qui met fin à son existence. »

Ces conclusions sont appuyées sur la comparaison des suicides commis dans la ville de
Paris pendant un certain nombre d'années.
Esquirol avait déjà fait les mêmes observations sur les moyens employés par les femmes
aliénées entrées à la Salpêtrière après avoir attenté à leurs jours (1). « Le pistolet et le poi-
» gnard, dit-il, sont les instruments dont se
» servent les hommes. Les femmes ont rarement
» recours à ce moyen : elles se pendent, se
» noient, s'asphyxient ou menacent de le faire. »

(1) Esquirol, *loc. cit.*, t. I, p. 602.

Et plus bas il ajoute : «Ordinairement les instru-
» ments que ces infortunés emploient sont ana-
» logues à leurs professions, ce qui est une
» preuve de la spontanéité de leur détermina-
» tion. Les militaires, les chasseurs, se brûlent
» la cervelle; les perruquiers se coupent la gorge
» avec le rasoir; les cordonniers s'ouvrent le
» ventre avec le tranchet, les graveurs avec le
» burin; les blanchisseuses s'empoisonnent avec
» la potasse, le bleu de Prusse, ou s'asphyxient
» avec le charbon. »

Ces assertions théoriques, quelque vraisem-
blables qu'elles soient, auraient eu besoin d'être
appuyées sur des faits, et nous en avons vainement cherché dans le mémoire d'Esquirol. Nous
avons dit précédemment combien étaient fortes,
et injustes en même temps, les défiances de
cet illustre médecin contre les relevés fournis
par l'administration de la justice; et c'est sans
doute par suite de cette défiance qu'il s'est privé
de documents précieux qui, seuls cependant,
pouvaient le mettre sur la voie de la vérité. On
trouvera, dans les deux tableaux suivants, le
résumé, pendant dix-sept années, de ces documents qui ont manqué à Esquirol, et qui sont

loins de confirmer toutes ses assertions. (Voy. les
deux tableaux XIV et XV).

S'il est quelque chose qui ait le droit de nous
surprendre, c'est la régularité extraordinaire,
nous devrions presque dire effrayante, qui règne
au milieu de tous les chiffres qui entrent dans
la composition du XIVe tableau. Chaque année
apporte à cette table funèbre son même contingent de morts volontaires par submersion, par
strangulation, par les armes à feu, par asphyxie,
à l'aide des instruments tranchants, de la précipitation ou du poison. Chaque année voit se
reproduire des genres si divers de suicide dans
les mêmes proportions, et selon toutes les probabilités avec des circonstances analogues. Il y a
plus encore, chaque année voit un nombre presque identique d'hommes et de femmes recourir
aux mêmes moyens de destruction. Une telle con-
cordance entre les résultats obtenus pour chacune des années comprises dans la période qui
a servi à nos recherches n'est-elle pas un indice
certain qu'on la verrait se reproduire à toutes
les époques et chez tous les peuples, à la condition cependant que les circonstances ordinaires
de la vie sociale ne seraient pas trop changées?

XIVᵉ TABLEAU. Moyens ou instruments de suicide classés par sexes et par années. 1836-1852.

MOYENS.	SEXES.	1836.	1837.	1838.	1839.	1840.	1841.	1842.	1843.	1844.	1845.	1846.	1847.	1848.	1849.	1850.	1851.	1852.	Totaux.
Submersion.	hommes.	520	502	554	595	586	658	609	720	654	664	687	824	678	794	681	767	812	11,045
	femmes.	269	307	517	563	505	554	538	578	565	551	349	381	521	410	579	407	406	5,955
	Total.	789	809	851	958	889	969	947	1,098	999	995	1,056	1,205	999	1,204	1,060	1,174	1,218	17,000
Strangulation. Suspension.	hommes.	529	587	599	635	687	732	738	775	790	876	855	975	920	981	1,075	1,012	1,115	14,075
	femmes.	143	157	181	165	209	177	202	179	219	254	222	250	220	219	241	255	250	3,503
	Total.	672	744	780	816	896	909	940	954	1,009	1,110	1,077	1,225	1,140	1,200	1,516	1,247	1,545	17,578
Pistolet.	hommes.	119	117	151	127	125	129	111	137	127	128	159	151	106	121	119	110	102	2,118
	femmes.	1	1	5	2	0	4	1	5	5	2	0	1	1	0	5	2	0	24
	Total.	120	118	154	129	125	130	111	161	150	150	159	152	107	121	122	112	102	2,142
Fusil.	hommes.	155	103	150	145	124	116	150	101	149	295	95	113	131	150	144	111	94	2,204
	femmes.	2	1	2	9	2	6	0	0	0	2	5	5	1	2	1	1	2	57
	Total.	157	104	152	122	126	122	150	102	119	297	96	116	153	152	143	112	96	2,261
Armes à feu non spécifiées.	hommes.	246	187	146	193	191	225	196	182	176	145	492	267	336	286	270	261	235	5,557
	femmes.	2	5	5	2	5	5	5	5	5	5	2	4	7	4	4	2	4	57
	Total.	221	192	149	195	196	224	197	187	179	215	194	271	345	287	274	265	257	5,614
Asphyxie par le charbon.	hommes.	85	81	101	110	105	105	102	117	121	145	152	185	429	148	161	208	147	1,846
	femmes.	71	77	100	79	94	89	94	89	92	100	90	128	96	117	142	97	134	1,689
	Total.	156	158	201	189	197	197	196	206	213	215	222	315	315	265	303	305	281	3,555
Instruments tranchants ou piquants.	hommes.	74	99	96	91	100	97	114	103	98	111	94	134	121	108	191	107	124	1,792
	femmes.	15	47	49	13	42	8	29	14	25	49	40	15	25	17	25	19	27	515
	Total.	87	116	115	104	112	105	145	117	121	150	104	149	146	125	146	126	151	2,107
Poison.	hommes.	50	54	65	92	69	59	41	51	41	40	40	44	41	40	55	52	41	742
	femmes.	17	25	54	51	60	57	29	25	23	19	48	52	24	16	50	51	21	584
	Total.	47	77	66	80	77	70	62	71	64	59	67	76	65	56	65	65	62	1,426
Chute volontaire.	hommes.	58	66	63	92	69	69	78	78	74	88	89	84	88	95	89	101	91	1,564
	femmes.	56	59	54	51	60	60	37	57	48	59	53	50	38	62	44	61	53	816
	Total.	94	103	119	145	129	96	115	115	122	127	144	134	126	155	65	162	146	2,197
Autres moyens divers.	hommes.	9	9	15	15	5	5	11	7	15	15	19	20	17	18	21	28	21	274
	femmes.	8	8	5	5	2	2	2	2	9	3	5	4	0	0	6	4	15	60
	Total.	17	20	19	47	7	7	15	9	17	17	25	28	17	18	52	54	56	554

XVᵉ TABLEAU. *Moyens ou instruments de suicide classés selon les professions.* 1836-1852.

INSTRUMENTS OU MOYENS DE SUICIDE.

PROFESSIONS.	Submersion.	Moyenne sur dix-sept années.	Strangulation.	Moyenne.	Pistolet.	Moyenne.	Fusil.	Moyenne.	Armes à feu non spécifiées.	Moyenne.	Asphyxie par le charbon.	Moyenne.	Instruments tranchants.	Moyenne.	Poison.	Moyenne.	Chute volontaire.	Moyenne.	Moyens divers.	Moyenne.
Bergers.	105	6	145	8,5	14	0,8	15	0,9	18	1	0	»	7	0,4	4	0,2	4	»	2	0
Bûcherons, charbonniers.	14	1	50	4,1	4	»	5	0,3	5	0,5	4	0,2	4	»	4	»	»	»	»	»
Cultivateurs, laboureurs, journaliers.	5.464	321	6.350	575	240	14	722	42	870	51	294	17	510	30	255	15	251	15	90	5
Mendiants, vagabonds.	492	41	171	40	4	0,2	5	0,1	9	0,5	48	»	6	0,3	5	0,2	28	1,7	»	»
Filles publiques.	45	0,7	40	0,6	1	»	»	»	»	»	12	0,7	»	»	»	»	9	0,6	»	0,5
Ouvriers en bois.	555	52	640	36	69	4	59	5,5	119	7	180	10	69	4	50	4,8	55	5,2	8	0,2
en cuir, peaux, etc.	77	4,5	149	8,8	48	4,1	40	0,6	25	4,5	46	2,8	19	1,1	12	0,7	11	0,7	5	0,5
en fers, métaux, etc.	579	29	387	25	105	6	58	5,4	94	5,5	194	10,7	96	5,6	52	2,5	70	4,4	8	0,5
en fil, laine, soie, etc.	647	58	758	44	42	2,5	59	2,4	54	3,1	118	7,1	71	4	59	»	75	»	8	»
en pierre, maçons, couvreurs.	517	47	389	25	45	2,5	40	2,5	71	4,4	75	4,4	42	2,5	40	0,6	40	2,5	7	0,4
Autres ouvriers de divers genres.	161	9,5	170	9,6	35	2	15	0,9	27	4,6	102	6	14	0,8	27	4,6	50	1,7	5	0,5
Commissionnaires, portefaix, porteurs d'eau.	417	6,9	420	7,7	5	0,5	9	0,5	13	0,7	35	2	14	0,8	9	0,6	19	1,1	5	0,2
Mariniers, bateliers.	109	6,5	451		25	1,5	6	0,5	19	1,1	0	0,3	21	1,2	6	0,4	10	0,6	1	»

	145	8,5	185	10,7	20	1,2	8	0,5	17	1	51	1,7	6	0,3	8	0,3	4	0,2	
Voituriers, rouliers, ... à la personne	953	55	752	44	59	5,5	58	5,4	81	4,5	320	49	85	4,9	93	5,5	8	0,5	
Domestiques attachés à la personne	120	7	98	5,7	20	1,2	29	1,6	51	1,7	42	2,5	18	1	11	0,7	2	0,1	
Boulangers, pâtissiers	80	4,6	108	6,3	12	0,7	7	0,4	10	0,6	20	1	28	1,6	11	0,5	»	»	
Bouchers, charcutiers	95	5,5	117	7	7	0,4	14	0,8	55	2	5	0,5	5	0,3	9	0,6	»	»	
Meuniers	56	2,1	22	1,3	9	0,6	4	»	8	0,5	25	1,3	8	0,5	6	0,5	»	»	
Chapeliers	247	1,4	269	15	34	2	35	2	41	2,4	79	1,3	55	5	10	1	6	0,2	
Cordonniers	458	26	280	16	35	2	22	1,2	35	2	558	4,7	44	2,4	29	1,8	5	0,4	
Tailleurs, tapissiers, couturières	40	2,3	47	2,7	11	0,7	8	0,5	14	0,8	47	21	12	0,7	1	»	5	0,2	
Perruquiers, barbiers	82	4,7	50	3	5	0,4	5	0,4	5	0,1	120	7	4	0,2	5	0,5	8	»	
Blanchisseurs	375	22	435	25	103	6	43	2,5	80	4,7	153	9	57	5,5	85	5	8	0,5	
Marchands en détail, établis	95	5,6	119	7	15	0,8	7	0,4	13	0,8	26	2,5	10	0,6	10	0,3	4	0,2	
Marchands en détail, colporteurs	107	6,5	96	5,9	44	2,6	25	1,5	73	4,2	42	1,5	25	1,3	20	1,2	8	»	
Marchands en gros, banquiers	129	7,6	77	4,5	76	4,5	17	1,5	55	3,2	77	4,5	22	1,3	12	0,8	5	0,2	
Commis marchands																			
Aubergistes, hôteliers, limonadiers	281	16	289	17	40	2,4	55	2	64	3,8	62	3,7	48	2,8	27	1,5	»	»	
Artistes	41	2,4	57	2,2	29	1,8	4	0,2	21	1,6	59	9,6	20	1,2	9	0,6	»	»	
Clercs, écrivains	55	5,4	45	2,9	19	1,1	7	0,4	29	1,8	58	5,4	13	0,8	4	0,2	»	»	
Étudiants	12	0,8	12	0,8	24	1,4	2	0,1	21	1,2	48	1	14	0,9	6	0,4	»	»	
Fonctionnaires, et agents de la force publique	247	14	155	15	164	9	105	6	204	12	72	4,8	72	4,5	22	1,5	8	0,5	
Instituteurs, professeurs	56	5,2	57	2,2	14	0,8	4	0,2	12	0,7	14	0,8	9	0,6	8	0,5	2	0,4	
Militaires et anciens militaires	542	52	447	26	560	21	455	27	592	55	54	5,2	117	7	13	0,8	4	0,2	
Notaires, médecins, et autres professions libérales	104	6	70	4	58	5,4	29	1,7	259	5,4	48	8,5	65	4	44	2,6	6	0,5	
Propriétaires, rentiers	1,076	63	952	56	173	10	221	13	296	17	153	6,4	180	10	68	4	48	1	
Sans profession	1,454	84	865	51	62	5,5	64	5,8	109	6,4	107	5,8	90	5,8	56	5,2	11	0,7	
Professions inconnues	1,614	95	1,262	76	482	10	94	5,5	258	14	595	55	164	9,7	115	7	49	5	
Totaux	17,000		17,378		2,418		2,204		3,664		5,855		2,107		1,436		2,197		354	

Le pistolet et le poignard, a dit Esquirol, sont les armes dont se servent les hommes. Sur 52,126 suicides, 7,997 seulement (7,879 hommes et 118 femmes) ont été accomplis avec des armes à feu, et 2,107 (1,792 hommes, 315 femmes) à l'aide d'instruments tranchants. La somme des individus qui ont eu recours à la submersion ou à la strangulation est beaucoup plus considérable. Il y en a eu 17,000 (11,045 hommes, 5,955 femmes) pour le premier cas, et 17,578 (14,075 hommes, 3,503 femmes) pour le second. Les femmes, dit-il encore, se pendent, se noient, s'asphyxient ou menacent de le faire : il aurait pu ajouter qu'elles s'empoisonnent ou se précipitent. Il est un fait qui nous a singulièrement étonné, c'est le nombre relativement considérable de femmes qui ont employé des instruments tranchants pour se donner la mort. Quant à l'indication des moyens employés par les individus qui se tuent dans chaque région de la France, les chiffres fournis par l'administration se taisent complétement. Une observation seulement a été faite qui ne manque pas d'un certain intérêt, c'est que le plus grand nombre des suicides à l'aide de l'asphyxie par

le charbon a été observé à Paris. Il y en a eu
en dix-sept ans, 2,791 sur 3,535, qui ont été
constatés pour toute la France.

Si nous nous reportons aux chiffres conte-
nus dans le XVe tableau, il nous est bien difficile d'y reconnaître l'influence que, d'après
Esquirol, les professions exerceraient sur le
choix des instruments du suicide. Ainsi, dit-il,
les militaires se brûlent la cervelle. Sur 2,830
militaires ou anciens militaires, 1,407 seulement ont employé des armes à feu, pour se
donner la mort; 999 ont eu recours à la submersion et à la strangulation. Cette contradiction est encore plus marquée pour les cordonniers et les perruquiers. Les premiers entrent
pour le chiffre de 685 dans notre tableau des
professions, et 53 seulement ont employé des
instruments tranchants, tandis que 247 se sont
noyés et 269 pendus. Les perruquiers ont fourni
172 suicides, sur lesquels 40 ont eu lieu par
submersion, 47 par suspension, et 12 seulement
à l'aide d'instruments tranchants. Nous pouvons faire la même remarque au sujet des blan-
chisseurs. Sur 294 individus, hommes ou femmes, qui se sont tués, 82 se sont noyés, 50 se

7

sont pendus, 120 se sont asphyxiés à l'aide du
charbon, 5 seulement se sont empoisonnés. La
conclusion à tirer de tous ces chiffres est facile.
C'est qu'en général, quelle que soit la profession, on choisit, pour se détruire, le moyen qui
semble le plus facile et aussi probablement le
moins douloureux. C'est ce qui explique l'énorme
différence qui existe entre le nombre des individus qui se sont noyés ou pendus, et celui des
infortunés qui ont eu recours aux autres moyens
indiqués dans nos deux tableaux.

Résumé. — Si maintenant nous essayons de
revenir en arrière et de résumer en peu de mots
tous les faits qui précèdent, et toutes les déductions qui en découlent naturellement, nous
arriverons aux conclusions suivantes :

1° Le nombre des suicides augmente tous les
ans en France, non pas seulement d'une manière générale, mais encore dans chacune des
régions dont celle-ci se compose.

2° On peut regarder comme un fait constant
que les suicides sont d'autant plus nombreux
dans chaque département, que celui-ci est plus
rapproché de Paris.

3° L'influence des climats sur le développement du penchant au suicide est tout à fait nulle
ou extrêmement faible.

4° Il n'en est pas de même des saisons. Le
printemps et l'été sont les deux saisons pendant
lesquelles on observe le plus grand nombre de
suicides.

5° Contrairement à l'opinion généralement
adoptée, il est désormais démontré que le nombre des suicides augmente constamment depuis
l'enfance jusqu'à la plus extrême vieillesse.

6° La mort volontaire est beaucoup plus fréquente chez les hommes que chez les femmes.
On peut représenter ce rapport par les chiffres
3,06 à 1. L'habitation dans les villes paraît favoriser chez les femmes le penchant à cet acte,
d'une manière plus marquée que le séjour à la
campagne. Enfin, l'âge auquel le nombre des
suicides se rapproche le plus chez les femmes de
celui qu'on observe chez les hommes, est la jeunesse, et après elle l'époque critique.

7° Parmi les professions, celles qui supposent
une instruction plus avancée sont aussi celles
qui fournissent le plus de suicides.

8° Il n'est pas vrai que l'instruction doive

être regardée comme un préservatif efficace contre le suicide. Il est positif, au contraire, que celui-ci n'a pas cessé d'augmenter de fréquence, à mesure que l'instruction se répandait davantage, tant dans les différentes régions de la France, que dans la France entière et dans tous les autres pays où cette recherche a été faite. On peut poser comme loi générale, que depuis très longtemps la fréquence des suicides est en raison directe de l'état de l'instruction.

9° On choisit, en général, pour se détruire, quels que soient l'âge, le sexe, la profession, etc., le moyen qui paraît le plus facile, et aussi probablement le moins douloureux. Cependant s'il est quelque chose qui ait le droit de surprendre, c'est la régularité extraordinaire, on pourrait presque dire effrayante, avec laquelle les mêmes faits se reproduisent tous les ans. Ainsi chaque année on observe, à quelques unités près, le même nombre de suicides par submersion, par strangulation, par les armes à feu, par asphyxie, à l'aide des instruments tranchants, de la précipitation, ou du poison.

10° Enfin, tous les faits contenus dans cette première partie tendent à démontrer cette proposition remarquable, déjà entrevue par un certain nombre d'écrivains, que les faits moraux pris en masse, et considérés d'une manière générale, obéissent, dans leur reproduction, à des lois tout aussi positives que celles qui régissent le monde physique.

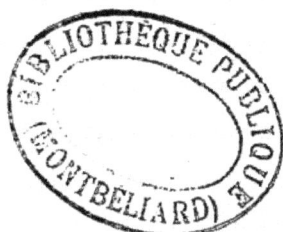

CHAPITRE II.

DES CAUSES PROCHAINES, IMMÉDIATES, DU SUICIDE.

Nous n'avons étudié jusqu'ici que les causes éloignées du suicide, les circonstances générales à la faveur desquelles ce penchant funeste se développe au sein de la société, s'étend, se propage et se vulgarise, pour ainsi dire, tous les jours. Nous avons trouvé dans des faits nombreux et concluants, dans des chiffres officiels embrassant toute la France pendant une longue série d'années, nous avons trouvé, disons-nous, la preuve irrécusable que le nombre des suicides suit la même marche ascendante que la civilisation, qu'il augmente dans une proportion effrayante à mesure que l'instruction se répand au sein des masses, en même temps que les progrès de l'industrie et du commerce et l'accroissement de la fortune publique appellent un plus grand nombre d'individus à jouir d'un peu d'aisance et de bien-être. Ces chiffres si éloquents dénotent, au sein de cette société en

apparence si florissante , un malaise profond
dont il importait singulièrement de bien apprécier les causes et l'étendue. C'est ce que nous
avons essayé de faire dans le chapitre précé-
dent, autant du moins que le comportait la question particulière que nous avions à résoudre.

Il nous reste maintenant à étudier les causes
plus bornées qui, n'agissant que sur l'individu,
sont, en réalité, le complément nécessaire des
premières. Cette étude, dont l'importance ne
saurait être contestée, rentre plus immédiatement dans le domaine de la médecine, et par
suite dans les attributions de l'Académie. Ici
encore cependant nous puiserons les éléments
de nos recherches dans les comptes rendus de
la justice criminelle. Ces comptes rendus renferment, depuis 1836, un tableau détaillé des
motifs présumés, des causes au moins appa-
rentes que la notoriété publique assignait à chacun des suicides que les procureurs généraux
étaient appelés à constater. Bien des erreurs se
sont sans doute glissées dans ces tableaux. Les
véritables motifs des suicides ont dû échapper
bien souvent aux investigations quelquefois très
superficielles des officiers du parquet, surtout

lorsqu'il s'agissait de quelqu'une de ces infirmités physiques ou morales qu'on cache soigneusement à tous les yeux. Il a dû encore arriver bien souvent que les motifs indiqués n'ont
pas agi seuls pour amener une détermination aussi funeste, et qu'ils en cachaient d'autres plus intimes dont l'existence aura passé
inaperçue.

Il ne faudrait donc pas attacher une trop
grande importance aux chiffres qu'on trouvera
dans le tableau suivant. Ils sont vrais, mais ils
ne représentent qu'une partie de la vérité.
Aussi nous garderons-nous, dans les conclusions que nous en tirerons, d'affirmations trop
positives qui pourraient être démenties par de
nouvelles observations plus rigoureuses et plus
exactes. Ces réserves bien établies, poursuivons
nos recherches. L'ordre et la division adoptés
dans leurs tableaux statistiques par les rédac-
teurs des comptes rendus de la justice criminelle sont loin d'être inattaquables, surtout
pour des médecins. Cependant nous n'avons
pas cru devoir le changer, désireux que nous
sommes de conserver à nos chiffres tout leur
caractère officiel.

XVIe TABLEAU. *Des causes occasionnelles du suicide.*
1835-1852.

I.

Motifs présumés des suicides.	Hommes.	Femmes.	Totaux.
Misère	2,355	587	2,942
Affaires embarrassées, dettes. . . .	2,809	195	3,004
Perte au jeu.	157	1	158
Perte d'emploi.	237	26	263
Perte de procès (et crainte de) . . .	137	19	156
Autres pertes.	332	59	391
Crainte de la misère.	264	55	319
Revers de fortune.	280	45	325
Regrets d'avoir disposé de tout ou partie de sa fortune.	63	17	80
Espoir d'une donation, d'un établissement, non réalisé.	53	12	65

II.

Chagrin de l'exil	26	0	26
Douleur causée par la perte d'ascendants, d'enfants, etc.	373	193	566
Douleur causée par leur ingratitude, leur inconduite.	137	74	211
Douleur causée par le départ d'enfants.	20	20	40
Douleur de vivre éloigné de sa famille.	35	16	51
Douleur d'enfants maltraités ou grondés par les parents.	159	72	231
Discussions d'intérêt entre parents,.	110	26	136
Jalousie entre frères ou entre frères et sœurs.	19	7	26
Chagrins domestiques, non autrement spécifiés.	3,355	1,242	4,597

III.

Amour contrarié.	938	627	1,565
Jalousie entre époux, entre amants. .	229	118	347
Grossesse hors mariage	»	239	239

Motifs présumés des suicides.	Hommes.	Femmes.	Totaux.
Dégoût du mariage, dissensions entre époux.	35	18	53
Honte d'une mauvaise action, remords.	190	77	267
Paresse.	76	4	80
Inconduite , débauche.	1,569	233	1,802
Accès d'ivresse.	656	82	738
Ivrognerie habituelle, abrutissement.	2,105	359	2,464

IV.

Dégoût de sa position sociale.	68	9	77
Désir de se soustraire à des poursuites judiciaires.	1,741	365	2,106
Désir de se soustraire à l'exécution d'un jugement.	383	24	204
Désir de se soustraire à des poursuites disciplinaires (militaires). . . .	266	»	266
Désir de se soustraire à la calomnie.	37	27	64
Désir de se soustraire à des souffrances physiques.	3,522	1,165	4,687
Dégoût de la vie.	1,547	374	1,921
Mélancolie , hypochondrie.	640	211	851
Dégoût du service militaire.	214	»	214
Discussions avec des maîtres, reproches de leur part.	106	41	147
Chagrin de quitter un maître, une maison	53	24	77
Rivalité de métier.	8	»	8

V.

Aliénation mentale, ...	6,744	3,982	10,726
Monomanie.	603	244	847
Idiotisme, imbécillité , faiblesse d'esprit.	510	307	817
Fièvre cérébrale (accès de).	504	177	681
Colère (accès de)	51	17	68
Exaltation politique.	34	»	34
Terreurs religieuses.	40	28	68

VI.

Motifs présumés des suicides.	Hommes.	Femmes.	Totaux.
Suicide après assassinat, meurtre, incendie, etc.	299	28	327
Motifs inconnus.	5,121	1,354	6,475
Total général.	39,302	12,824	52,126

On comprend jusqu'à un certain point, après avoir jeté les yeux sur ce tableau, l'opinion des médecins qui, à l'exemple d'Esquirol, regardent le suicide comme une maladie, et le rangent, à ce titre, dans la classe des affections mentales. Sur les 45,651 suicides, dont les causes prochaines ont été constatées, 20,700 ont eu pour point de départ une maladie, ou un état habituel de malaise physique ou moral, quelquefois plus difficile à supporter qu'une maladie grave. C'est presque la moitié, et selon toutes les probabilités, ce chiffre est encore au-dessous de la vérité. D'un autre côté, ces causes sont, à très peu d'exceptions près, les mêmes que celles qu'on reconnaît généralement à la folie. C'est donc ici le lieu de discuter cette opinion, qui s'appuie sur des autorités aussi imposantes, et qui, malgré le respect que nous professons pour nos devanciers, nous paraît une erreur aussi contraire à l'observation rigoureuse des faits, que dangereuse dans ses conséquences.

ARTICLE PREMIER.

LE SUICIDE N'EST PAS TOUJOURS LE RÉSULTAT DE LA FOLIE.

Une chose nous a frappé tout d'abord en parcourant les écrits des médecins qui ont cherché à faire prévaloir l'opinion que nous combattons : c'est la forme tranchante et exclusive de leurs affirmations comparée à la faiblesse des preuves et des raisonnements qu'ils apportent à l'appui. Esquirol, après avoir posé comme principe général, que « par lui-même le suicide ne peut » caractériser une maladie; que c'est pour en » avoir fait une maladie *sui generis*, qu'on a » établi des propositions générales, démenties » par l'expérience (1), » devient plus affirmatif quelques pages plus loin, lorsqu'il dit : « Le sui- » cide est *presque* toujours un symptôme d'alié- » nation mentale (2). » Enfin, comme s'il avait craint de ne pas être suffisamment compris, il

(1) Esquirol, *loc. cit.*, p. 528.
(2) Esquirol, *loc. cit.*, p. 578.

termine par cette conclusion remarquable : « Je
» crois avoir démontré que l'homme n'attente à
» ses jours que lorsqu'il est dans le délire, et
» que les suicides sont aliénés (1). » Il semble
donc qu'à mesure qu'il avance dans son travail,
Esquirol se défait peu à peu des doutes et des
scrupules qu'il avait en le commençant. Cela
s'explique facilement, si l'on se rappelle que cet
habile praticien a surtout étudié le suicide dans
un hospice d'aliénés. Là , les individus qui
avaient cherché à se donner la mort avaient
certainement obéi à une impulsion maladive ;
chez eux la folie était évidente, et toutes les
observations qu'Esquirol apporte à l'appui de
sa doctrine démontrent, de la manière la plus
positive , que cette maladie s'accompagne souvent d'un penchant plus ou moins prononcé au
suicide. Mais était-ce une raison pour négliger
les faits si nombreux qui se produisaient tous les
jours en dehors de son observation, et chez
lesquels il aurait peut-être été moins facile de
reconnaître des signes d'aliénation mentale ?
Peut-être aussi , s'il en avait tenu quelque
compte , le médecin de la Salpêtrière aurait-il

(1) *Idem*, *ibid.*, p. 665.

reculé devant cette proposition qu'on retrouve
dans plusieurs passages de son livre, que *le suicide provoqué par l'égarement des passions est toujours un signe de folie!* Car c'est aussi presque
toujours l'égarement des passions qui entraîne
l'homme au crime ; et l'on n'a jamais osé, que
nous sachions, prétendre, par cette seule circonstance, que l'assassinat, l'empoisonnement, le
vol, etc., sont aussi le résultat fatal d'une maladie
morale. Il y aurait certainement un grave danger
pour la société à admettre que, « lorsque l'âme est
» fortement ébranlée par une affection violente
» et imprévue, les fonctions organiques sont bou-
» leversées , *la raison est troublée, l'homme perd*
» *la conscience du moi; il est dans un vrai délire.*
» Il commet les actions les plus irréfléchies, les
» plus contraires à son instinct, à ses affections et
» à ses intérêts (1). » Cette théorie ne pourrait-
elle pas être appliquée avec autant de raison
à l'homicide qu'au suicide , surtout lorsqu'on
l'appuie sur des exemples comme celui-ci :
« L'amour prive celui qui est fortement épris
» de toutes les qualités propres à l'accomplisse-
» ment de ses désirs ; *la colère, la jalousie, portent*

(1) Esquirol, *loc. cit.*, p. 532.

» *l'homme le plus doux à tremper sa main dans le*
» *sang de son meilleur ami!* Un chagrin vif et
» inattendu, l'amour trahi, l'ambition déçue,
» l'honneur compromis, la perte de sa fortune,
» en bouleversant la raison, privent l'homme de
» toute réflexion. Le délire des passions permet-
» il de réfléchir (1) ? »

C'est cependant le suicide provoqué ainsi *par
une affection de l'âme violente et imprévue,* qu'Esquirol désigne sous le nom de *suicide involontaire
aigu.* Le *suicide chronique* est, toujours d'après
cet auteur, plus lent dans son action sur l'organisme. Mais ses résultats sont absolument les
mêmes. « Les passions les plus violentes n'en-
» traînent pas toujours soudainement l'homme
» passionné à des actes de fureur. Lorsque la
» passion est primitive, lorsque l'impression
» morale a pu être pressentie, son action est
» plus lente, surtout lorsqu'elle agit sur *des sujets*
» *affaiblis ou d'un tempérament lymphatique.*

» Sourdement miné par la haine ou la jalou-
» sie, par les mécomptes de l'ambition et de la
» fortune, l'homme arrive lentement et par

(1) Esquirol, *loc. cit.*, p. 533.

» des paroxysmes successifs aux plus funestes
» résolutions. Quoique agissant lentement, les
» passions n'en affaiblissent pas moins les
» organes; elles n'en troublent pas moins la
» raison ; elles n'en détruisent pas moins la vie ;
» et lorsqu'il est encore temps de soustraire ces
» infortunés à leur propre fureur, ils présen-
» tent tous les traits du désespoir, ils montrent
» tous les caractères de la lypémanie. *Plusieurs*
» *ont attenté à leurs jours sans savoir ce qu'ils fai-*
» *saient ; plusieurs ont assuré qu'ils ne se souvenaient*
» *point de ce qu'ils avaient fait ; plusieurs avaient*
» *eu des hallucinations singulières.* C'est là cepen-
» dant le suicide volontaire, mais chronique (1). »

Cette dernière conclusion est au moins
étrange. Car il nous paraît bien difficile de comprendre comment on peut appeler *suicide vo-*
lontaire, l'acte d'un individu qui attente à ses
jours sans savoir ce qu'il fait , ou pour obéir à
des hallucinations singulières. Nous reconnaissons volontiers que nous nous faisons une tout
autre idée des actes volontaires. Nous aurons
d'ailleurs bientôt occasion de nous expliquer

(1) Esquirol , *loc. cit.*, p. 536.

complétement sur cette question. Et quant à ces
individus qui, minés sourdement par la haine
ou la jalousie, par les mécomptes de l'ambition
ou de la fortune, arrivent lentement et par des
paroxysmes successifs aux plus funestes résolutions, nous ne comprenons pas davantage comment ces résolutions funestes constituent à elles
seules une preuve de folie. Il ne suffit pas, dans
une question aussi grave, de dire que la folie
existe; il faut encore le prouver, et cette preuve
nous l'avons vainement cherchée dans le travail
d'Esquirol. Nous y avons trouvé, comme nous
l'avons dit déjà, un grand nombre d'observations qui, toutes, tendent à prouver, ce que personne n'a jamais nié, que les aliénés se tuent
fréquemment. Malheureusement leur auteur
ne s'est pas arrêté là, et, généralisant, sans
preuves positives, une idée vraie tant qu'elle
était restreinte dans de justes limites, il est
arrivé forcément à des conclusions erronées
dont nous dirons plus bas les déplorables conséquences. Cependant ce travail n'en est pas
moins encore l'étude la plus complète que nous
ayons sur le suicide considéré au point de vue
de la médecine.

Les médecins qui sont venus après Esquirol, et qui ont adopté ses idées, n'ont pas été plus heureux que lui. M. Falret n'essaie même pas de démontrer que le suicide est toujours un signe de folie. Pour lui, c'est un fait irrévocablement acquis à la science, et fort de cette conviction, il consacre plusieurs centaines de pages à la description des causes, des symptômes, de la marche et des terminaisons de ce qu'il appelle la *mélancolie suicide*. Il discute longuement la question de savoir si elle a son siége dans le cerveau ou dans tout autre organe, et nous apprend sérieusement que le cerveau *est toujours primitivement affecté*. De sorte que Brutus ou Caton ne se sont pas suicidés pour échapper à la honte de voir leur patrie sous le joug, et d'assister en vaincus au triomphe d'Auguste ou de César, mais bien parce que leur cerveau était affecté de mélancolie suicide ! Enfin, il indique un système complet de traitement physique et moral dont le moindre tort, selon nous, est d'être destiné à combattre une maladie qui n'existe pas.

Nous devons reconnaître cependant que tout en se montrant très exclusif dans les principes,

M. Falret recule souvent devant les conséquences qui en découleraient logiquement. Ainsi, les individus qui s'exposent volontairement à la mort, et *qui, vivant pour leur patrie, font pour elle le sacrifice de leurs jours*, ne doivent pas être considérés *comme homicides d'eux-mêmes*. Après avoir rappelé comme un beau modèle *à citer à des cœurs généreux*, l'exemple de Curtius et de Codrus, M. Falret ajoute : « Il ne fut pas homi-
» cide de lui-même le brave Aristodème, qui,
» dans l'intention d'effacer l'opprobre dont il
» s'était couvert aux yeux de ses concitoyens
» pour n'avoir pas combattu aux Thermopyles,
» perdit la vie à la bataille de Platée, en faisant
» des prodiges de valeur. Il fut néanmoins accusé
» de s'être jeté en furieux au milieu des enne-
» mis, d'y avoir manifestement cherché la mort,
» et il fut privé, comme meurtrier de lui-même,
» des honneurs funèbres. Le jugement paraîtrait
» injuste si l'on ne savait quels étaient l'esprit,
» la sévérité des lois de Lycurgue, et ce trait
» remarquable ne nous montre qu'*un homme*
» *jaloux de recouvrer son honneur qu'il croyait com-*
» *promis.* Enfin , avilirons-nous Socrate respec-
» tant les lois de son pays, et avalant le poison

» qu'on lui avait préparé? Et faudra-t-il calom-
» nier Régulus, qui, fidèle à sa parole, retourne
» volontairement à Carthage pour y mourir
» dans les supplices (1). »

Aristodème, convaincu de s'être jeté en fu-
nieux au milieu des ennemis, et d'y avoir ma-
difestement cherché la mort, n'a donc pas été
homicide de lui-même, ou pour parler le langage
de M. Falret, son cerveau n'était pas affecté de
mélancolie suicide. Mais quelle différence sérieuse
peut-on établir entre cette mort volontaire
d'Aristodème *jaloux de recouvrer son honneur
qu'il croyait compromis,* et celle de tant d'individus qui, soupçonnés, à tort ou à raison, d'un
crime entraînant après lui une peine infamante,
se tuent pour éviter le déshonneur du bagne ou
de l'échafaud? Pour nous, il y a une grande
analogie, nous dirons presque une parité complète, entre ces deux ordres de faits, et si nous
en jugeons, d'après le passage suivant de son
livre, M. Falret est complétement de notre avis :
» Sénèque rapporte qu'au combat des bêtes, un
» Germain destiné au spectacle du matin fei-

(1) Falret, *De l'hypochondrie et du suicide*, p. 4.

» gnit un besoin naturel, et se retira dans le seul
» endroit où il pût aller sans garde. N'y ayant
» trouvé qu'un bâton à l'extrémité duquel se
» trouvait une éponge, et destiné à entretenir la
» propreté de ces lieux, il se l'enfonça assez avant
» dans le gosier pour s'étouffer. Le même auteur
» dit aussi qu'un malheureux conduit au combat
» du matin, dans un chariot entouré de gardes,
» feignit de s'endormir, laissa tomber sa tête,
» l'allongea suffisamment pour la passer entre
» les rayons d'une des roues de la voiture. Pour
» lors il se tint ferme sur son siége jusqu'à ce
» que la révolution de la roue lui eût brisé les
» vertèbres du cou. De cette manière, le cha-
» riot même qui le conduisait au supplice servit
» à l'y soustraire. Ces deux exemples, *qui n'ap-*
» *partiennent pas à la mélancolie dont nous nous*
» *occupons*, sont cependant très propres à faire
» connaître toutes les ruses et toute l'opiniâtreté
» des personnes qui, pour un motif quelconque,
» ont conçu le dessein d'abréger leur exis-
» tence (1). »

  Voilà donc deux suicides dans lesquels on est

(1) Falret, *loc. cit.*, p. 127.

forcé de reconnaître qu'*il y a eu conscience de
l'action qui était elle-même le résultat funeste de la
volonté* (1), qui n'appartiennent pas néanmoins,
de l'aveu même de M. Falret, à la *mélancolie suicide*. Or, les faits analogues sont extrêmement
nombreux, comme en témoignent les chiffres
contenus dans notre XVIe tableau. Cet honorable écrivain a donc eu, comme Esquirol, le
grand tort de trop généraliser une doctrine qui
ne pouvait s'appliquer qu'à un nombre de faits
relativement assez borné; aussi lui échappe-t-il
parfois des aveux qui sont en contradiction
complète avec elle. Aux preuves citées précédemment, nous pouvons encore ajouter cette
proposition si claire et si significative : « Il
» y a entre le suicide résultat du délire des
» passions, qui éclate d'une manière presque
» instantanée, et celui dont je vais bientôt m'oc-
» cuper, la même différence qui existe entre la
» folie proprement dite, et une passion violente
» qui maîtrise notre volonté. Je ne me charge
» pas de tracer la ligne de démarcation (2). »

(1) Définition du suicide, d'après M. Falret, *loc. cit.*, p. 3.
(2) Falret, *loc. cit.*, p. 115.

Est-ce assez clair maintenant, et qu'avons-
nous besoin d'insister encore pour démontrer
que dans la pensée de M. Falret, pas plus que
dans la nôtre, le suicide n'est pas toujours un
signe de folie? Si même nous avons tant insisté,
c'est que nous tenions à prouver complétement
que les partisans les plus exagérés de cette doctrine sont obligés d'admettre, au moins indirectement, de nombreuses exceptions. Cette réflexion s'applique même à M. le docteur Bourdin
qui a cherché à la faire revivre en l'appuyant sur
de nouvelles preuves, dans une brochure publiée
il y a quelques années.

Cette brochure, qui a fait quelque sensation
dans le monde médical, n'est autre chose qu'une
dissertation dans laquelle l'auteur se propose
uniquement de démontrer que le *suicide est une
monomanie*. Plus exclusif encore, s'il est possible, qu'aucun de ceux qui l'ont précédé dans
cette voie, M. Bourdin semble décidé, dès les
premières lignes de son travail, à repousser
toute exception quelconque à cette loi. « M'auto-
» risant, dit-il, de l'examen auquel je me suis
» livré, et raisonnant par simple induction, je
» dis que le suicide est toujours une maladie et

» toujours un acte d'aliénation mentale : je dis,
» par conséquent, qu'il ne mérite ni louange ni
» blâme (1). » Le *suicide est donc toujours une ma-*
ladie, et *tout homme qui se tue est nécessairement*
aliéné, quels que soient les motifs déterminants
de son action ou les circonstances extérieures
qui l'ont accompagnée. En présence d'une déclaration aussi formelle, nous ne nous atten-
dions guère à voir M. Bourdin admettre, quelques pages plus loin, que le suicide n'est pas
toujours un suicide, ou, en d'autres termes, un
acte de folie. Désespérant évidemment de pouvoir faire rentrer dans le cadre qu'il s'était
tracé tous les faits de suicide qui nous ont été
transmis par l'histoire, celui-ci a eu recours,
pour sortir d'embarras, à un expédient singulier. Il a établi une distinction tranchée entre
les faits de suicide véritable et *certains faits qui*
en présentent les apparences. Nous allons citer
textuellement :

« L'histoire sacrée et l'histoire profane nous
» fournissent plusieurs exemples d'hommes qui
» se sont exposés sérieusement et volontaire-

(1) *Du suicide considéré comme maladie,* par le docteur
C.-E. Bourdin. Paris, 1845, p. 9.

» ment à la mort, sans avoir cependant commis
» l'acte de suicide. Rappelons quelques-uns de
» ces exemples : Samson, devenu aveugle, s'ap-
» proche d'un temple dont il renverse les co-
» lonnes, et succombe sous les débris. Eléazar,
» placé sous l'éléphant auquel il donnait la mort,
» est écrasé sous le poids de l'animal. Épami-
» nondas, après avoir demandé si son bouclier
» était sauvé, veut qu'on lui arrache le javelot
» dont l'évulsion lui causera la mort. Curtius se
» dévoue aux dieux ; il se jette dans un gouffre pour
» sauver sa patrie. Régulus retourne à Carthage,
» aimant mieux s'exposer à la mort que violer
» la foi jurée. L'histoire chrétienne est remplie
» d'exemples édifiants de saintes femmes qui
» préférèrent exposer leur vie à subir une honte
» (*potius mori quàm fœdari*). Sainte Domnine et
» ses deux filles, sainte Bérénice et Prosdoce, se
» jetèrent à l'eau pour sauver leur chasteté ; sainte
» Pélagie et sa mère se précipitèrent d'un toit
» pour éviter les violences du préfet d'Antioche
» (Saint Ambroise, *De virginibus*, lib. III). Saint
» Ignace, évêque, ne voulut point que les fidèles
» de Rome demandassent sa grâce : *Volontarius*
» *moriar, inquit, quia mihi utile est mori.* Il serait

» facile de citer un grand nombre de dévoue-
» ments aussi généreux, inspirés par la foi, par
» les croyances politiques ou même par des sen-
» timents tendres, mais exaltés, tels que ceux
» de l'amour, de l'amitié, etc. Dans ces divers
» actes, on ne trouve pas les caractères du sui-
» cide; car s'exposer à la mort, se placer même
» dans des conditions telles qu'il soit impossible
» d'y échapper, ce n'est pas vouloir se faire
» mourir, ce n'est pas agir dans l'intention for-
» melle et exclusive de se donner la mort.

» Si le suicide n'existe pas dans les conditions
» que je viens de signaler, à plus forte raison
» n'existera-t-il pas pour ces âmes tendres, mais
» passionnées, qui, sentant le vide et le néant
» autour d'elles, réclament ardemment une autre
» patrie. Il existera moins encore pour ces
» membres de la Convention nationale, par
» exemple, qui, dit-on, *se sont suicidés dans leur*
» *honneur*. Cette dernière distinction n'est pas
» aussi vaine qu'elle pourrait le paraître tout
» d'abord, car la confusion qu'elle détruit a été
» commise par des penseurs habiles qui n'ont pas
» voulu assez approfondir la matière.

» Cette première explication était nécessaire

» pour détruire toute espèce d'équivoque et pour
» préciser exactement les limites dans lesquelles
» le suicide se trouve contenu ; elle était néces-
» saire encore pour éliminer des cadres patholo-
» giques du suicide les faits qui lui sont étran-
» gers (1). »

Cette longue citation suffirait à elle seule pour
renverser complétement la théorie dangereuse
que nous combattons. Car, si un *homme qui se
tue ou qui s'expose volontairement et sciemment à la
mort* ne commet pas par cela seul l'acte de suicide, le problème si compliqué dont nous cherchons la solution se trouve réduit à une question
de grammaire et de logique. Il ne s'agit plus dès
lors que de bien s'entendre sur la valeur du
mot *suicide*, et de préciser encore mieux que ne
l'a fait M. Bourdin *les limites entre lesquelles celui-ci se trouve contenu*. Si le suicide n'existe pas
pour ces saintes femmes qui préférèrent exposer
leur vie à subir une honte (*potius mori quàm fœdari*), et se jetèrent à l'eau pour sauver leur
chasteté, pourquoi existerait-il davantage pour
la chaste Lucrèce qui, ne voulant pas survivre à

(1) Bourdin, *loc. cit.*, p. 23.

l'insulte que venait de lui faire un jeune patri-
cien, saisit un poignard et s'en perça le sein (1).
Quelle différence sérieuse est-il permis d'établir
entre cet évêque qui, après avoir défendu qu'on
demandât sa grâce, s'écriait : *Volontarius moriar, quia mihi utile est mori*, et ces gymnoso-
phistes de l'Inde dont parle Esquirol, qui se
jettent sur le bûcher dès qu'ils deviennent malades, vieux ou infirmes, ou ces fanatiques qui
se font écraser par centaines le jour de la fête
du *Ticonal*, sous les roues du char de leur
idole (2)?

Si les conventionnels qui se sont suicidés
dans leur honneur n'ont pas été suicides, n'est-il
pas nécessaire d'*éliminer des cadres pathologiques*
du docteur Bourdin tant de grands hommes de
l'antiquité qui se sont donné la mort ou l'ont
volontairement cherchée pour éviter la honte et
le déshonneur? Ne faut-il pas aussi en retrancher ces habitants de Jérusalem qui se précipitaient du haut de leurs remparts, ou se brûlaient
dans leurs maisons, pour ne pas tomber au pou-

(1) Bourdin, *loc. cit*, p. 61. Ici le suicide de Lucrèce est présenté comme un exemple de folie ou de monomanie suicide.

(2) Esquirol, *loc. cit.*, p. 521.

voir des Romains, leurs ennemis, qui les assié-
geaient? (1) Enfin, si, comme le dit si bien
M. Bourdin, on ne trouve pas les caractères du
suicide dans la mort volontaire de ces âmes tendres, mais passionnées, qui, sentant le vide et le
néant autour d'elles, réclament ardemment une
autre patrie, ceux-ci n'existeront certainement
pas davantage pour tant de malheureux déshé-
rités des joies et des plaisirs de cette vie, qui
cherchent dans une mort anticipée la fin de leurs
maux ou de leur misère.

Voilà bien des exceptions, et ce ne sont pas
les seules, que M. Bourdin est obligé d'admettre,
sous peine de manquer à toutes les lois de la
logique. Il nous aurait suffi sans doute de les
signaler pour faire voir toute la fragilité des
preuves sur lesquelles ce médecin appuie une
théorie aussi exclusive que celle qui ressort de la
proposition que nous avons rappelée ; mais nous
devons aborder la question de plus haut et dé-

(1) Bourdin, *loc. cit.*, p. 63. Ce sont autant d'exemples de folie
suicide. M. Bourdin ajoute : « N'est-ce pas le comble de la
» déraison de se faire beaucoup de mal, de se donner la mort,
» pour éviter des maux, possibles sans doute, mais non
» certains ? »

montrer que cette doctrine n'est pas seulement une erreur scientifique, mais que son adoption entraînerait après elle les conséquences les plus désastreuses.

§ I. La doctrine d'après laquelle le suicide serait toujours le résultat de la folie est une erreur scientifique.

Nous avons vu déjà que M. Falret ne reconnaît de suicide que lorsqu'*il y a conscience de l'action et que celle-ci est le résultat funeste de la volonté*. Cette définition, qui a été reproduite plus tard par M. Bourdin, est en même temps trop étendue et trop restreinte : trop étendue, puisque, dans la pensée de ces auteurs, le suicide est toujours une maladie, et que nous avons démontré déjà que, de leur propre aveu, beaucoup d'individus se sont tués et se tuent encore sciemment et volontairement sans pour cela être malades. Elle est aussi trop restreinte, car beaucoup d'aliénés se tuent sans avoir aucune conscience de leur action et, suivant l'expression d'Esquirol, *sans savoir ce qu'ils font.* « Les maniaques se » tuent, dit ce savant médecin, la réflexion n'est

» pour rien dans cet acte. Ils vivent d'illusions,
» saisissent mal les rapports, sont poursuivis
» souvent par des terreurs paniques; ils sont le
» jouet de leurs sensations et des hallucinations
» qui les trompent sans cesse. L'un, croyant
» ouvrir la porte de son appartement, ouvre la
» croisée et se précipite, ayant voulu descendre
» par l'escalier; un autre, calculant mal les dis-
» tances, se croit de plain-pied avec le sol et se
» jette par la fenêtre. Celui-ci veut faire violence
» à une femme qui le sert et se précipite du
» troisième étage de l'escalier, espérant qu'il
» arrivera en bas avant cette femme échappée à
» ses poursuites (1). »

Les monomaniaques se tuent aussi fréquemment, sans que la volonté soit pour rien dans
leur action. Un homme se croit en communica-
tion avec Dieu; il entend une voix céleste qui lui
dit : *Mon fils, viens t'asseoir à côté de moi*. Il
s'élance par la croisée et se casse une jambe;
pendant qu'on le relève, il exprime un grand
étonnement de sa chute et surtout d'être blessé.
Il en est même qui se donnent la mort pour

(1) Esquirol, *Des maladies mentales*, t. I, p. 540.

obéir à une puissance supérieure à l'ordre de
laquelle ils croient ne pas pouvoir se soustraire,
et après avoir lutté quelquefois pendant des années contre les suggestions de leur délire.

Iʳᵉ Observation. — Nous donnons des soins
depuis quelques mois à un malheureux jeune
homme qui présente tous les signes de la mélancolie la mieux caractérisée. Dominé presque
constamment par des hallucinations de l'ouïe et
de la vue, ses gestes, ses mouvements, ses
moindres actions, sont la reproduction fidèle
des ordres qu'il croit recevoir d'en haut. Persuadé qu'une condamnation terrible pèse sur
lui en expiation de crimes imaginaires, il croit
ne pouvoir apaiser les êtres supérieurs qui le
poursuivent que par une abnégation absolue de
sa volonté. De là découlent pour lui les pratiques les plus bizarres et les plus pernicieuses,
et dans certains moments la nécessité de s'abstenir de toute espèce d'aliments: Il aime encore
la vie; il regretterait surtout sa mère pour laquelle il a conservé une affection très vive, et
cependant il se laisserait mourir de faim plutôt
que d'enfreindre la défense qui lui est transmise

par ses hallucinations. Alors les conseils du
médecin, les supplications de sa mère, sont com-
plétements méconnus. Le malade se refuse
obstinément à prendre aucune espèce de nourriture jusqu'au moment où une rémission de
cette cruelle affection vient lui donner un peu
de repos. Mais les intervalles de rémission deviennent tous les jours plus courts et plus rares.
A plusieurs reprises différentes, nous avons été
obligé de nourrir ce malheureux à l'aide de la
sonde œsophagienne, et cela pendant huit à dix
jours, et même quinze jours de suite. Aussi sa
santé générale est-elle notablement dérangée,
et si nous ne parvenons pas à faire cesser des
hallucinations d'une nature aussi fâcheuse, nous
devons craindre de le voir mourir bientôt de
faiblesse et d'inanition (1).

(1) Ceci a été écrit il y a environ cinq ans. Après plusieurs
mois de séjour dans notre établissement, pendant lesquels l'état
de ce malheureux jeune homme est resté à peu près le même,
nous pensâmes que la distraction d'un voyage amènerait un
changement favorable. Il partit donc pour l'Italie, en compagnie
d'un jeune médecin. Mais à peine arrivé à Marseille, son état,
loin de s'améliorer, s'aggrava de plus en plus. Il refusa toute
espèce de nourriture, malgré les larmes et les supplications de
sa mère, et mourut au bout de quelques jours.

9

N'est-ce pas là un véritable suicide, et l'un de
ceux dans lesquels la folie est évidemment la
cause de la détermination funeste du sujet? Il
est certain cependant que la mort n'a pas été
dans ce cas particulier le résultat d'une volonté
libre et d'un raisonnement sain. Si l'on s'en tenait donc aux termes de la définition de M. Falret,
ce fait et tant d'autres analogues que nous pourrions citer devraient être éliminés *des cadres pathologiques du suicide.* C'est en effet ce qui est
arrivé. Fidèles à leur définition, M. Falret et
M. Bourdin prétendent, contrairement à l'opinion d'Esquirol, qu'il ne faut pas confondre
avec le véritable suicide la mort consécutive à
quelques idées délirantes chez les maniaques et
les monomaniaques, et tout à fait indépendante
de leur volonté. M. Falret insiste même beaucoup sur ce point, parce que, dit-il, des écrivains du plus grand mérite sont tombés dans
cette erreur, ce qui ne l'empêche pas de nous
raconter comme un fait de *mélancolie ascétique
suivie de suicide* (1) l'histoire de ce cordonnier
de Venise, nommé Mathieu Lovat, qui, après

(1) Falret, *loc. cit.,* p. 330.

s'être amputé les parties génitales, se crucifia lui-même pour obéir à la volonté de Dieu, qui lui avait ordonné, croyait-il, de mourir sur la croix. Avant de mettre son projet à exécution, ce malheureux avait médité pendant deux ans, dans le silence de la retraite, sur les moyens à employer pour arriver à son but; et, lorsqu'après avoir été guéri des blessures affreuses qu'il s'était faites, il eut été transporté à l'hôpital des fous de Saint-Servolo, il s'épuisa tellement par des abstinences volontaires et réitérées, qu'il devint phthisique et mourut quelques mois après (1).

Cet exemple, après tant d'autres que nous avons cités déjà, fait voir à quelles contradictions sont nécessairement amenés les partisans de la doctrine que nous combattons; il démontre en même temps l'impossibilité de donner une définition de la monomanie-suicide qui embrasse tous les faits, et permette, quelque générale qu'elle soit, de la rapporter à une cause commune. Il

(1) Voyez, pour plus de détails sur cette observation remarquable à plus d'un titre, l'histoire complète de Mathieu Lovat, rapportée par Marc, dans son *Traité de la folie considérée dans ses rapports avec les questions médico-légales*. Paris, 1840, t. 1, p. 349.

n'est pas moins impossible de décrire d'une
manière exacte cette singulière affection dont
les symptômes devraient être aussi variables
que les causes déterminantes si nombreuses que
nous avons indiquées précédemment ont de
modes d'action différents sur notre organisation. Il ne suffit pas de prétendre, en effet, qu'elle
peut se présenter, comme un grand nombre de
maladies, sous deux états distincts, l'état aigu et
l'état chronique, et de grouper ensuite autour
de chacune de ces formes de la même affection
un certain nombre de symptômes dont la réu-
nion est loin d'être toujours démontrée, et qui
peuvent prêter d'ailleurs aux interprétations les
plus diverses. Ces symptômes sont même presque constamment nuls à l'état aigu, de l'aveu de
M. Bourdin. « La monomanie suicide débute
» parfois d'une façon si soudaine, que *l'acte du*
» *malade* préexiste à toute délibération, et qu'il
» cède d'une manière irréfléchie et involontaire
» à un entraînement aveugle qui le pousse à sa
» perte (1). » *L'acte du malade préexistant à toute*
délibération est donc ici la seule preuve de folie,

(1) Bourdin, *loc. cit.*, p. 27.

et si un homme qui apprend une nouvelle
fàcheuse saisit aussitôt le premier instrument
qui se trouve sous sa main et se donne la mort,
il est évident que ce sera là l'acte d'un fou ! Mais
si ce même homme, au lieu de se donner la mort,
se venge par un meurtre d'une femme qui l'aura
trahi, d'un autre homme qui l'aura ruiné ou
déshonoré, etc., n'est-il pas tout aussi évident
que ce sera encore là l'acte d'un fou ? car n'est-il
pas permis de dire de lui dans les deux cas que
« cet infortuné jouissait, *en apparence au moins,*
» il y a un instant à peine, de l'intégrité de ses
» facultés intellectuelles, et rien ne pouvait faire
» présager un pareil événement; *un instant de*
» *délire a suffi pour le conduire à l'accomplissement*
» *d'un acte aussi grave* (1). »

   Tout ceci est-il bien sérieux, et est-il permis
d'appuyer une opinion scientifique sur des assertions aussi erronées que dangereuses? On a
peine à croire jusqu'où peut conduire l'entraînement d'une idée préconçue, et c'est avec un
véritable regret que nous citons les lignes suivantes, destinées à justifier cette étrange théo-

   (1) Bourdin, *loc. cit.*, p. 27.

rie : « Dans les cas de cette espèce, on dit que les
» symptômes précurseurs de l'accès ont manqué
» complétement ; mais, ce qui est plus probable,
» ce sont les observateurs eux-mêmes qui ont
» manqué. Pour trouver l'explication d'un en-
» traînement aussi soudain, il faut nécessaire-
» ment remonter aux antécédents du malade : là
» on retrouve des traces jusqu'alors inaperçues
» de troubles nerveux, et, si l'on apporte dans
» cette recherche tout le soin nécessaire, *l'ex-*
» *périence apprend qu'elle n'est jamais infruc-*
» *tueuse* (1). » Il n'est donc pas douteux, selon
nos contradicteurs, que, si l'on avait recherché
avec soin les antécédents des 52,126 suicidés de
tout âge, de tout sexe, de toute profession, etc.,
qui ont servi de base à nos études statistiques;
on aurait infailliblement trouvé chez eux *des*
troubles nerveux jusqu'alors inaperçus, qui suffi-
raient pour expliquer l'entraînement si soudain
auquel ils ont obéi. Mais ces troubles nerveux,
dont *l'expérience révèle constamment l'existence,*
quels sont-ils ? quelle est leur nature ? par quels
signes extérieurs les reconnaîtra-t-on, surtout

(1) Bourdin, *loc. cit.*, p. 28.

lorsque le *malade* a toujours joui, *en apparence du moins*, de l'intégrité de ses facultés intellectuelles? Comment démêler la vérité au milieu de ces *apparences trompeuses*, lorsque la *monomanie suicide débute d'une façon si soudaine, que l'acte du malade préexiste à toute délibération?* Nous avons vainement cherché la réponse à toutes ces questions dans les écrits d'Esquirol, de M. Falret et même de M. Bourdin, qui a dû reconnaître cependant, dans les cas de suicide qui se sont offerts à son observation, ces troubles nerveux dont *la recherche n'est jamais infructueuse.* Pourquoi donc ne les a-t-il pas décrits avec le même soin que les symptômes de la monomanie suicide chronique? Ici le doute n'est plus possible, et il faudrait être bien exigeant pour ne pas reconnaître que ces malheureux sont aliénés. Qu'on en juge plutôt :

« Les phénomènes précédant l'accès sont con-
» stants : alors on voit les malades se préparer
» à la longue, arranger leurs affaires, écrire à
» leurs amis, choisir le lieu du supplice, disposer
» avec art tout ce qui sera nécessaire à son
» accomplissement, prendre les précautions les
» plus minutieuses pour assurer la réussite :

» ainsi ils donnent des ordres pour écarter les
» témoins, font le choix des moyens les plus
» doux, les plus commodes ou les plus sûrs; sou-
» vent ils laissent des lettres dans lesquelles ils
» remercient les personnes qu'ils aiment, ou
» disent des injures et font des reproches à leurs
» ennemis; quelquefois ils demandent pardon
» à Dieu et aux hommes de l'acte qu'ils ont résolu
» d'accomplir. Enfin, quand tous les préparatifs
» sont terminés, que la résolution est bien prise,
» le *malade* fixe l'heure de l'exécution, puis, le
» moment venu, le sacrifice s'accomplit. Il est
» rare de ne pas trouver dans les écrits dont je
» viens de parler des signes évidents de trouble
» mental; quand l'enchaînement des idées s'y
» fait logiquement, on rencontre une exaltation
» de sentiment, une chaleur d'âme qui touche à
» la passion, et ordinairement la dépasse pour
» tomber dans la monomanie (1). »

M. Bourdin voit dans toutes ces précautions
qui s'enchaînent avec tant de logique, qui annoncent une si grande prévoyance, autant de
preuves de folie. Ici les apparences de la raison

(1) Bourdin, *loc. cit.*, p. 30.

n'existent même plus pour lui : que lui importent
maintenant la recherche et l'appréciation des
motifs si divers qui peuvent conduire à un acte
aussi grave ? Tous ont un résultat commun, celui
de familiariser le *malade* avec l'idée de la mort
et de l'amener avec plus ou moins de rapidité au
meurtre de lui-même, ou en d'autres termes à la
folie, car « la résolution prise par le *malade con-*
» *stitue l'idée délirante*. Son développement lent et
» graduel au milieu des entraves que la raison y
» oppose, la ténacité avec laquelle elle se fixe
» dans l'esprit du *malade*, sont des conditions
» qu'on rencontre dans toutes les monoma-
» nies (1). » M. Bourdin aurait pu ajouter : et
dans toutes les passions violentes. Mais nous reviendrons sur cette dernière proposition, dont l'adoption entraînerait après elle les conséquences les
plus déplorables. Nous ferons une seule réflexion, qui s'applique indifféremment à toutes
les prétendues démonstrations de M. Bourdin :
c'est que partout il regarde comme avéré et
incontestable ce qu'il s'agissait précisément de
démontrer, à savoir, que l'acte par lequel un

(1) Bourdin, *loc. cit.*, p. 32.

homme se donne la mort est toujours, et par lui-
même, un acte de folie. Le suicidé est toujours
pour lui *le malade*, et si par exception il cherche
quelquefois à justifier cette expression, ses
preuves se réduisent toujours à des allégations
évidemment fausses, lorsqu'on examine les faits
sans idée préconçue.

IIe OBSERVATION. — Un exemple pris entre
mille fera mieux comprendre notre pensée. Il
est rare, dit M. Bourdin, de ne pas trouver dans
les écrits des suicidés des signes évidents
de trouble mental. Or, voici un de ces écrits
trouvé dans les vêtements d'un individu que des
mariniers ont repêché près du pont de Saint-
Cloud, le 11 décembre 1847 :

« La faim et le manque de logement me for-
» cent au suicide. Je demeurais rue Guérin-
» Boisseau, 32, depuis quatre ans et demi, avec
» ma femme et ma petite fille qui a près de neuf
» ans. Me trouvant en retard de pouvoir payer
» mon garni, on m'a refusé ma clef. »

Signé PHILIPPE TOUSSAINT (1).

(1) Voy. le journal *la Presse*, du 12 décembre 1847.

Ce malheureux était un pauvre écrivain public
que les gens de son voisinage s'accordent à citer
comme un modèle d'honnêteté, d'exactitude
laborieuse et de résignation dans sa condition
plus que précaire. Jamais personne n'avait observé chez lui le moindre signe de folie, et toutes
les personnes qui le connaissaient et que nous
avons interrogées avec soin sont convaincues
que son suicide n'a pas eu d'autre cause que celle
qu'il a fait connaître lui-même. Dans cette lettre,
si simple et si touchante, où trouvera-t-on *cette
exaltation de sentiments, cette chaleur d'âme qui
touche à la passion, et ordinairement la dépasse pour
tomber dans la monomanie,* que M. Bourdin semblerait avoir rencontrées si souvent, si l'on en
juge du moins d'après le passage cité plus haut?
Les journaux quotidiens sont remplis de lettres
semblables dans lesquelles il serait aussi difficile
de reconnaître un signe quelconque de trouble
mental. Ces exceptions, ajoutées à tant d'autres
que nous avons signalées déjà, n'empêchent pas
M. Bourdin de s'écrier : « A plusieurs reprises
» et à plusieurs personnes, j'ai demandé un seul
» fait contradictoire, et jusqu'à présent on n'a
» pu me le fournir. Ne suis-je pas autorisé à res-

» ter dans mon opinion (1)? » Et, le croirait-on ?
il pousse ce qu'on pourrait appeler le fanatisme
de cette opinion jusqu'à vouloir prouver que la
mort de Caton d'Utique fut celle d'un fou, et
même d'un fou furieux.

M. Falret avait essayé déjà d'élever quelques
doutes sur l'intégrité de la raison de ce grand
homme, en essayant de faire voir qu'il *ne mou-*
rut point avec ce sang-froid qu'on lui attribue généra-
lement (2). Mais il s'était arrêté là et avait reculé
devant la conclusion formelle qui découlait de
ses prémisses. M. Bourdin n'a pas été si timide;
cette conclusion, il l'a tirée avec un courage
vraiment digne d'éloges. On a trop négligé,
selon lui, de tenir compte des circonstances
accessoires et concomitantes du suicide, et c'est
pour cela que des observateurs superficiels ont
interprété d'une façon inexacte certains faits de
l'histoire. Et, pour ne pas tomber dans la même
erreur, il entreprend une démonstration en règle
d'après laquelle Caton resterait bien et dûment
convaincu de s'être tué au milieu d'un accès de

(1) Bourdin, *loc. cit.*, p. 9.
(2) Falret, *loc. cit.*, p. 117.

manie furieuse. Nous reproduisons *in extenso*
cette curieuse démonstration ; la gravité et l'importance du sujet serviront d'excuse à l'étendue
des détails dans lesquels nous allons entrer.

« Plutarque raconte, dit M. Bourdin, que, la
veille de sa mort, Caton s'occupa de ses affaires
comme de coutume. Il donna des ordres pour
faciliter l'embarquement de ses compagnons
d'infortune, et, l'heure venue, il se lava et se
mit à table. Après le souper, on discuta plusieurs points de philosophie, et probablement
celui du suicide. Apollonide, appartenant à la
secte des stoïciens, et Démétrius à celle des
péripatéticiens, soutenaient des opinions contraires. »

« Mais, dit Plutarque, Caton, prenant la pa-
» role d'une grande véhémence, et d'une voix
» plus aspre et plus grosse que de coustume, con-
» tinua ceste dispute fort longuement, et contesta
» d'une affection merveilleuse, de sorte qu'il n'y
» eut celuy en la compagnie qui ne cogneust évi-
» demment qu'il estoit tout résolu de s'oster des
» misères de ce monde en mettant fin à sa vie. »
Après avoir achevé son discours, il s'occupa
encore d'affaires.

» Quand il se voulut retirer en sa chambre,
» alors il embrassa son filz et le caressa avec ses
» amis, les uns après les autres, plus amiable-
» ment qu'il n'avoit appris : ce qui donna de
» rechef souspeçon de ce qu'il avoit en pensée de
» faire. Entré en sa chambre et couché en son
» lict, il prit en main le Dialogue de Platon où
» il traitte de l'âme, et en leut la plus grande par-
» tie, puis, regardant au-dessus de son chevet
» il ne veit point son espée, pource que son fils
» la luy avoit fait oster comme il estoit encore à
» table. » Caton appela un valet, lui demanda
pourquoi on avait enlevé son épée et lui donna
ordre de la lui apporter sur-le-champ. Le valet
sortit. Comme celui-ci ne rentrait pas, Caton
appela tous ses serviteurs les uns après les
autres, « et commencea à leur user de plus rude
» parole en leur redemandant son espée; jusques
» à donner sur le visage de l'un un si grand coup
» de poing qu'il *s'ensanglanta toute la main*, se
» courrouceant à bon esciant et criant que son
» *propre filz* et ses serviteurs le vouloyent *livrer*
» *tout vif* à son ennemi. » Démétrius et plusieurs
autres amis se précipitèrent dans sa chambre
en pleurant; mais il les reçut assez mal. Ils se

retirèrent et envoyèrent l'épée. « Quand il la
» teint, il la desguainna et regarda si la poincte en
» estoit bien aguisée et le fil bien tranchant ; ce
» qu'ayant trouvé : Alors je suis, dict-il, main-
» tenant à moy. » Il mit son épée à ses côtés et
s'endormit. Vers minuit, il fit venir ses deux
affranchis Butas et Cléante, donna sa main à
celui-ci pour la bander, parce qu'elle était
enflée du coup de poing donné à l'esclave, et
envoya le premier au port pour y surveiller
les préparatifs de l'embarquement des troupes.
Butas revint au point du jour pour lui rendre
compte de la mission importante qu'il lui avait
confiée. Caton le congédia; « mais, aussitôt
» que Butas eut le dos tourné, il desguainna son
» espée et s'en donna un coup au dessoubz de
» l'estomach, » et tomba sur une table. Au bruit
de la chute, le fils, les amis et les serviteurs
accoururent en poussant des cris. « Son méde-
» cin, s'approchant, voulut essayer de remettre
» les boyaux qui n'estoyent point entamés et
» recouldre la playe; mais, quand il se fut un
» peu revenu d'esvanouissement, il repoulsa ar-
» rière le médecin, et, deschirant ses boyaux
» avec ses propres mains, ouvrit encore plus sa

» playe, tant que sur l'heure il en rendit l'es-
» prit. » Or, je le demande, ajoute M. Bourdin,
cette mort est-elle digne d'un sage ou d'un
-aliéné? est-ce celle d'un homme plein d'une
sainte résignation ou celle d'un fou furieux?
Le simple exposé des faits suffit, je crois, pour
juger la question (1).

Comme on le voit, M. Bourdin n'est pas difficile sur les preuves. Les principales circonstances du récit de Plutarque ont beau être
groupées avec art, il ne nous paraît pas possible,
quelque bonne volonté qu'on y mette, de trouver là des symptômes de folie. Caton s'occupe,
la veille de sa mort, de discussions philosophiques, et apporte dans ces discussions une
grande véhémence et une voix *plus aspre et plus
grosse que de coutume*. Ce sont là sans doute pour
M. Bourdin les prodromes de l'accès de manie
furieuse qui doit éclater quelques instants après,
lorsque *le malade* s'apercevra qu'on lui a enlevé
son épée. Alors, en effet, il s'emporte jusqu'à
donner un grand coup de poing sur le visage
d'un esclave qui n'obéissait pas assez prompte-

_____

(1) Bourdin, *loc. cit.*, p. 78 et suiv.

ment à ses ordres et s'ensanglante toute la main,
criant que son propre fils et ses serviteurs voulaient le livrer tout vif à son ennemi. Cette dernière phrase, que M. Bourdin a soin de souli-
gner, serait-elle pour lui l'indice des graves
progrès que la maladie avait faits pendant que
Caton *lisait le Dialogue de Platon sur l'immortalité
de l'âme?* Cela nous paraît probable; mais, si
M. Bourdin avait lu plus attentivement la relation de Plutarque, nous ne doutons pas que cet
emportement qui lui a semblé si extraordinaire
n'eût perdu à ses yeux une grande partie de son
importance; il y aurait trouvé, en effet, ce passage qui complète la seconde de ses citations (1).
Caton s'était aperçu qu'on lui avait enlevé son
épée : « Si appela un sien valet de chambre et
» demanda qui luy avoit osté son espée : le valet
» ne luy respondit rien, et luy se remeit à lire
» encore en son livre : puis un peu après *sans
» presser autrement ny monstrer qu'il en eust trop de
» haste,* ains de vouloir sçavoir seulement qu'elle
» estoit devenue, il commanda qu'on la luy
» rapportast. Il passa un assez long espace de

(1) Page 142.

» temps, de sorte qu'il eut achevé de lire entiè-
» rement tout le livre sans que personne luy
» apportast son espée (1). Parquoy il appela
» tous ses serviteurs les uns après les autres, etc. »
Le reste comme plus haut (2).

On conviendra avec nous que voilà un *fou
furieux* d'une bien singulière espèce. Quelle
modération et quelle patience exemplaires !
Trouverait-on beaucoup d'hommes raisonnables
qui, placés dans des circonstances aussi cri-
tiques, conserveraient aussi longtemps autant
d'empire sur eux-mêmes que cet illustre aliéné ?
Et puis cette fureur, qu'on regarde comme un
symptôme de folie, dure quelques instants à
peine. Aussitôt que Caton, ayant enfin recouvré
son épée, a pu s'écrier : *Je suis maintenant à
moy*, la scène change complétement. Cet homme,
que la contradiction avait surexcité, dit-on, jusqu'*au délire*, « reprit encore son livre, que l'on
» dit qu'il leut par deux fois d'un bout à l'autre :
» puis s'endormit d'un fort profond sommeil,

_____

(1) *OEuvres de Plutarque*, traduction d'Amyot. Paris, 1785,
t. VI, p. 500.

(2) Page 142.

» tellement que ceux qui estoient hors de la
» chambre l'entendoyent bien ronfler (1). »
Tous les détails qui suivent, et que M. Bourdin
a passés sous silence, témoignent, chez cette
illustre victime, d'une entière liberté d'esprit et
de pensée, d'une rare abnégation personnelle
et d'une sollicitude admirable pour le sort de
ses compagnons d'infortune; et ce n'est que
lorsqu'il apprend qu'ils sont tous embarqués
jusqu'au dernier, qu'*il desguaina son espée et s'en
donna un coup au dessoubz de l'estomach.*

Et c'est un pareil homme, dont la grande
intelligence et la haute vertu balancèrent pendant longtemps la fortune de César et de Pompée, qu'on veut nous représenter comme un misérable insensé, parce que, quelques heures
avant sa mort, il se sera emporté jusqu'à *donner
un grand coup de poing* sur le visage d'un de ses
esclaves, ou bien parce que, après s'être percé
le sein de son épée, il aura refusé tout secours *et
deschiré ses boyaux avec ses propres mains.* Mais où
s'arrêtera-t-on dans une pareille voie? On a déjà
essayé de prouver que Socrate, Mahomet, Jeanne

(1) Plutarque, *loc. cit.*, p. 503.

d'Arc, Luther, et beaucoup d'autres dont les
noms nous échappent, étaient des aliénés ? Nous
ne désespérons pas de voir avant peu dans tous
les grands événements de l'histoire des fous
illustres que, dans notre ignorance, nous avions
regardés jusqu'ici comme des hommes de génie.
Il suffira, pour cela, de laisser faire M. Bourdin,
qui, enhardi sans doute par son premier succès, paraît avoir entrepris une tâche bien autrement curieuse et importante. Nous trouvons, en
effet, dans un second mémoire sur le suicide,
publié par lui dans les *Annales médico-psychologiques*, l'étrange passage que nous transcrivons
ici : « Sans vouloir apprécier ici les suicides
» des hommes dont nous parlons (les conven-
» tionnels, que M. Bourdin fait rentrer ici dans
» les cadres pathologiques du suicide après les
» en avoir éliminés d'abord : voy. p. 122), tâche
» impossible, puisque les éléments des faits nous
» manquent presque tous, je pourrais, par la
» seule analogie, soutenir cette thèse, et, si je
» parviens à compléter certain relevé statistique
» sur l'état cérébral des hommes qu'on appelait
» il y a quelques années des héros, j'espère vous
» faire connaître des résultats singuliers. En

» attendant, je peux vous affirmer que ces héros
» présentent en fous une moyenne qui dépasse
» de beaucoup celle de la population générale de
» la France (1). »

Que répondre à de semblables exagérations,
et qu'avons-nous besoin d'insister encore pour
convaincre nos lecteurs que les médecins qui ont
mis en avant la doctrine que nous combattons
sont tombés dans la plus grave des erreurs? Mais
cette doctrine n'est pas seulement une erreur,
avons-nous dit déjà, son adoption entraînerait
encore après elle les conséquences les plus déplorables, tant au point de vue de la morale qu'à
celui de la législation pénale. C'est ce qu'il ne
nous sera pas difficile de démontrer.

§ **II. L'adoption de la doctrine d'après laquelle le
suicide serait toujours le résultat de la folie aurait
les conséquences les plus dangereuses pour la
morale et la législation pénale.**

Une des considérations sur lesquelles les partisans de cette doctrine ont le plus insisté, c'est,
sans contredit, celle-ci : La passion conduit au

(1) *Annales médico-psychologiques,* juillet 1846, t. VIII, p. 43.

suicide comme elle conduit à la monomanie;
celle-ci est d'ailleurs très souvent une cause de
folie. « Lorsque l'âme est fortement ébranlée
» par une passion violente et imprévue, a dit
» Esquirol, les fonctions organiques sont boule-
» versées, la raison est troublée, l'homme perd
» la conscience du moi; il est dans un vrai délire,
» il commet les actions les plus irréfléchies, les
» plus contraires à son instinct, à ses affections,
» à son intérêt (1). » La même pensée se trouve
reproduite d'une manière plus ou moins expli-
cite dans une foule de passages des ouvrages de
M. Falret et de M. Bourdin. Or, en présence
d'affirmations aussi précises, nous nous sommes
demandé si ces médecins honorables ont bien
compris toute la portée de leur opinion et tout le
danger qu'offrirait son adoption par les mora-
listes et les législateurs. Supposons, en effet,
deux hommes, l'un doué d'un caractère fou-
gueux, énergique, exalté, d'un tempérament
sanguin et d'une constitution robuste; l'autre,
au contraire, timide, réservé, mélancolique,
d'une constitution délicate, d'un tempérament

(1) Esquirol, *Des maladies mentales*. Paris, 1838, t. I, p. 533.

lymphatique. Supposons ces deux hommes aux prises avec la même passion, l'amour ou la jalousie par exemple, dominés par elle d'une manière impérieuse, exclusive; supposons-les tous deux amoureux d'une jeune fille que des parents prévenus ou clairvoyants refusent à leur amour.

Quelle sera la conduite de ces deux hommes, et croit-on que leurs idées, leurs désirs ou leurs résolutions seront les mêmes? Non, sans doute. Ils souffriront tous deux également peut-être, mais non de la même façon. Le premier se plaindra avec colère, implorera avec menace, et s'il n'est pas écouté, ne reculera peut-être pas devant un meurtre pour se débarrasser de ce qui lui fait obstacle. Le second, au contraire, se taira et se repliera en lui-même; il caressera pour ainsi dire sa douleur et ses angoisses, et cherchera un refuge dans le suicide aussitôt qu'il sera arrivé aux dernières limites du déses-poir. Nous le demandons à tous les esprits impar-tiaux, ces deux hommes ne sont-ils pas égale-ment coupables ou également excusables? Serait-il juste, serait-il logique de déclarer l'un d'eux aliéné, parce qu'une différence de tempérament,

de caractère ou de constitution, l'aura déterminé à tourner sa fureur contre lui-même,
plutôt que contre ses ennemis? Et s'il est vrai
de dire que toutes les fois qu'un homme est
privé de sa liberté morale, même d'une manière
momentanée, il est fou, et n'est plus par cela
même responsable de ses actes, le plus malade
et le plus excusable de ces deux individus ne
serait-il pas, en bonne logique, celui qui aurait
été meurtrier, c'est-à-dire celui qui aurait dû
faire taire plus complétement la voix de la raison
et les scrupules de la conscience? On voit à
quelles conséquences monstrueuses conduirait
une semblable doctrine, conséquences pourtant
tout à fait logiques, et qui sont incontestablement l'expression la plus rigoureuse des faits.

Car on se tromperait étrangement si l'on
regardait comme imaginaires les portraits des
deux individus que nous avons mis en présence.
Combien d'hommes honnêtes et bons, aimants
et généreux, ont été entraînés irrésistiblement,
fatalement, pour ainsi dire, aux crimes les plus
atroces par une passion violente: l'amour, la
jalousie, l'ambition, etc. Or, si nous raison-
nions comme nos adversaires, nous dirions,

avec autant de raison: La passion conduit au
crime, comme elle conduit au suicide et à la
monomanie ; la passion est très souvent un
commencement de folie : l'homme passionné
est donc fou, et par suite irresponsable de ses
actions. Le crime qu'il commettra ne sera dans
ce cas que le *paroxysme final* de sa maladie. Quels
sont les crimes qu'on n'excuserait pas ainsi?
Et pour être conséquent avec ces idées, ne fau-
drait-il pas demander la transformation en
maisons d'aliénés de nos bagnes et de nos prisons? Ces conséquences, auxquelles M. Esquirol
et M. Falret ne paraissent pas même avoir songé,
n'ont pas effrayé M. Bourdin, qui n'hésite pas à
proclamer que si l'on démontrait que les crimes
sont, comme le suicide, de tous points assimila-
bles à des monomanies, il faudrait accepter les
conséquences de cette preuve, et reconnaître la
vérité. Ce passage est assez curieux pour que
nous croyions devoir le transcrire ici en entier,
comme une preuve nouvelle des erreurs incroyables auxquelles peuvent conduire un mauvais
raisonnement et une observation incomplète.

« Quelques personnes paraissent redouter
» singulièrement l'application que je viens de

» faire de l'observation médicale à l'histoire du
» suicide : elles s'en affligent sous le prétexte
» qu'on pourrait en faire autant pour l'homicide
» et peut-être même pour tous les crimes; d'où
» naîtrait l'impossibilité de distinguer ces der-
» niers des actes de délire, et par conséquent la
» nécessité de les confondre sous le titre de
» *monomanies.*

» Ma réponse sera précise et sans détour.

» Si l'on démontrait que l'homicide est, comme
» le suicide, de tout point assimilable à une
» monomanie, il faudrait accepter les consé-
» quences de cette preuve, et reconnaître la
» vérité. Or, la supposition que je fais en ce
» moment, s'est déjà réalisée dans maintes cir-
» constances. Les médecins ayant constaté
» l'existence de la monomanie homicide, et en
» ayant fourni la *preuve*, les juges, ordinaire-
» ment si difficiles en pareille matière, se sont
» associés à l'opinion des médecins, en acquit-
» tant les infortunés sur lesquels on appelait
» les rigueurs de la loi. C'était bonne justice.
» Mais, je me hâte de le dire, on avait affaire
» à des exceptions (1). »

(1) Bourdin, *loc. cit.*, p. 85.

Pourquoi donc ne voir là que des exceptions,
lorsqu'on n'en admet aucune pour le suicide?
Si les preuves sur lesquelles s'appuie M. Bourdin
suffisent pour démontrer que celui-ci est toujours un signe d'aliénation mentale, croit-il donc
qu'il serait bien difficile d'étendre ces preuves
à tous les cas de meurtre, d'assassinat, d'empoisonnement, etc.? Tout ce qu'il nous raconte des
luttes intérieures de l'homme qui va se donner
la mort, de ses hésitations, de ses angoisses,
de sa prudence et de son habileté dans les préparatifs, de sa fermeté dans l'exécution, etc.
(voy. p. 135), tout cela ne s'appliquerait-il pas
également, et avec plus de raison peut-être, à
l'homme qui est sur le point de devenir homicide? Est-il juste, est-il logique de prétendre que
l'un est fou et irresponsable, et que l'autre, ayant
agi dans la plénitude de sa raison, doit répondre
de ses actes? Il y a là une erreur de fait et un
vice de raisonnement vraiment incroyables. Une
erreur de fait, car s'il se trouvait par la suite
un médecin assez hardi ou assez dépourvu de
sens commun pour entreprendre de démontrer
que l'homicide est toujours une monomanie, il
lui suffirait de copier à peu près textuellement

un grand nombre des pages de la brochure de
M. Bourdin, en ayant soin de changer un seul
mot, celui de suicide en celui d'homicide. Un
vice de raisonnement, car ceci n'empêche pas
cet écrivain de déclarer *qu'il est impossible de
faire pour l'homicide ce qu'il a fait pour le suicide,
c'est-à-dire de l'assimiler à une monomanie* (1). Et
pour arriver à cette conclusion, qui condamne
si évidemment sa doctrine, et met à néant
toutes les preuves qu'il a si laborieusement
accumulées, sur quoi s'appuie-t-il? Sur des
assertions et des allégations sans preuves, telles
que celle-ci, qu'il n'existe pas chez les criminels
ces conditions d'hérédité ou ces accidents nerveux antérieurs, qui préparent à la longue les
monomanies diverses ; que leur éducation a été
plus vicieuse, que leurs instincts sont plus grossiers, leurs passions mal dirigées et sans frein ;
enfin, sur cette dernière considération à laquelle
il aurait bien dû un peu songer lorsqu'il a étudié
le suicide: « On retrouve dans ses motifs d'ac-
» tion (du criminel) des témoignages presque
» irrécusables de sa culpabilité; car il est diffi-

(1) Bourdin, *loc. cit.*, p. 86.

» cile de ne pas apercevoir que ses actes les plus
» abominables ont eu pour cause la satisfaction
» de certains intérêts, le désir des jouissances,
» l'assouvissement des instincts, le rassasiement
» des passions, la recherche des possessions
» charnelles et égoïstes (1). »

Rien n'est plus juste ni plus vrai que cette
dernière observation. Aussi, comme le dit si
bien M. Bourdin, la monomanie homicide est
excessivement rare, et, lorsqu'elle existe, elle
est caractérisée surtout par l'absence complète
de ces motifs d'intérêt ou de passion qui sont les
mobiles ordinaires des crimes. C'est là le signe
essentiel, le symptôme caractéristique de cette
cruelle affection. Tous les médecins d'aliénés
s'accordent à le reconnaître avec Esquirol, qui
a souvent insisté sur cette observation dans ses
nombreux écrits. « Aucun des sujets de ces
» observations, dit-il, n'avait de motifs quel-
» conques pour vouloir la mort de leurs vic-
» times, préférant ordinairement les objets de
» leurs plus chères affections. » Et plus bas :
« Nul motif ne les excitait ; ils étaient *entraînés*,

(1) Bourdin ; *loc. cit.*, p. 86.

» disent-ils, *emportés par une idée, par quelque*
» *chose, par une voix intérieure.* Plusieurs disent
» n'avoir pas succombé, parce que leur raison
» a triomphé, parce qu'ils ont fui, ou parce
» qu'ils ont éloigné les instruments et les objets
» du meurtre (1). »

Or, si la monomanie homicide n'existe que
lorsque le malade a obéi à une impulsion irrésistible et non motivée, ou basée sur des motifs évidemment chimériques et contraires à la raison,
pourquoi en serait-il autrement de la monomanie suicide ? Qu'un homme se tue sans motif
appréciable, et parce qu'il y a *été entraîné, emporté*
par une idée, par quelque chose, par une voix
intérieure, ou bien par des motifs *chimériques,*
et évidemment contraires à la raison, nous serons
les premiers à reconnaître que cet homme est
fou, et que l'acte par lequel il a mis fin à sa
vie est une dernière preuve de folie. Mais que
chez le même individu on arrive à reconnaître
que la haine de la vie et le désespoir sont justi-
fiés par des motifs graves, sérieux et compatibles avec l'intégrité de la raison, nous ne

(1) Esquirol, *Maladies mentales*, t. II, p. 836.

saurions tomber dans la même contradiction que les auteurs que nous avons cités, et admettre avec eux que la mort volontaire doive être considérée, dans ce cas, comme un acte de délire.

Nous ne sommes pas d'ailleurs complétement isolés dans notre opinion. Quelques médecins aliénistes distingués ont répudié dans leurs écrits une doctrine dont les conséquences seraient aussi déplorables. Nous avons déjà eu occasion de rappeler les idées de M. Etoc-Demazy sur ce sujet. M. Brierre de Boismont, dans un mémoire intéressant publié, il y a quelques années, dans les *Annales d'hygiène publique et de médecine légale*, arrive à cette conclusion générale. « On peut établir que la folie a une part considérable dans le suicide; mais il y aurait une grave erreur à prétendre qu'elle est la seule explication possible de toutes les morts volontaires (1). » Enfin nous sommes heureux de pouvoir appuyer nos opinions sur celles de M. Ferrus, dont la compétence, dans toutes les questions qui se rapportent à l'aliénation mentale, ne saurait être contestée par personne.

(1) *Annales d'hygiène publique et de médecine légale*, Paris, 1850, t. XLIII, p. 162.

« Les précédentes considérations touchant la
folie pénitentiaire, dit-il, dans l'ouvrage dont
nous avons déjà parlé, nous conduisent naturellement à l'examen du suicide dans les prisons. Cette marche semble d'autant plus ration-
nelle, que l'aliénation mentale est bien souvent
l'avant-coureur du suicide ; qu'il existe, en un
mot, entre la perte de la liberté morale et le
meurtre de soi-même, une assez notable analogie
pour que des philosophes et la plupart des
médecins aliénistes aient considéré le suicide
comme un acte incontestable de folie. »

« Nous sommes loin de nous montrer aussi
exclusif, et si nous rattachons dans ce travail
les deux ordres de faits, c'est autant pour signaler leur manque de similitude que les points de
contact qui peuvent les rattacher l'un à l'autre. »

» Le suicide, ajoute-t-il un peu plus loin, ne
saurait être caractérisé d'une manière précise,
car il revêt des formes multiples, et ne doit être
scientifiquement considéré que comme un phénomène consécutif à un grand nombre de causes
diverses. Ces causes se rattachent parfois à des
mobiles généreux, à l'exaltation des sentiments
élevés. C'est ainsi que, parmi nous, à l'exemple

de Caton d'Utique, plusieurs hommes honorables, et notamment des militaires, se sont donné
la mort dans nos temps calamiteux, soit pour
ne pas tomber entre les mains de l'ennemi, soit
pour ne point survivre à la ruine de la liberté,
à l'asservissement de la patrie (1). » Enfin, après
avoir rappelé le suicide de lord Castlereagh,
M. Ferrus ajoute : « Ici encore on s'est trop hâté
d'attribuer ce suicide à un accès de folie ; car
bien souvent les plus cuisants chagrins et de
lentes tortures se dissimulent sous les apparences les plus fortunées, et le bonheur n'a
point d'enseigne extérieure, comme l'a écrit
J.-J. Rousseau (2). »

Il est donc évident que pour apprécier saine-
ment la nature morale du suicide, il est indispensable d'en rechercher avec soin les motifs
déterminants. Tous les auteurs qui, de près ou
de loin, ont traité ces questions difficiles, s'accordent, nous le croyons, sur ce point important. Un seul, M. Moreau (de Tours), s'élève avec
une remarquable franchise contre l'opinion géné-

(1) Ferrus, *Des prisonniers, de l'emprisonnement et des prisons*, p. 111 et 113.

(2) Ferrus, *loc. cit.*, p. 124.

11

rale, dans un article inséré dans les *Annales
médico - psychologiques*. Ces réflexions, très
courtes, mais qui empruntent une certaine
importance du nom de leur auteur, doivent,
par cela même, arrêter quelques instants notre
attention. Commençons par citer textuellement.

« A mon sens, on s'est très fort fourvoyé dans
» cette question qui, après tout, n'est qu'une
» question de faits, et qui ne peut être tranchée
» que par des faits et non par des raisonnements
» *à priori*, par des inductions hasardées, comme
» on essaie de le faire généralement. Il ne s'agit
» pas, en effet, de savoir si tels ou tels qui se sont
» tués avaient ou non des raisons *plus ou moins*
» *légitimes* (mots soulignés dans le texte) pour le
» faire. Il s'agit de savoir si, au moment où l'acte a
» été accompli, l'individu jouissait encore de sa
» pleine liberté morale, de son libre arbitre,
» c'est-à-dire s'il était encore et toujours libre
» de n'exécuter pas, comme d'exécuter l'acte
» qui avait fait antérieurement l'objet de ses
» réflexions. Ne prenons pas le change : ce ne
» sont pas les motifs de l'acte qui sont en cause,
» c'est l'acte même, ou plutôt l'impulsion immé-
» diate qui l'a déterminé ; et dès lors il s'agit de

» savoir si cette impulsion n'a pas pris sa source
» dans de telles conditions psychiques, qu'elle
» fût *irrésistible* (encore souligné) (1). »

Si M. Moreau s'était contenté de dire que
c'est ici surtout une question de faits, nous
aurions été pleinement de son avis; car le plus
grand reproche que nous ayons eu à adresser
aux honorables médecins dont nous avons
combattu les idées, et que nous adresserons à
M. Moreau lui-même, c'est précisément de
n'avoir pas suffisamment pesé les faits, ou de
ne s'être préoccupé que d'une certaine catégorie
de faits relativement très restreints. Mais là où
nous différons complétement de sa manière de
voir, c'est lorsqu'il dit : « Qu'il ne s'agit pas de
» savoir si tels ou tels qui se sont tués avaient
» pour le faire *des raisons plus ou moins légitimes*,
» mais bien s'ils jouissaient encore de leur pleine
» liberté morale.» Car, pour être bien appréciés,
les faits ont besoin d'être étudiés, non-seulement
en eux-mêmes, mais aussi et surtout dans les circonstances qui les ont accompagnés, dans les
causes souvent très diverses qui les ont produits.

(1) *Annales médico-psychologiques*, t. VII, p. 287.

Cela est vrai de tous les faits en général , et plus
particulièrement encore des faits moraux. Aussi
demanderons-nous à M. Moreau comment il
reconnaîtra si un homme jouit ou non de sa
pleine liberté morale , s'il fait abstraction des
motifs qui le font agir? Qu'est-ce d'ailleurs que
la liberté morale, et peut-on dire qu'elle soit
jamais entière? Tout acte de la volonté, même
la plus libre, suppose nécessairement un motif
déterminant, et par cela seul une limite, une
entrave à la liberté absolue. Ces limites, ces
entraves sont d'autant plus puissantes et impé-
rieuses, que l'acte lui-même est plus important,
et les motifs plus graves et plus sérieux. N'ar-
rive-t-il pas fréquemment que l'homme le plus
libre en apparence, celui dont tous les actes
paraissent le plus froidement calculés, obéit
cependant, sans s'en douter peut-être, à tout
l'entraînement d'une passion violente. Certainement Caton n'était pas libre, dans le sens
absolu du mot, lorsque, dominé par son orgueil,
il s'est tué pour ne pas assister en vaincu au
triomphe de César. Certainement encore, le duc
de Praslin n'était pas libre, lorsque après son
crime, qui a eu un si triste retentissement, il

s'est empoisonné pour échapper à l'échafaud.

Mais faut-il en conclure que ces deux hommes étaient fous? Et peut-on considérer comme une preuve de folie une entrave même très puissante apportée à la liberté morale, abstraction faite des causes qui en ont été l'origine? La longue discussion qui précède a répondu d'avance et d'une manière péremptoire à ces questions. Nous allons même plus loin, et nous disons qu'une impulsion instinctive, fût-elle *irrésistible*, ne peut pas constituer par elle-même une preuve de folie, et qu'ici encore il est absolument nécessaire de remonter aux motifs qui l'ont déterminée. Lorsqu'un homicide est commis, comment serait-il possible autrement de se faire une opinion sur l'état mental de son auteur, et de distinguer l'aliéné du criminel? Nous avons vu déjà (p. 157) comment Esquirol caractérise la monomanie homicide. Il a soin en même temps de nous donner ce qu'on pourrait appeler le diagnostic différenciel du crime et de cette cruelle affection. « Le criminel, dit-il, a toujours un motif; » le meurtre n'est pour lui qu'un moyen pour » satisfaire une passion plus ou moins crimi- » nelle. Presque toujours l'homicide du criminel

» est compliqué d'un autre acte coupable; il
» choisit ses victimes parmi les personnes qui
» peuvent faire obstacle à ses desseins ou qui
» pourraient déposer contre lui (1).»—«Dans la
» monomanie homicide, au contraire l'impul-
» sion est subite, instantanée, irréfléchie, plus
» forte que la volonté; le meurtre est commis
» sans intérêt, sans motif, le plus souvent sur
» des personnes chéries (2). »

C'est là un point de doctrine irrévocablement
acquis à la science. Mais ce qui est vrai de la
monomanie homicide, ne saurait être faux de
la monomanie suicide, qui devrait être alors
extrêmement rare, si même elle existe réellement en tant que maladie distincte, comme
nous le verrons d'ailleurs un peu plus bas.
M. Moreau en convient lui-même au moins
indirectement, lorsqu'il dit : « Ne prenons pas
» le change : ce ne sont pas les motifs de l'acte
» qui sont en cause, mais l'acte même, ou plutôt
» l'impulsion immédiate qui l'a déterminé ; et
» dès lors, il s'agit de savoir si cette impulsion n'a
» pas pris sa source *dans de telles conditions psy-*

(1) Esquirol, *Des maladies mentales*, Paris, 1838, t. II., p. 837.
(2) Esquirol, *loc. cit.*, p. 834.

» *chiques*, qu'elle fût *irrésistible*. » Il y a là évidemment une contradiction que la force même des
choses rendait inévitable. M. Moreau a beau dire
que la recherche des motifs du suicide est inutile, il est obligé d'y revenir malgré lui. Car que
peut-il entendre par ces *conditions psychiques* qui
peuvent rendre une *impulsion irrésistible*, sinon
l'ensemble des circonstances extérieures et des
phénomènes internes qui peuvent agir sur la
volonté. Or, s'il en est ainsi, on est bien forcé de
reconnaître que dans un grand nombre de cas,
ces conditions psychiques sont entièrement compatibles avec l'intégrité de la raison. Autrement,
ce ne seraient plus seulement les individus qui
se tuent qui seraient aliénés, mais aussi tous les
hommes dominés par leurs passions. Un homme
tue son ennemi dans le paroxysme de la colère ;
un autre, excité par une jalousie féroce, égorge
sa maîtresse et se tue après elle. Celui-ci, poussé
par les enivrantes ardeurs de la cupidité et de
l'avarice, s'approprie le bien d'autrui par des
moyens infâmes ; celui-ci, dévoré par la passion
du jeu, dépouille impitoyablement sa femme et
ses enfants, et ne craint pas de commettre des
crimes pour se procurer de l'or. N'est-il pas

évident que tous ces hommes se trouvent dans de *telles conditions psychiques*, que l'impulsion qui les fait agir est devenue subitement ou à la longue complétement *irrésistible?* Dira-t-on cependant qu'ils sont aliénés, et par cela même irresponsables de leurs actes? Cela n'est pas possible. M. Bourdin lui-même a reculé devant une conclusion aussi évidemment erronée ; et nous ne pouvons croire que M. Moreau ait sérieusement réfléchi aux monstrueuses conséquences qu'on pourrait tirer de ses paroles, lorsqu'il a écrit la phrase suivante : « Il est de » fait qu'un individu aura pu, pendant plus ou » moins de temps, conserver au dedans de lui- » même l'idée de suicide, y réfléchir, mûrir son » projet, en peser le pour et le contre, sans que » ses facultés morales aient reçu la moindre » atteinte : ce n'est qu'au moment même ou peu » d'instants avant d'accomplir son projet, *que le* » *mal se sera déclaré*, l'aura arraché violemment » et brusquement à son libre arbitre (1). »

Quel est donc ce mal si singulier qui se déclare ainsi tout à coup, et qui transforme en

_____

(1) *Annales médico-psychologiques*, *loc. cit.*, p. 288.

un instant l'homme le plus raisonnable en un
pauvre insensé ? M. Moreau ne le dit pas. N'est-
ce pas là cependant un de *ces raisonnements à
priori, une de ces inductions hasardées* et sans preuves que l'honorable médecin de Bicêtre repro-
chait tout à l'heure à ses adversaires ? Et n'est-
ce pas le cas de se demander d'où vient cette
espèce de manie qui porte la plupart des médecins d'aliénés à regarder comme fous tous les
individus qui se tuent. La raison en est simple ;
M. Moreau a même soin de nous la faire connaître lui-même : « Le suicide, dit-il en com-
» mençant son article, doit-il être regardé dans
» tous les cas comme le résultat d'une aliénation
» mentale, soit durable, soit passagère? Sans vou-
» loir ici trancher cette difficile question, disons,
» en thèse générale, qu'*instinctivement* on penche
» d'autant plus vers l'affirmative, que l'on a fait
» de la folie une étude plus approfondie, que
» l'on a acquis plus d'expérience, et qu'enfin
» on a vu plus d'aliénés (1). » N'est-ce pas dire,
en d'autres termes, que la fréquentation et l'observation habituelles des aliénés nous disposent

(1) *Annales médico-psychologiques*, loc. cit., p. 287.

instinctivement et malgré nous à voir partout
des fous, et à marquer du cachet de la folie
toutes les actions humaines? C'est là en effet
le résultat ordinaire et presque inévitable de
l'esprit d'exclusion et de système, dont les meilleurs esprits ont tant de peine à se défendre.
Quant à nous, ce n'est pas avec nos instincts
que nous avons étudié une question scientifique
d'une aussi haute importance ; mais bien avec la
raison exempte autant que possible de toute idée
préconçue, et aidée de l'observation rigoureuse
des faits. Aussi sommes-nous arrivé à des conclusions diamétralement opposées. Nous irons
même plus loin que dans les pages qui précèdent,
et nous dirons que , loin d'être le résultat de la
folie, le suicide est dans certains cas, rares il
est vrai, une preuve éclatante de raison, nous
oserions presque dire de vertu. Voici un exemple,
pris entre mille, qui fera bien comprendre toute
notre pensée.

IIIe OBSERVATION. — Nous avons connu, il y a
quelques années, dans la division des aliénés
de l'hospice de Bicêtre, un pauvre jeune homme
qui avait été arrêté au moment où il venait de

se précipiter dans la Seine. Son histoire, qui doit
être celle d'un grand nombre de malheureux,
nous fit alors une vive impression. Rien en lui
d'ailleurs ne dénotait le moindre trouble d'esprit, et il en était arrivé à ce degré de misère,
de s'estimer heureux, lui, dont la raison était
saine, d'avoir été admis dans l'asile des aliénés,
où il trouvait du moins le pain de chaque jour
en échange de quelques légers services qu'il
rendait aux malades. Orphelin avant l'âge où il
aurait pu se suffire à lui-même, il se trouva
confié aux soins d'un ami de son père, institu-
teur dans sa ville natale. Celui-ci le battit et le
maltraita tellement, que son élève l'abandonna
et vint se réfugier à Paris. Là il fut recueilli
par un oncle qui, sous un prétexte futile, s'em-
pressa, environ six mois après, de le chasser
honteusement de chez lui. Enfin, au bout de
quelques jours, toutes ses ressources étant épui-
sées, tous ses effets vendus, le malheureux P...,
se trouvant sans asile, alla se cacher dans les
carrières de Montmartre où il fut arrêté comme
vagabond. Personne n'étant allé le réclamer, il
fut condamné à six mois de prison.

Accablé de honte et de regrets, P... tomba

dans un violent désespoir, auquel succéda bientôt une maladie grave, qui le retint au lit pendant quatre mois. Il ne put donc pas travailler,
et lorsque après l'expiration de sa peine il fut
rendu à la liberté, il n'avait encore pu gagner
que six francs. Celte somme ne dura que quelques
jours, au bout desquels P... revint s'asseoir sur
les bancs de la police correctionnelle. Cette fois
les juges eurent sans doute pitié de sa triste
position et ne le condamnèrent qu'à un mois
de prison. Pendant ce dernier séjour à la Force,
ce malheureux fut en butte aux tracasseries les
plus odieuses de la part des autres condamnés.
« J'étais entouré, dit-il dans une lettre pleine de
» naïve sensibilité qu'il adressait à M. Leuret, alors
» médecin de l'hospice, j'étais entouré d'une foule
» d'hommes indignes de vivre, qui, me voyant
» bien affligé, me conseillaient de faire comme
» eux, et de leur enseigner quelque bon coup à
» faire. Mais lorsqu'ils virent que j'étais in-
» flexible, ils firent de moi leur jouet. Lorsque
» la nuit arrivait, ils me tourmentaient jusqu'à
» ce que le sommeil les domptât; ils dormaient
» tranquilles et sans souci, tandis que j'étais là,
» pensant et pleurant, sans pouvoir fermer l'œil

» jusqu'au lendemain, où mes souffrances recom-
» mençaient. »

Lorsque le pauvre P... sortit de cet enfer, la
misère s'offrit à lui de nouveau dans toute sa
nudité hideuse; il se voyait sans pain et sans
asile; il ne connaissait personne qui pût l'aider
à trouver du travail, ses parents étaient indifférents ou irrités contre lui, et il n'espérait pas
les fléchir ou les intéresser à son sort; son âme
honnête se révoltait à la seule pensée de demander au crime de quoi apaiser sa faim. Dès
lors, son désespoir ne connut plus de bornes; le
suicide s'offrit à lui comme son seul refuge; et,
quoiqu'il aimât la vie, il s'était précipité dans la
Seine, lorsqu'il fut arrêté de nouveau, et cette
fois conduit à l'hospice de Bicêtre.

Ce jeune homme restant honnête au milieu
des circonstances les plus propres à le perdre,
préférant le suicide au vol, devenu sa seule ressource pour échapper aux tourments de la faim
et de la plus affreuse misère, peut-il être sérieusement regardé comme aliéné? S'il en était
ainsi, la folie ne serait-elle pas, dans quelques
cas, la plus belle des vertus? Pour démontrer
d'ailleurs une proposition aussi étrange, suffi-

rait-il de s'écrier avec M. Falret : « Ne pas sentir
» l'horreur de la mort, cet instinct si vif dans
» tous les êtres, c'est une défectuosité, un état
» contre nature. Éprouver cette horreur, mais
» céder à une passion qui domine l'âme, aimer
» la vie et se détruire, c'est ressembler à ce fré-
» nétique qui plonge un poignard dans le sein
» d'une mère qu'il adore (1). » Aimer la vie, et
se détruire parce que l'âme est dominée par
une passion violente, serait donc une preuve de
folie ; et le malheureux qui meurt de faim, et qui
se tue pour ne pas devenir criminel, et abréger
un peu ses souffrances, ressemblerait à ce fréné-
tique qui plonge un poignard dans le sein d'une
mère qu'il adore ? Mais alors quels actes seraient
à l'abri de cette imputation de folie ? Et n'en
serions-nous pas bientôt réduits à prendre à la
lettre cette boutade d'un poëte misanthrope :

Le monde est plein de fous, et qui n'en veut point voir
Doit se tenir tout seul, et casser son miroir.

Avons-nous besoin d'insister encore pour
démontrer, ainsi que nous le disions en com-

(1) *Traité de l'hypochondrie et du suicide*, Paris, 1822, p. 138.

mençant cette longue discussion, que la doctrine d'Esquirol, de M. Falret, etc., sur la
nature du suicide, est *une erreur aussi contraire
à l'observation rigoureuse des faits, que dangereuse
dans ses conséquences?* On est donc forcé de
reconnaître que le suicide n'est pas toujours une
maladie, et que les mêmes causes qui portent
tel individu à se tuer, précipitent tel autre dans
le crime, tel autre dans la folie. Ainsi, il est bien
entendu que, pour nous, il existe deux genres de
suicides entièrement distincts : l'un spontané,
libre, volontaire, basé sur des motifs réels, dont
il est permis à chacun d'apprécier la valeur,
mais assez puissants pour contre-balancer dans
l'esprit du malheureux qui va se détruire cet
instinct si vif dans tous les êtres, qui les attache
à la vie ; l'autre, au contraire, involontaire et
pour ainsi dire fatal, déterminé par des motifs
imaginaires ou futiles, par des terreurs chimériques, par des hallucinations ou des illusions
maladives, qui obscurcissent la raison, oppri-
ment la volonté, et pervertissent les sentiments
et les instincts les plus vivaces. Ce dernier seul
peut, à juste titre, être regardé comme le résultat d'une maladie, ou plutôt de plusieurs mala-

dies très différentes les unes des autres, qui ont
toutes un caractère commun, le trouble de la
raison. Mais dans ce cas encore, l'acte du suicide n'est en réalité qu'un symptôme, et ne
constitue pas par lui-même une affection particulière, ainsi que l'ont cru les médecins dont nous
combattons les idées. Il est même très douteux
pour nous, ainsi que nous le verrons plus tard,
qu'il existe une monomanie suicide proprement
dite, c'est-à-dire une affection mentale dans laquelle le trouble de la raison se manifeste uniquement par un penchant irrésistible, et non
motivé , au meurtre de soi-même.

Nous avons donc eu raison lorsque, dès le
début de nos recherches, nous avons étudié,
non pas le suicide en lui-même, mais bien les
causes plus ou moins directes ou éloignées qui
le produisent. Notre premier chapitre a été consacré tout entier à la détermination de ces dernières, et des influences si diverses qu'elles
exercent sur notre organisation tout entière.
Il nous reste maintenant à étudier les premières,
qui se divisent naturellement en deux classes
parfaitement distinctes, comprenant : l'une,
celles de ces causes qui laissent au *Moi* toute la

liberté de ses déterminations; l'autre, celles au contraire qui la détruisent d'une manière plus ou moins complète. Disons quelques mots des premières avant de nous occuper des dernières, qui rentrent plus directement dans le domaine de la médecine, et méritent, à ce titre, de fixer plus spécialement notre attention.

Toutes ces causes peuvent se diviser d'après notre XVIe tableau en cinq ordres distincts, rangés sous les dénominations suivantes :

1° Misère, revers de fortune, embarras d'affaires, etc., 7,703 suicides (6,687 hommes, 1,016 femmes); 2° chagrins domestiques de toute nature, 6,884 suicides (4,234 hommes, 2,650 femmes); 3° passions, amour, jalousie, inconduite, etc., 7,555 suicides (5,798 hommes, 1,757 femmes); 4° souffrances physiques, mélancolie, dégoût de la vie, etc., 10,622 suicides (8,385 hommes, 2,237 femmes); 5° aliénation mentale, monomanie, fièvre cérébrale, etc., 13,241 suicides (8,486 hommes, 4,755 femmes). Les causes comprises dans les trois premières de ces catégories sont évidemment compatibles avec la raison des malheureux qu'elles entraînent à se détruire. Les auteurs qui ont écrit sur

le suicide ont fait ici une confusion déplorable.
De ce que la plupart de ces causes entrent en
même temps pour une grande part dans l'étiologie de la folie, ils ont conclu que le suicide est
une espèce particulière de folie. Puis ils se sont
égarés dans une foule de considérations théoriques ou philosophiques, dont nous avons démontré plus haut la vanité et le danger. Mais
des faits positifs, des chiffres exacts à l'appui de
leurs idées, nous n'en avons trouvé nulle part.
C'est là une méthode singulièrement commode et
élastique, qui permet d'écrire de gros livres sans
trop de soins et de fatigues, et sans grand profit
pour la science. Aussi n'est-elle pas la nôtre, et
lorsque nous avons entrepris ces recherches,
nous avons tout d'abord pensé à recueillir un
assez grand nombre de faits pour que, dans nos
conclusions, rien ne fût donné au hasard. Les
relevés publiés chaque année par le ministère
de la justice nous ont été sous ce rapport d'un
immense secours. Dans des questions de la
nature de celle qui nous occupe, ce n'est que
par la comparaison d'un nombre considérable
de faits recueillis ainsi sur une grande échelle,
qu'on peut espérer d'arriver à la découverte de

la vérité. Aussi nous semble-t-il plus sage de nous abstenir toutes les fois que les faits et l'observation nous feront défaut, et malheureusement c'est ce qui nous arrive dans tout ce qui se rapporte à l'étude des causes immédiates du suicide.

Nous aurions voulu pouvoir faire connaître, pour les principales d'entre elles, leur rapport avec la population en général, avec l'âge des suicidés, avec leurs professions, etc. Nous reconnaissons avec regret, que nous ne possédons aucune donnée assez exacte pour oser nous permettre même une approximation tant soit peu probable. Nous sommes donc forcé de nous en tenir à exprimer le vœu, que les hommes distingués qui sont chargés, au ministère de la justice, de la direction de ces recherches statistiques, en élargissent encore le cercle, et les étendent jusqu'à ces détails intimes qui nous semblent mériter d'être pris en grande considération.

En l'absence de ces documents indispensables, on comprendra sans peine que nous n'ajoutions rien aux chiffres de notre tableau, et à la nomenclature un peu sèche qui précède,

en ce qui concerne du moins les causes comprises dans les trois premières classes et dans
une partie de la quatrième. Aurions-nous fait
faire un grand pas à la question, lorsque nous
aurions constaté que la misère a déterminé un
dix-huitième des suicides constatés de 1836 à
1852; que les revers et les embarras de fortune
ont contribué pour un quinzième à la formation de la somme totale, l'amour contrarié pour
un trente-troisième, les chagrins domestiques
pour un douzième, etc., etc. Nous ne le pensons
pas. C'est un calcul d'ailleurs que tout le monde
fera facilement pour chacune des causes en
particulier, si l'on veut se reporter à notre
XVIe tableau. En serions-nous plus avancé,
lorsque nous aurions répété ce qui a été dit tant
de fois, que l'homme se tue pour échapper à la
misère ou au désespoir; « que l'excès du mal-
» heur, dans l'acception que lui donnent les
» passions, faisant naître la pensée du suicide,
» il s'ensuit que ses causes occasionnelles sont
» aussi variées que celles du malheur (1)? » En
quoi ces réflexions, qui ressembleraient beau-

_____

(1) Falret, *loc. cit.*, p. 30.

coup à des lieux communs, pourraient-elles contribuer à nous faire trouver la solution des
questions que nous avons posées plus haut?

Mais le suicide, avons-nous dit, n'est pas toujours un acte spontané et libre. Il est encore
très fréquemment un acte de délire et un symptôme de folie. A ce titre surtout, il mérite de
fixer notre attention et celle des médecins d'aliénés. Ici les faits particuliers et les observations
individuelles nous seront d'un grand secours
pour nous éclairer sur le mode d'action des
causes qui le produisent. Cette face nouvelle de
la question a d'ailleurs été étudiée avec soin par
les médecins qui ont écrit sur le suicide, et
nous trouverons dans leurs ouvrages des observations précieuses dont nous ne manquerons
pas de profiter.

Avant d'aller plus loin, nous devons essayer
de déterminer, d'une manière au moins approximative, le degré de fréquence relative de ces
deux ordres de causes. Nous avons déjà dit que,
sur 52,126 morts volontaires qui ont eu lieu
de 1836 à 1852, 20,700 à peu près ont eu pour
point de départ une maladie physique ou morale. En retranchant de ce nombre celui

de 4,687, qui représente dans notre tableau la somme des suicides motivés par le désir de se soustraire à des souffrances physiques devenues intolérables, il en reste encore 16,013 qui ont été déterminés par une affection mentale. Ce chiffre, qui forme plus du tiers de la somme totale (réduite à 45,651 par la soustraction des 6,475 suicides dont les motifs sont restés inconnus), nous paraît encore au-dessous de la réalité. Car, quelque convaincu que nous soyons du peu de fondement et du danger de l'opinion des médecins qui voient toujours dans le suicide une preuve de folie, nous n'en reconnaissons pas moins que, de toutes ses causes immédiates, celle-ci est la plus fréquente et la plus énergique. Personne n'ignore combien les familles sont intéressées à cacher à tout le monde l'état de folie de l'un de leurs membres, et par cette seule cause, bien des erreurs ont dû se glisser dans les renseignements pris par les officiers du parquet.

Nous trouvons une autre cause d'erreur dans ce fait incontestable, que la folie n'entraîne pas toujours un trouble de l'intelligence assez marqué pour devenir appréciable à tous les yeux. Il

est même certaines formes de cette affection qui
laissent au malheureux qui en est atteint toutes
les apparences de la raison ; qui lui permettent
de vaquer avec suite à ses affaires, de s'adonner
quelquefois avec succès aux travaux physiques
ou intellectuels les plus difficiles. Il est des hallucinés qui conservent, au milieu des sensations
fausses et désordonnées qui les obsèdent, assez
de force et d'empire sur eux-mêmes pour les
cacher, quelquefois pendant plusieurs années, à
leur propre famille et à leurs amis les plus intimes. C'est une lutte continuelle entre la raison
et la folie dont nul ne connaît les longues vicis-
situdes ou les cruelles angoisses, jusqu'à ce que
celle-ci l'emportant, amène une funeste catastrophe. Et encore dans ce cas, est-il quelquefois bien
difficile de découvrir les véritables motifs d'une
détermination aussi inattendue. Voici quelques
exemples qui nous feront mieux comprendre.

IVᵉ OBSERVATION. — Nous connaissions, il y a
quelques années, un médecin distingué, qui
s'était fait une belle position à un âge encore
peu avancé, par les seules ressources d'un talent
généralement reconnu, et d'une remarquable

énergie de volonté et de caractère. Nous avions
des relations fréquentes avec lui pendant les
derniers mois de sa vie, et jamais nous n'avions
eu occasion de remarquer, ni dans ses paroles,
ni dans ses actions, rien qui pût faire soupçon-
ner chez lui le moindre dérangement des facultés
intellectuelles ou morales. Il était, du reste,
généralement estimé ; il jouissait d'une santé
parfaite, et possédait en apparence, du moins,
tous les éléments du bonheur. Il avait un fils
qu'il aimait tendrement, et à l'éducation duquel il avait veillé avec une rare sollicitude.
Enfin cet enfant venait d'être nommé, dans un
rang distingué, élève d'une des écoles du gouvernement, lorsqu'un matin, son père, chez lequel on n'avait remarqué la veille rien qui pût
faire craindre une semblable détermination, fut
trouvé mort dans sa chambre. Le suicide était
tout à fait incontestable ; tous les préparatifs en
avaient été faits avec un soin et une prévoyance
qui annonçaient un sang-froid remarquable, et
semblaient témoigner de l'intégrité de la raison
du docteur F...

Cet acte paraissait donc complétement inexplicable. Personne ne connaissait au docteur

F... le moindre sujet de chagrin. Il laissait ses
affaires dans un ordre parfait, et les avait réglées
lui-même en faisant son testament, quelques
moments avant de mourir. L'avenir de son fils
était assuré depuis quelques jours. Enfin à force
de recherches, nous apprîmes que M. F... était
tourmenté par une hallucination singulière qui
ne l'avait quitté qu'à des intervalles devenus
tous les jours plus rares, depuis plusieurs années. Il voyait une vache noire qui se tenait
derrière lui, le menaçant de ses cornes, et le
suivait partout, chez lui, dans la rue, dans les
salons, qu'il fût seul ou en compagnie de plusieurs personnes. Le docteur F... avait la pleine
conscience de la vanité de cette vision, dont il
avait ri d'abord, qui l'avait fatigué plus tard, et
avait fini par lui devenir tout à fait insupportable. Il connaissait parfaitement le phénomène
de l'hallucination ; et dans l'espoir de s'en débarrasser, il en avait fait la confidence à un médecin, de ses amis, de qui nous tenons ces détails,
et dont le traitement n'avait eu aucun succès.
Le docteur F... lui avait plusieurs fois dépeint
sa position sous les couleurs les plus tristes.
Aussi ne nous paraît-il pas douteux que cette

malheureuse affection que tout le monde igno-
rait, n'ait été la cause de son suicide.

Ce fait est entré sans doute dans les relevés
publiés par l'administration, et certainement le
véritable motif du suicide est resté inconnu aux
personnes qui ont été chargées de le constater.
Les exemples ne sont pas rares, de pauvres malades qui ont ainsi conservé pendant longtemps assez d'empire sur eux-mêmes pour cacher
le véritable état de leur esprit. Tous les médecins qui ont écrit sur les maladies mentales ont
eu occasion d'en observer un certain nombre,
et quelques-uns d'entre eux ont offert les contrastes les plus singuliers. Un des plus intéres-
sants sous ce rapport, c'est sans contredit ce
magistrat anglais dont Walter Scott a longuement raconté l'histoire, d'après les communications qui lui avaient été faites par un savant
médecin, son ami. On nous saura gré, sans
doute, d'en rapporter ici les principales circonstances, que nous trouvons consignées dans le
dernier ouvrage de M. le docteur Brierre de
Boismont, *sur les hallucinations*. Nous abrégeons
beaucoup.

Vᵉ Observation. — Le malade qui fait le sujet de cette observation remplissait pendant sa vie une place importante dans un département particulier de la justice, et avait acquis depuis de longues années la réputation d'un homme doué d'une fermeté, d'un bon sens et d'une intégrité plus qu'ordinaires. A l'époque des visites que lui fit le médecin à qui nous devons son histoire, il était retenu dans sa chambre, gardait quelquefois le lit, et cependant continuait à s'occuper de temps en temps des devoirs de sa charge; son esprit semblait déployer toute sa force et toute son énergie habituelle dans la direction des affaires dont il était chargé. Quoiqu'il fût habituellement triste, sous le coup d'une cause secrète qu'il était déterminé à cacher, rien ne pouvait faire supposer chez lui un affaiblissement même léger de l'intelligence. Aucune personne de sa famille ne pouvait expliquer la nature du mal, qui cependant paraissait s'aggraver de jour en jour.

Le médecin le trouva embarrassé, contraint, mais décidé à se taire. Cependant il parvint peu à peu à gagner sa confiance, et en obtint cette singulière confidence. Trois ans environ aupa-

ravant, le malade avait été obsédé par la présence auprès de lui d'un gros chat qui s'était
transformé, au bout de quelques mois, en un
huissier de la chambre avec le costume rigoureusement officiel. Celui-ci le précédait partout,
dans sa propre maison ou dans celles des autres,
montant les escaliers devant lui, et semblait
vouloir l'annoncer toutes les fois qu'il entrait
dans un salon. Enfin, quelques mois après, ce
spectre ne se montra plus, et fut remplacé par
une apparition horrible à la vue et désolante
pour l'esprit, un squelette. Ce dernier fantôme
ne le quitta jamais, et sa présence, disait-il,
« est si pénible et si affreuse, que ma raison est
» totalement hors d'état de combattre les effets
» de mon imagination en délire, et je sens que
» je meurs victime d'une maladie imaginaire.»

Tous les moyens employés pour guérir ce
malade furent inutiles. Son accablement ne fit
qu'augmenter, et il mourut avec la détresse
d'esprit dans laquelle il avait passé les dernières
années de sa vie.

Ces deux observations suffisent pour faire
voir que la folie échappe, dans quelques circonstances, aux yeux même les plus clair-

voyants. Ils démontrent en même temps que
cette cause doit avoir été méconnue dans un
certain nombre des suicides constatés par le
ministère de la justice. Mais nous n'en persis-
tons pas moins à repousser comme trop générale, et nécessairement erronée, la proposition
suivante d'Esquirol : « Ce ne sont pas les signes
» du délire qui manquent chez celui qui se sui-
» cide, ce sont les observateurs, qui ne sont pas
» à portée de tout voir et de bien voir (1). » Il
en est de cette proposition comme de la plupart
des arguments qui ont été mis en avant pour
soutenir l'opinion d'après laquelle le suicide
serait toujours un symptôme d'aliénation mentale. Elle est vraie, si l'on se contente de l'appliquer à un certain nombre de cas particuliers ;
mais, ainsi que nous l'avons surabondamment
démontré, elle est évidemment fausse, si l'on
examine la question dans son ensemble et dans
tous les faits qui se présentent journellement à
l'observation. Ceci posé, nous allons essayer
de déterminer comment la folie se comporte
pour amener les malheureux qu'elle frappe à se
donner la mort.

(1) Esquirol, *loc. cit.*, t. I, p. 571.

ARTICLE II.

DE LA FOLIE CONSIDÉRÉE COMME CAUSE DÉTERMINANTE
DU SUICIDE.

Le suicide, avons-nous dit, ne constitue pas
par lui-même une maladie mentale d'une espèce
particulière et parfaitement définie, comme
l'ont pensé un grand nombre de médecins
d'aliénés. Il ne peut être considéré que comme
un fait dépendant des causes les plus diverses,
parmi lesquelles la folie occupe un rang des
plus importants. Une question se présente donc
tout d'abord, dont la solution ne saurait être
douteuse. C'est celle-ci : La folie a-t-elle toujours le même mode d'action chez les individus
qu'elle porte au suicide, quelle que soit la cause
qui l'ait produite elle-même, et quels que soient
ses symptômes ? Non sans doute ; ce mode d'action doit varier autant que les symptômes principaux de l'aliénation mentale. L'halluciné qui
se tue n'obéit pas aux mêmes motifs que le
maniaque ou le mélancolique, etc. Aussi, pour
mettre un peu d'ordre dans ce que nous avons
à dire du suicide dans ses rapports avec la folie,

devrions-nous l'examiner successivement dans
chacune des formes de cette maladie. Mais
auparavant nous dirons quelques mots d'une
question grave sur laquelle les comptes rendus
de la justice criminelle sont complétement
muets, et qui, par suite, ne pouvait trouver
place dans notre premier chapitre. Nous voulons parler de l'influence de l'hérédité sur le
développement du penchant au suicide.

§ 1. Le suicide est-il héréditaire ?

Cette question a été résolue affirmativement
par tous les médecins qui ont écrit sur le
meurtre de soi-même. Ceux-ci ont rapporté, à
l'appui de leur opinion, un certain nombre de
faits qui semblent prouver, en effet, que ce penchant est, dans certains cas, héréditaire. Mais
aucun n'a songé à établir une comparaison quelconque entre ces faits et la généralité des morts
volontaires; de sorte que nous ignorons complétement dans quelles limites l'action de cette
cause devrait être renfermée, et quel est son degré
de fréquence relative. C'était là cependant un
problème assez intéressant pour mériter de

fixer leur attention; car on a fait bien peu de
chose, croyons-nous, pour les progrès ulté-
rieurs de la science, lorsqu'on a prouvé, du
moins en apparence, que dans certains cas le
suicide a été transmis par hérédité. Aussi ne
saurions-nous trop regretter le silence complet
gardé, sur ce sujet, par les comptes rendus de
l'administration, qui seuls auraient pu nous aider
à combler cette lacune. Nous sommes donc
obligé de nous en tenir, comme nos devanciers, aux faits particuliers, qui offrent en réalité un très grand intérêt. Ceux-ci, d'ailleurs,
peuvent être interprétés de diverses façons,
comme nous le verrons plus bas. En voici
quelques-uns des plus remarquables.

VIᵉ Observation. — Gall a connu une famille
dont la grand'mère, la sœur, la mère, se sont
suicidées ; la fille de cette dernière a été sur le
point de se précipiter, et le fils s'est pendu. Le
même écrivain rapporte le fait suivant : Le
sieur G....., propriétaire, laisse sept enfants,
avec une fortune de deux millions ; ses enfants
restent à Paris ou dans les environs, conservent leur portion de la fortune paternelle ;

quelques-uns l'augmentent ; aucun n'éprouve de malheurs ; tous jouissent d'une bonne santé, d'une existence honorable, de la considération générale. Tous les sept frères, dans l'espace de quarante ans, se sont suicidés (1).

VIIe OBSERVATION. — Rush a observé le fait suivant : Les capitaines C. L..... et J. L.... étaient jumeaux ; ils étaient si ressemblants qu'on ne pouvait les distinguer l'un de l'autre ; ils servirent dans la guerre de l'indépendance d'Amérique. Ils se firent également remarquer et obtinrent les mêmes grades militaires. Ils étaient d'un caractère gai ; ils étaient heureux par leur famille, leurs alliances, leur fortune. Le capitaine C. L... resta à Greenfield, distant de deux milles de l'habitation de son frère ; le capitaine J. L..., revenant de l'assemblée générale de Vermont, se cassa la tête d'un coup de pistolet ; il était triste et morose depuis quelques jours. Vers le même temps, le capitaine C. L... devint mélancolique, et parla de suicide. Quel-

(1) F.-G. Gall. *Sur les fonctions du cerveau.* Paris, 1825.

13

ques jours après, il se lève de grand matin, propose à sa femme une partie de cheval ; il se rase,
après quoi il passe dans une chambre voisine et
s'y coupe la gorge. La mère de ces deux frères,
ajoute Rush, est aliénée, et deux de leurs sœurs
ont été, pendant plusieurs années, tourmentées
de l'idée de se donner la mort (1).

VIIIe Observation. — Nous avons donné des
soins à un malade dont le père, devenu aliéné,
s'était suicidé vers l'âge de quarante ans, en
avalant une éponge qui servait à nettoyer les
latrines. Atteint lui-même, à peu près au même
âge, d'un accès de manie furieuse, qui, après
avoir duré quatre ou cinq jours, le laissa sous
l'empire des hallucinations les plus graves. Il
fut tourmenté, dès le premier jour, par le désir
de se jeter par la fenêtre, et un peu après de se
brûler vivant, en mettant le feu à sa maison.
Plus tard encore, préoccupé constamment de
la crainte de la damnation éternelle, il s'abstint

(1) Rush, *Medical inquiries and observations upon the
Diseases of the mind.* Philadelphia, 1812, in-8.

de prendre toute nourriture pour obéir aux hallucinations qui l'obsédaient. Nous fûmes obligé de le nourrir à l'aide de la sonde œsophagienne. Pendant trois mois il persista, avec une fermeté désespérante, dans sa résolution de se laisser mourir de faim, jusqu'à ce qu'enfin, épuisé par ce régime insuffisant, il mourut de faiblesse et d'inanition.

IXᵉ Observation. — Encore un fait tiré des écrits d'Esquirol : « Un riche négociant, d'un » caractère très violent, est père de six enfants : » à mesure que ses enfants ont fini leur édu- » cation, il leur donne une forte somme d'argent » et les éloigne de chez lui. Le plus jeune, âgé de » vingt-six à vingt-sept ans, devient mélancolique » et se précipite du haut du toit de sa maison; un » second frère qui lui donnait des soins, se repro- » che sa mort, fait plusieurs tentatives de suicide » et meurt un an après des suites d'abstinence » prolongée et répétée. L'année suivante, un autre » frère a un accès de manie dont il guérit; un » quatrième frère, médecin, qui, deux ans avant » m'avait répété avec un désespoir effrayant, » qu'il n'échapperait pas à son sort, se tue; deux

» ou trois ans après, une sœur devient d'abord
» maniaque et fait mille tentatives de suicide. Le
» sixième frère est à la tête d'un grand commerce,
» il eût fini comme ses frères, s'il n'était retenu
» à la vie par ses enfants et par sa femme, qui
» est pour lui un ange tutélaire par ses soins et
» par sa tendresse. » Esquirol ajoute en note.
« Quelques années après que j'écrivais ces lignes
» pour la première fois, ce malheureux s'est
» tué (1). »

Ces faits, que nous ne voulons pas multiplier
outre mesure, sembleraient démontrer que le
suicide est, dans certains cas, héréditaire. Mais
il est à remarquer qu'ici l'hérédité a déterminé
chez les uns le suicide, chez les autres la folie
sous quelqu'une de ses formes si diverses. Il
ne faut pas perdre de vue non plus que tous ces
faits ont été recueillis par des médecins d'aliénés, et ont été invoqués par eux à l'appui de leur
opinion, que le suicide est toujours une maladie.
Cependant ne serait-il pas permis de se demander
si c'est bien le penchant au suicide qui est héréditaire, ou si ce ne serait pas plutôt la folie dont

(1) Esquirol, *Des maladies mentales*, t. I, p. 582.

celui-ci est le symptôme? Tout le monde s'accorde
à reconnaître que, de toutes les maladies, l'aliénation mentale est peut-être celle qui se transmet
le plus fréquemment comme un triste héritage,
et se perpétue ainsi de génération en génération
dans les mêmes familles. Mais comprendrait-on
qu'un acte purement accidentel, comme le suicide accompli sous l'empire d'une passion violente ou d'un malheur tout à fait imprévu, puisse
devenir héréditaire. Tous les individus dont le
suicide est représenté par les auteurs comme
dépendant de l'hérédité étaient certainement
aliénés. Le peu de détails qui nous ont été conservés sur l'état mental de chacun d'eux suffisent
pour l'établir de la manière la plus évidente. Et
puis le nombre de faits de ce genre que nous
trouvons dans la science est relativement extrêmement borné. Sur trente-neuf cas d'aliénation
mentale avec penchant plus ou moins prononcé
au suicide que nous avons eu occasion d'observer
depuis quelques années dans notre établissement, et sur lesquels nous avons pu prendre les
renseignements les plus exacts, un seul, celui
que nous avons rapporté page 194, pouvait être
attribué, du moins en apparence, à cette cause.

Cependant plus de la moitié des individus qui ont
fait le sujet de ces observations avaient eu ou
avaient encore des aliénés dans leur famille.

Aussi quelque extraordinaires que paraissent
les faits que nous venons de faire connaître, ils ne
peuvent, selon nous, prouver qu'une chose, c'est
que le suicide n'est que très rarement héréditaire
et seulement lorsqu'il est le résultat d'une aliénation mentale. Ces faits même pourraient être
interprétés d'une tout autre façon et avec autant
de raison. Nous verrons plus loin que la mort
volontaire devient quelquefois épidémique. C'est
un fait incontestable, et tout tend à faire croire
que l'esprit d'imitation est la cause la plus active de cette espèce de contagion morale qui se
propage avec rapidité et atteint quelquefois un
très grand nombre d'individus plus ou moins
étrangers les uns aux autres. Comment s'étonner après cela qu'un fils ou un frère se tuent,
après avoir été témoins du suicide de leur père
ou de leur frère ?

Nous trouvons dans l'ouvrage de M. Falret
une observation curieuse, dans laquelle cette influence de l'imagination est évidente, et que
nous croyons devoir reproduire en entier.

Xe Observation. — « *Mélancolie suicide produite par la seule persuasion d'une prédisposition héréditaire.* — « Une femme âgée de 35 ans, d'une constitution éminemment nerveuse, éprouve depuis quelque temps seulement des symptômes de phthisie pulmonaire, affection pour laquelle elle réclame mes soins. Son enfance a été exempte de maladies graves. La menstruation s'établit chez elle à quatorze ans et demi sans aucun accident fàcheux. A dix-neuf ans, elle apprit qu'un oncle, du côté paternel, s'était volontairement donné la mort : cette nouvelle l'affligea beaucoup ; elle avait ouï dire que la folie était héréditaire, l'idée qu'elle pourrait un jour tomber dans ce triste état usurpa bientôt toute son attention. Elle cacha soigneusement à sa mère les lugubres idées qui l'obsédaient continuellement, mais elle les confia à un ecclésiastique qui fit des efforts inutiles pour la distraire. Cependant, comme ces entretiens lui procuraient quelque calme, elle continua à le voir de temps en temps pendant deux ans environ. Elle était dans cette triste position, lorsque son prétendu père mit volontairement un terme à son existence, Dès lors Mme *** se croit tout à fait dévouée à une mort violente. Elle rejette toute consolation, elle ne s'occupe que de sa fin prochaine, et mille fois elle répète : « Je dois donc périr comme *mon père et comme mon oncle ! mon sang est donc corrompu.* »

» Cette dernière pensée acquit un très haut degré de certitude dans son esprit, lorsqu'à l'époque menstruelle qui suivit de près, elle vit que le sang était en moindre quantité et beaucoup moins coloré.

» Elle ne douta plus que son sang ne fût entièrement décomposé. Vivement tourmentée par cette crainte, elle prend la résolution de se noyer; elle laisse dans la chambre de sa mère un billet pour lui apprendre son funeste sort, et elle court se précipiter dans la rivière; elle en est retirée sur-le-champ et rendue à la vie.

» La nuit qui suivit cet acte de désespoir fut très agitée. Des douleurs intolérables, surtout dans la région frontale, l'empêchèrent de se livrer au sommeil avant une heure du matin. A son réveil, qui eut lieu deux heures après, la malade ne reconnaît plus le lieu où elle se trouve, ni les personnes qui l'environnent. Elle a un délire général, mais elle ne profère aucune parole qui retrace sa primitive mélancolie. Une chose digne d'être notée, c'est que cette malheureuse, qui était très réservée dans ses discours, et habituée à faire ses devoirs de religion, se plaît à ne dire que des obscénités.

» A ce délire maniaque, qui dura trois jours, succéda la mélancolie avec penchant au suicide. La céphalalgie reparut de nouveau, mais avec moins d'intensité. Madame *** éprouva aussi des nausées, accompagnées de vomissements peu abondants de matières jaunâtres, qui se dissipèrent promptement. Son embonpoint diminua sensiblement en très peu de temps, le flux menstruel devint irrégulier; il était moins abondant, et revenait, contre l'ordinaire, tous les vingt jours à peu près.

» Le plus sombre désespoir était peint sur la physionomie de madame ***; elle ne pouvait se regarder dans un miroir sans avoir un sentiment de frayeur : ce sont ses propres expressions.

» Tel était son état lorsqu'elle invoqua de nouveau le secours de la religion, qui allégea un peu ses souffrances, mais qui fut toujours insuffisante pour les dissiper complétement.

» Cependant, la mère de cette infortunée s'occupait de lui ménager une entrevue avec son véritable père. Après des démarches inutiles à rapporter pour notre objet, et qui durèrent trois mois, le jour fut enfin pris; on avertit la malade. Celle-ci refuse d'abord de croire au récit qui lui est fait. Cependant elle finit par consentir à voir l'homme qu'on lui dit être l'auteur de ses jours. La ressemblance physique fut si frappante, que la malade vit tous ses doutes se dissiper à l'instant même. Dès lors madame *** renonce à tout projet de destruction; sa gaieté revient progressivement, et avec elle le rétablissement de sa santé. La menstruation seule conserve son irrégularité pendant trois mois. Quatorze ans se sont écoulés depuis sa tentative de suicide. Madame ***, dans cet intervalle, est devenue mère de trois enfants, et quoique, après son mariage, elle ait été plus malheureuse que chez sa mère, quoiqu'elle ait été réduite à une très grande misère (elle m'a été adressée par le bureau de charité du 9e arrondissement), jamais elle n'a senti se renouveler son affreux penchant au suicide. Elle jouit du libre exercice de toutes ses facultés intellec-

tuelles ; et, d'après les renseignements que j'ai
obtenus, elle élève ses enfants avec la plus
grande tendresse (1). »

Il est évident que, chez cette dame, le penchant au suicide, les tentatives avortées que
celui-ci a déterminées, l'accès de manie et de
mélancolie qui en a été la suite, tout a été le
produit direct et immédiat de cette conviction
longtemps caressée en secret que la folie étant
héréditaire, il lui serait impossible d'échapper
à son sort, et que tôt ou tard elle devrait se
tuer comme son père et le frère de son père.
Cela est si vrai, que, pour guérir rapidement et
d'une manière durable une maladie qui se pré-
sentait avec des caractères si graves, il suffit de
persuader à madame *** que celui qu'elle avait
regardé jusque-là comme son père ne l'était
pas réellement. Tout projet de destruction est
aussitôt abandonné, la gaieté revient, et tout
symptôme de folie disparaît, quoique, cependant, la santé physique ne se rétablisse entièrement que plus tard. *La menstruation conserve
son irrégularité pendant trois mois.*

(1) Falret, *loc. cit.*, p. 355.

Ce qui s'est passé dans cette observation intéressante a dû arriver d'autres fois, sans aucun
doute. Et lorsque plusieurs suicides ont lieu
successivement dans la même famille, n'y a-t-il
pas, pour ceux qui survivent, dans ces souve-
nirs de deuil et de désespoir, quelque chose de
fatal qui tient constamment l'imagination en
éveil, et doit exercer la plus pernicieuse influence,
même sur les caractères le plus fortement trem-
pés? Aussi cette transmission du suicide, du père
aux enfants, nous paraît-elle tenir beaucoup
plus, comme chez madame ***, à cette influence
morale et instinctive qu'à une prédisposition
organique congénitale dont les caractères n'ont
même été d'ailleurs indiqués par personne. Car
il nous serait difficile de prendre au sérieux
cette proposition de M. le docteur Bourdin :
« Cette maladie est héréditaire, non-seulement
» quand le père ou la mère du malade se sont
» suicidés, mais encore lorsqu'ils ont présenté
» des troubles quelconques de l'entendement,
» et *peut-être même des accidents névralgiques* (1). »
Il est évident que s'il en était ainsi, M. Bourdin

(1) Bourdin, *loc. cit.*, p. 49.

serait encore resté beaucoup au-dessous de la
réalité lorsqu'il dit : « Que cette cause doit être
» regardée comme la plus féconde de celles qui
» engendrent le suicide. » Les recherches ulté-
rieures sur l'étiologie de cette cruelle plaie
sociale s'en trouveraient de tous points simpli-
fiées. Il y a extrêmement peu d'individus qui
soient arrivés à un certain âge sans avoir été
tourmentés quelquefois par des accidents
névralgiques plus ou moins graves ; et une
seule chose devrait alors nous étonner, c'est de
ne pas voir le suicide devenir encore plus commun. Mais est-ce là faire de la science ? Et
qu'avons-nous besoin d'insister encore pour
faire voir combien de semblables allégations
sont mal fondées ?

§ II. Que , même dans la folie , le suicide n'est le plus
souvent qu'un accident tout à fait secondaire de la
maladie principale.

Maintenant que nous sommes fixés sur le rôle
que joue l'hérédité dans la production du suicide, nous pouvons entrer plus avant dans la
question spéciale qui nous occupe. Nous avons

dit déjà *à priori,* que, selon toutes les probabilités, la folie n'exerce pas toujours le même mode
d'action sur les individus qu'elle porte à cet acte.
Ici les faits sont complétement d'accord avec les
données théoriques. Tous les médecins d'aliénés
s'accordent à reconnaître que les symptômes
de la folie sont extrêmement variables. Ceux-ci
ne diffèrent pas seulement selon les individus
et selon les circonstances de constitution, de
tempérament, d'âge, de sexe, etc., dépendantes
de chacun d'eux, mais aussi selon les lieux, les
saisons, les mœurs, les coutumes, les institutions religieuses ou politiques, et même selon
les époques. Il est tel genre de folie qui a été
très fréquent autrefois, et qui est devenu beaucoup plus rare, ou même a complétement disparu de nos jours. Aussi nous paraît-il extrêmement difficile, pour ne pas dire impossible,
d'établir une classification tant soit peu ration-
nelle entre ces troubles si divers de l'intelligence et des passions qui se présentent à l'observateur dans une maison d'aliénés. Toutes
celles qui ont été tentées, sans excepter celle
d'Esquirol encore généralement adoptée, nous
paraissent tout à fait insuffisantes pour embrasser

tous les faits. Cependant, lorsqu'on observe un aliéné avec beaucoup de soin, il est rare qu'on ne puisse pas reconnaître chez lui un symptôme prédominant, point de départ et aboutissant nécessaire de tous les autres. Quelques explications sont nécessaires pour bien déterminer notre manière d'envisager ce point de doctrine si important.

Un homme vous aborde l'injure et la menace à la bouche; ses yeux sont injectés et hagards, ses gestes violents et désordonnés, sa voix brève et impérieuse. Vous l'interrogez, il ne vous répond que par des paroles incohérentes et sans suite; vous essayez de le calmer par quelques paroles bienveillantes, il ne vous comprend pas ou s'emporte contre vous. Vous vous opposez à l'accomplissement de ses désirs même les plus extravagants, il s'abandonne à la fureur la plus aveugle ; alors tout ce qui lui fait obstacle est brisé sans pitié et sans remords. Les sentiments les plus saints et les plus puissants sont méconnus ou foulés aux pieds, et il ne vous reste plus d'autre moyen que la force pour prévenir les malheurs les plus terribles. Cet homme est évidemment aliéné. Si l'on se contente de cette

observation superficielle, on verra là un délire
général s'accompagnant d'une violente excitation nerveuse, ou en d'autres termes un accès de
manie. Mais si l'on examine le malade avec plus
d'attention, on ne tardera pas à s'apercevoir
qu'au milieu de ce flux intarissable de paroles,
quelques idées prédominent; que ses gestes
bizarres, extravagants, inexplicables, paraissent
motivés par elles; que tous ses actes, même les
plus désordonnés et les plus violents, en dépendent d'une manière plus ou moins directe.
Enfin, si l'on pousse plus loin encore l'analyse,
on finit presque toujours par découvrir que ce
désordre, si grave et si profond, a été produit
et est entretenu par une altération, souvent
très bornée, de l'une des facultés de l'entendement, comme une idée fausse, une hallucination,
une illusion, etc.

Voyez maintenant ce mélancolique, étranger
à tout ce qui l'entoure, absorbé dans une douleur dont rien ne peut le distraire, et comme
écrasé sous le poids de son désespoir. Tout en
lui diffère du malheureux dont nous venons de
parler. Ses yeux sont ternes et sans expression,
sa voix timide et souvent larmoyante. Presque

toujours immobile, ses gestes et ses mouvements sont lents et embarrassés, sa démarche presque chancelante. Ici plus de violence à craindre, mais une résistance passive que rien ne peut vaincre, une fermeté dans les idées, et quelquefois dans les résolutions les plus extrêmes, que rien ne peut dompter; rien de cette expansion, de cette exubérance de vie que nous avons signalées plus haut, mais une concentration intime, et une tension continuelle de toutes les forces intellectuelles et morales. Cet homme est encore aliéné, car ce désespoir si profond n'a pas de fondement réel. Un abîme sépare donc en apparence les deux infortunés que nous avons mis en présence. Cependant une observation attentive permet de reconnaître qu'ici encore le phénomène essentiel et prédominant est une idée fausse, une hallucination, une illusion, etc.

Pourquoi la même cause a-t-elle eu des effets si différents? Nous n'avons pas à nous en inquiéter ici. Cette recherche nous entraînerait trop loin, et nous serait d'ailleurs d'une utilité trop secondaire dans la question spéciale qui nous occupe. Une seule chose nous importait,

14

c'était de bien établir que la même aberration
maladive de l'intelligence ou des passions pouvait avoir les conséquences les plus diverses,
suivant le tempérament, l'âge, le sexe, etc.,
des individus qui en sont affectés. Cela est si
vrai, qu'il arrive souvent de voir le même malade
passer par les diverses formes de la folie recon-
nues par les auteurs, sans que, pour cela, les
caractères essentiels de son délire aient changé
de nature. C'est là un fait d'observation sur
lequel on n'a jamais suffisamment insisté, et
qui paraît avoir été négligé surtout par les praticiens, même les plus habiles. Un exemple suffira pour faire voir combien il importe, dans
la pratique, de ne pas se borner à cette observation superficielle dont nous parlions tout à
l'heure. On voit un malade dominé par une
excitation nerveuse violente, et l'on prodigue la
saignée et les débilitants de toute espèce, dans
le but de remédier à la congestion sanguine et
à l'irritation dont le cerveau paraît être le siége,
sans s'inquiéter de savoir si cette congestion et
cette irritation sont la cause ou l'effet de ce
trouble de toutes les fonctions nerveuses qu'on
a sous les yeux. Ainsi des autres variétés de

l'aliénation mentale. On purge celui-ci ou on le fait vomir; on applique des vésicatoires ou des cautères à celui-là; on donne à un autre des antispasmodiques sous toutes les formes; on fait boire d'énormes quantités d'eau froide aux *mélancoliques suicides;* enfin, on les médicamente tous de toutes les façons, dans le but d'agir sur *les ressorts matériels de l'intelligence*, et de *remédier aux conditions vicieuses de la substance nerveuse.*

C'est là le dernier mot de quelques-uns des partisans les plus exclusifs des recherches anatomo-pathologiques. Pour eux, il ne reste plus rien à faire lorsqu'on a suffisamment saigné, purgé ou narcotisé le malade; et si le délire persiste encore, ou s'est aggravé malgré l'emploi de cette médication si active, on se croise les bras, et on laisse au hasard le soin de remédier à ces aberrations des sensations, des idées ou des passions, qu'on se reconnaît impuissant à combattre autrement que par des moyens pharmaceutiques. Mais si, au lieu de désespérer ainsi des progrès de la science et de la puissance de l'art, on essaie de remonter, dans ces cas extrêmes, jusqu'au point initial, à la cause

première de tous ces désordres, on voit bientôt
surgir, de cette observation plus exacte, toute
une série d'indications nouvelles, dont la réu-
nion constitue ce qu'on est convenu de désigner
sous le nom de *traitement moral* (1).

Nous n'avons pas à nous expliquer sur la
valeur relative des moyens moraux et des moyens
physiques dans le traitement de la folie. Nous
tenions seulement à faire voir, par cet exemple,
avant d'étudier le suicide dans ses rapports avec la
folie, combien il importe de rechercher les symptômes primitifs de cette triste affection, et de les
bien distinguer des symptômes secondaires. Car
c'est surtout chez les aliénés de cette catégorie
qu'on remarque ces différences et ces contrastes si
remarquables que nous avons signalés. Il n'existe
entre eux de commun qu'un penchant plus ou
moins prononcé au suicide, et nous ne saurions
admettre que ce soit là un motif suffisant pour
les réunir sous une même dénomination, et
en faire une espèce particulière de folie. Nous
ne saurions trop le répéter, la mort volontaire
n'est ici qu'un symptôme dépendant d'un trouble

(1) Voy. F. Leuret, *Du traitement moral de la folie.* Paris, 1840.

plus ou moins profond des facultés de l'entendement. C'est, si l'on veut, l'un des mille accidents qui signalent la durée de la maladie mentale, ou le paroxysme critique qui la termine.
Mais ce n'en est le symptôme prédominant que
dans des cas extrêmement rares, sur lesquels
nous aurons occasion de revenir un peu plus
loin. Quelques exemples suffiront pour effacer
tous les doutes qui pourraient rester encore
dans l'esprit de nos lecteurs.

XIe Observation. — Un ecclésiastique avale,
par distraction, le cachet d'une lettre qu'il vient
de recevoir; un de ses amis lui dit en riant :
Vous avez les boyaux cachetés. Cette idée s'empare de son imagination; et, au bout de deux
jours, il refuse toute nourriture, convaincu
qu'elle ne peut passer. On fit prendre au malade,
dit Darwin, à qui nous devons cette observation, des purgatifs, qui le purgèrent abondamment sans le guérir. On parvient d'abord avec
peine à lui faire boire quelque peu de bouillon;
il cesse bientôt de vouloir avaler, et meurt peu
après (1).

(1) Esquirol, *loc. cit.*, p. 551.

XII⁰ Observation. — Madame D..... est âgée de trente ans environ. Jusqu'à cet âge elle a toujours été heureuse. Gâtée par sa mère, pendant son enfance et sa jeunesse, gâtée ensuite par son mari, elle n'a jamais eu qu'un chagrin sérieux, la mort d'un enfant âgé d'environ quatre mois, survenue il y a quatre ans. D'une constitution assez robuste, d'un tempérament sanguin, un peu lymphatique, elle a, du reste, toujours joui d'une santé florissante. Elle est encore mère de deux enfants. L'un, âgé de huit ans, a été toujours entouré par elle des soins les plus attentifs, et en même temps les plus éclairés. L'autre n'avait encore que quatre mois et demi, lorsque madame D..... est entrée dans la maison de santé du Gros-Caillou, où je lui ai donné des soins. La grossesse n'avait été signalée par aucun accident fâcheux, l'accouchement s'était terminé dans les conditions les plus favorables. Cependant, quoique madame D... n'eût éprouvé aucun dérangement sérieux dans sa santé, son médecin lui avait conseillé de ne pas nourrir elle-même son enfant. Celle-ci ne s'était soumise qu'avec peine à cette nécessité, et à la condition que la nourrice resterait auprès d'elle. Cette

première contrariété avait beaucoup tourmenté
madame D..... qui, deux mois après l'accouchement, n'avait pas encore vu reparaître ses
règles.

Vers cette époque, une vieille servante, qui
était depuis longtemps à son service, lui dit un
jour, en lui apportant des langes pour changer
son enfant : « *Prenez bien garde, madame, qu'il ne
se refroidisse, et ne meure comme l'autre.* » Cette
parole passa d'abord inaperçue. Mais elle revint
à la pensée de madame D..... le lendemain et
les jours suivants, et fut commentée de toutes
les façons. Celle-ci se demanda d'abord avec
inquiétude pourquoi ce propos avait été tenu.
Serait-ce donc que cette femme penserait qu'elle
aurait été cause, par sa négligence, de la mort
de son enfant? Cette supposition se changea
bientôt en certitude, et, l'imagination aidant,
Madame D..... se persuada qu'elle avait, en
effet, de vifs reproches à se faire à ce sujet. Elle
redoubla donc de soins et d'attention pour l'enfant qui lui restait; elle voulait, à tout prix,
mettre au moins de ce côté sa conscience à couvert. Mais un germe de trouble était déjà jeté
dans son esprit, qui devait grandir incessam-

ment et prendre bientôt les proportions les plus
fâcheuses. Constamment préoccupée du soin
d'éviter à cet enfant le sort qu'elle redoutait
pour lui, elle ne pouvait se défendre de penser
qu'il serait très possible qu'elle devienne encore
la cause de sa mort. Un peu plus tard, cette
crainte augmentant, madame D..... se demanda
avec épouvante si ces inquiétudes ne lui seraient
pas suggérées par le diable, qui voudrait ainsi
l'amener peu à peu à tuer elle-même ses deux
enfants. Il est important de noter que jusque-là
madame D..... n'avait jamais été très dévote,
et n'était même pas très convaincue que le diable
eût jamais existé. Cependant toutes ces préoccupations lui faisaient perdre le sommeil et
l'appétit; de gaie qu'elle était naturellement,
elle devenait triste et taciturne; toute société lui
pesait, toute occupation suivie lui devenait de
jour en jour plus difficile. Il était évident que
tout cela n'était pas naturel, et il fallait être
aveugle pour ne pas reconnaître en tout cela le
doigt du diable. Mais s'il en était ainsi,
madame D..... devait nécessairement obéir à
ses terribles inspirations, ou bien celui-ci lui
ferait cruellement expier dans l'autre monde sa

désobéissance. Un seul moyen restait de se débarrasser de ses obsessions, c'était le suicide, et
madame D.... pensa sérieusement à y recourir,
comme au seul remède à tous ses tourments.

Cet état se prolongeant, s'aggravait tous les
jours. Les consolations de la religion furent
impuissantes à rendre le repos à cette malheureuse mère. Elle en arriva à ne plus voir
devant elle que deux alternatives effrayantes,
le suicide ou le meurtre de son enfant. Il importait de prendre sans retard un parti décisif;
madame D..... comprit elle-même la nécessité
d'un isolement momentané, et demanda à être
placée dans une maison de santé, où elle serait
au moins dans l'impossibilité de succomber à
ses affreuses tentations. Là un changement
rapide s'opéra dans son état. Elle recouvra
d'abord l'appétit et le sommeil, et bientôt la
santé physique se rétablit aussi complétement
que possible. Dans son désir d'arriver à une
guérison dont elle avait longtemps désespéré,
madame D..... alla au devant de tous les moyens
qui lui furent recommandés. Elle se soumit avec
joie à un système d'occupation aussi varié que
régulier, qui fut réglé de manière à prendre

tout son temps. Ce régime physique et moral,
si différent de celui que madame D..... avait
suivi depuis son accouchement, eut sur elle l'influence la plus favorable. Il suffit dès lors de
s'adresser directement à sa raison et à son bon
sens pour lui faire comprendre tout ce qu'il y
avait de ridicule et d'impossible dans l'idée
qu'elle se faisait de la puissance du diable, et
de son intervention dans les actions humaines.
Ses inquiétudes cessèrent peu à peu, et avec
elles les idées de meurtre et de suicide qui
l'avaient rendue si malheureuse.

N'est-il pas évident que le penchant au suicide n'a été ici qu'un accident très secondaire de
la maladie? On arrivera forcément à la même
conclusion, dans la presque généralité des cas
de suicide observés chez les aliénés, toutes les
fois qu'on étudiera les faits avec attention et
sans parti pris à l'avance. L'observation suivante est peut-être plus remarquable encore,
sous ce rapport, que celle qui précède.

XIIIe OBSERVATION. — Madame S..... est âgée
de trente-cinq ans, d'un tempérament éminemment nerveux, d'un caractère plutôt gai que

triste, d'une santé habituellement bonne. Sa
mère est morte folle; un de ses oncles est encore
aliéné; son grand-père maternel, sans être
malade, s'est toujours fait remarquer par la
bizarrerie de ses idées et de ses habitudes.
Mariée vers l'âge de vingt-deux ans à un homme
qu'elle aimait, elle a eu deux enfants pour lesquels elle a toujours conservé la tendresse d'une
mère. Elle habite une ville de province, d'où
elle a été amenée à Paris, au commencement de
l'été dernier, et placée dans notre établissement. Deux ou trois jours auparavant elle s'était
jetée par une fenêtre peu élevée, sans se faire
aucun mal; elle n'avait donné jusque-là aucun
signe de folie. Elle paraissait seulement plus
triste que de coutume, et se plaignait d'un léger
dérangement dans les fonctions digestives. Elle
avait cependant, depuis quelques jours, des
hallucinations de l'ouïe, qui ne lui laissaient
pas un seul instant de repos, et sur lesquelles
elle avait pu garder le silence le plus complet.
Elle entendait des voix, tantôt peu nombreuses,
et alors plus distinctes, qui l'accusaient d'avoir
déshonoré son mari, et la menaçaient des plus
horribles tortures; tantôt réunies en nombre

presque infini, et alors confuses et insaisissa-
bles, et ressemblant au murmure d'une foule
rassemblée sans doute pour assister à sa honte
et à son supplice.

Ces hallucinations avaient un peu diminué
depuis la tentative de suicide que madame S...
avait faite dans le but de se soustraire à leurs
menaces. Mais le lendemain de son entrée dans
la maison de santé, elles reparurent avec une
intensité extraordinaire, et avec elles le désir
d'échapper par une mort volontaire aux douleurs physiques et morales qu'elles lui promet-
taient. Madame S..... s'abandonna, avec une
frénésie incroyable, à ce penchant, qui était
arrivé au point de la dominer tout entière. Elle
essaya, dans l'espace de quelques heures, de
s'étrangler, de se précipiter par une fenêtre de
sa chambre ; elle voulait se briser la tête contre
les murs ; elle tenta de se jeter dans le feu. Mais
toujours les voix qu'elle entendait, et qui lui
arrivaient, disait-elle, à l'aide de larges porte-
voix, lui suggéraient ces divers moyens, lui
promettant en même temps de mettre à exécution leurs menaces, si elle n'obéissait pas. C'était
un spectacle affreux à voir que celui de cette

pauvre femme, l'œil en feu, les cheveux en
désordre, les traits crispés par la terreur et le
désespoir, appelant la mort à grands cris, et se
précipitant aux genoux de toutes les personnes
qui l'entouraient pour les supplier de lui donner
du poison, ou de l'aider, d'une façon quelconque, à mourir.

Cet accès ne dura que quelques heures, et fit
place à un état plus calme, pendant lequel les
hallucinations avaient considérablement diminué d'intensité. Celui-ci se renouvela plusieurs
fois les jours suivants, et offrit presque toujours
les mêmes caractères. Il est inutile que nous
entrions ici dans de plus amples détails sur les
nombreuses alternatives de calme et d'agitation
qu'éprouva la malade avant d'arriver à une guérison qui, selon toutes les probabilités, ne sera
que momentanée. Notre seul but, en rapportant cette observation avec quelque détail, était
de montrer par quelle filiation de sensations et
d'idées était passée cette malade avant de s'arrêter à la pensée du suicide. Ici encore, comme
chez madame D....., le développement de ce
penchant n'a été qu'un symptôme très secondaire de la maladie. Cet acte, s'il eût été

accompli, n'aurait été en réalité, dans les deux cas, qu'un moyen d'en finir, celle-ci avec les persécutions imaginaires qui la poursuivaient, celle-là avec la crainte des malheurs affreux dont elle se croyait menacée. Dans les deux cas encore, la véritable, la seule maladie, n'était-ce pas le trouble profond du système nerveux qui avait produit, ici une conception délirante, là une hallucination, et le dérangement si remarquable que celles-ci avaient apporté dans les facultés intellectuelles et morales.

Lorsqu'on veut bien analyser ainsi les faits sans idée préconçue, que devient cette maladie décrite par les médecins de nos jours sous le nom de *mélancolie* ou de *monomanie suicide?* N'est-il pas impossible de reconnaître une analogie, même éloignée, entre les deux cas qui précèdent et entre ceux que nous avons cités dans le cours de ce travail? Les symptômes essentiels, les phénomènes secondaires par lesquels ceux-ci témoignent de leur action sur l'organisme tout entier, les indications à suivre pour y remédier, tout diffère de la manière la plus complète. Dans toutes les maisons d'aliénés il existe ainsi un certain nombre de malades qui, très différents

sous tous les rapports, se rapprochent en ceci,
qu'ils éprouvent un penchant plus ou moins
prononcé pour le suicide. Mais cela suffit-il
pour justifier cette conclusion inadmissible, que
tous ces malheureux sont affectés d'une même
maladie, dont quelques-uns ont prétendu avoir
trouvé la cause matérielle, organique, dans une
altération de l'encéphale? N'est-ce pas évidemment prendre l'effet pour la cause? Et que pen-
serait-on du pathologiste qui confondrait la
pneumonie et la fièvre typhoïde, par exemple,
parce qu'il trouverait de la fièvre chez tous les
malades qui sont atteints de ces deux affections?
Des observations nombreuses recueillies avec
plus de soin, et surtout mieux interprétées, ont
permis depuis longtemps de faire justice de
cette erreur, qui a régné pendant plusieurs siècles dans la science. Il en sera de même, nous
ne saurions en douter, dans la question du
suicide.

Ici, en effet, la relation de l'effet à la cause et
leur dépendance nécessaire sont, s'il est possible,
plus évidents et plus incontestables. C'est du
moins ce qui ressort de l'examen attentif de
toutes les observations qui précèdent, et dans

lesquelles le penchant au suicide n'était qu'un
accident secondaire, qui aurait pu ne pas exister
sans rien changer à la nature intime de la maladie. D'un autre côté , on tomberait dans une
grave erreur si l'on supposait que ces observations ont été choisies pour le besoin de la thèse
que nous soutenons. Nous aurions pu puiser
au hasard dans les écrits d'Esquirol , de
M. Falret , etc., et nous aurions trouvé des
faits tout aussi concluants. L'histoire de cet
ecclésiastique qui s'était laissé mourir de faim
parce qu'il croyait que *ses boyaux étaient cachetés*
(page 213) est citée par Esquirol. Voici quelques autres faits rapportés par cet auteur, avec
de grands détails, et donnés par lui comme
autant d'exemples de mélancolie suicide. Nous
abrégeons beaucoup.

XIVe Observation. — M. D. B..... avait des
parents aliénés. Il était d'une forte constitution,
d'une taille élevée. Atteint par la *levée en masse*,
il ne veut pas servir, non par poltronnerie, mais
par haine de la révolution ; il se livre à l'ona-
nisme , afin d'obtenir son congé en se rendant
malade. Malheureusement il ne réussit que trop;

au bout de peu de temps, on le croit phthisique, et on le renvoie dans ses foyers. Mais quoiqu'il ait consenti à soigner sa santé, il reste
faible et d'une susceptibilité nerveuse extrême.
Il est souvent triste, un peu mélancolique. Il
finit par se persuader qu'on espionne ses actions
afin de nuire à sa famille et à ses amis. Il refuse
de sortir de chez lui, devient morose, triste, et,
de temps en temps, il passe deux, trois et cinq
jours sans prendre de nourriture. Après quelques mois de maladie, on apprend que le motif
qui l'empêche de prendre des aliments, *c'est
qu'en mangeant il compromet sa famille et ses amis :
l'honneur lui défend de manger.* La maladie persiste
depuis plus d'un an, lorsqu'un médecin ordonne deux larges saignées du pied : depuis, les
jeûnes deviennent plus fréquents. M. de B...
prend ses parents en aversion; plus ils s'em-
pressent auprès de lui pour calmer ses inquiétudes et pour l'engager à manger, plus leur
présence l'importune. Enfin, il désire lui-même
s'éloigner de sa maison; il est isolé et confié à
mes soins. Six mois se passent sans amener aucune amélioration. Les douches, les bains, les
lavements, les frictions, ne font aucun effet.

15

Toujours dominé par la *crainte de compromettre les personnes qu'il aime*, M. de B... continue ses essais d'abstinence, et les prolonge tous les jours de plus en plus. Enfin, résolu d'en finir avec une position qui lui est devenue tout à fait intolérable, le malade reste douze jours sans prendre aucune espèce de nourriture. Tous les moyens employés pour vaincre sa détermination furent inutiles. On désespérait de ses jours, lorsqu'il vint à la pensée d'Esquirol de lui faire apporter par un ami en qui il avait beaucoup de confiance une déclaration munie du sceau de l'État, et en apparence officielle, qui l'autorisait à manger et le déchargeait de toute responsabilité à cet égard. Ce stratagème ingénieux eut un plein succès. M. de B... se jeta aussitôt sur tous les aliments qui se trouvèrent sous sa main, et dès le lendemain il reprit ses habitudes ordinaires. Cette amélioration ne fut pas durable. Les idées délirantes ne tardèrent pas à revenir, et avec elles le penchant au suicide, et les tentatives par abstinence indéfiniment prolongée (1).

(1) Esquirol, *Des maladies mentales.* Paris, 1838, t. I, p. 609 et suiv.

XVᵉ Observation. — Madame M..., âgée de trente-quatre ans, est entrée à la Salpêtrière le 23 septembre 1819. Mariée à vingt ans, elle a eu un enfant l'année suivante. Après cette couche sa santé a été constamment chancelante. Nouvelle grossesse à vingt-sept ans, à la suite de laquelle sa santé se dérange de plus en plus. Vers l'âge de trente-trois ans, elle devient irrésolue dans ses idées et ses actions, ne voulant plus ce qu'elle désirait ardemment. Après six mois, insomnie, sentiment douloureux de constriction à la racine du nez, pâleur de la face, traits altérés, regard fixe, quelquefois hagard; douleur à l'estomac, sentiment de gêne, d'engouement à l'épigastre qui empêche de se mouvoir; abandon des occupations ordinaires, des soins du ménage; tristesse, pleurs, voracité ou manque d'appétit; *désir et tentation de suicide provoqués par le chagrin de n'être plus bonne à rien, et de ne rien sentir d'affectueux pour sa famille.* Tel était l'état de la malade lors de son arrivée à l'hospice. Madame M... fut mise à l'usage des boissons délayantes acidulées et des bains tièdes; je prescrivis le petit-lait de Weiss, un vésicatoire à la nuque, et un peu plus tard au

bras gauche. Ce traitement si simple, prolongé
pendant quelques mois, suffit pour rétablir la
santé physique depuis longtemps compromise.
Les menstrues supprimées se rétablirent ; en
même temps le teint s'éclaircit, la physionomie devint plus calme, les idées plus nettes, le
travail plus facile, et la malade ne songea plus
à se détruire (1).

XVIᵉ Observation. — Une demoiselle, âgée
de seize ans, fut sur le point d'être violée par
son père. Elle en éprouva tant d'horreur,
qu'elle eut de fortes convulsions. Le surlende-
main *elle avala, en une fois, une potion opiacée
préparée pour plusieurs jours.* Les accidents
qui suivirent furent très graves, et cette jeune
personne resta sujette à des attaques de nerfs
très rapprochées et très violentes. Deux ans
après, fatiguée de cet état, elle avala quinze
grains de tartre émétique ; elle vomit beaucoup :
les convulsions augmentèrent. Mademoiselle R...
fut envoyée à Paris. Elle était âge de dix-neuf
ans ; elle était d'une taille élevée ; elle avait de
l'embonpoint, le teint vermeil. Cependant elle

(1) Esquirol, *loc. cit.*, p. 558.

éprouvait presque continuellement les souffrances et les convulsions les plus variées et les
plus singulières : elle était successivement aveugle, sourde ou muette, incapable de marcher
ou d'avaler. Cet état persistait pendant quelques
heures, pendant un jour, et même pendant deux
jours; quelquefois sa langue sortait de deux pou-
ces hors de sa bouche, se tuméfiait; dans d'autres instants, la malade ne pouvait avaler, quelques efforts qu'elle fît; elle a passé sept jours
une fois sans pouvoir rien prendre. Je l'ai
vue tomber de toute sa hauteur sur un parquet, tantôt sur le dos, tantôt sur la face;
je l'ai vue tourner sur elle-même pendant une
heure sans qu'il fût possible à quatre personnes de l'empêcher.

Tous les moyens employés pour combattre
cette étrange affection furent sans succès. Mademoiselle R... avait entendu souvent parler
du bien que lui ferait le mariage ; elle se laissa
séduire dans la seule pensée de se guérir.
Après sept à huit mois, son état ne changeant
point, *elle avala douze grains de tartre émétique*, qui déterminèrent de nombreux vomissements, et une maladie grave sans faire

cesser les maux de nerfs. Désespérée, elle disparaît; ses parents, ses amis, la crurent noyée.
Quatre mois après, passant près de la porte
Saint-Martin, je me sens saisi au collet de
mon habit; je fis un effort pour me dégager :
« Vous ne m'échapperez pas, » me dit une
voix que je reconnus. Je me retourne, et
m'écrie : « Que faites-vous là, mademoiselle?....
—Je me guéris. N'ai-je pas tout fait pour me
guérir? n'ai-je pas essayé vainement de terminer
ma déplorable existence? Tout le monde ne
m'a-t-il pas répété, vous comme les autres,
que le mariage me guérirait? Qui eût voulu se
marier avec moi? Eh bien! si l'horrible remède
que je fais ne me guérit pas, *j'irai me jeter
dans la rivière!* » Cette malheureuse personne
était vêtue des haillons de la prostitution la
plus abjecte; elle était dans la plus grande
misère, et souvent privée des moyens de satisfaire aux premiers besoins de la vie. Six mois
après, mademoiselle R... fit une fausse couche;
les maux de nerfs, les convulsions, les phénomènes décrits plus haut, furent moins intenses
et moins fréquents. Un an plus tard, c'est-à-dire
vingt-deux mois depuis que mademoiselle R...

menait ce genre de vie, elle accoucha. Dès
lors, presque tous les symptômes disparurent ;
elle se retira chez une domestique qui l'avait
servie à son arrivée à Paris ; elle se rétablit
complétement, réclama de retourner dans sa
famille, s'y maria quelque temps après, et est
devenue mère de quatre enfants (1).

Voici encore une observation très intéressante
rapportée par M. Baillager, dans un travail sur
la stupidité, publié dans le premier volume des
Annales médico-psychologiques :

XVIIᵉ OBSERVATION. — D... est âgée de trente-
cinq ans, mariée, mère de trois enfants, dont le
plus jeune a trois ans. Entrée à la Salpêtrière
le 14 juin 1842.

Une impression très vive pendant la menstruation paraît avoir été la cause déterminante
du délire. Cependant les règles ne sont pas
supprimées, mais depuis longtemps déjà cette
fonction s'accomplissait d'une manière très irré-
gulière. La malade était sujette à une violente
migraine.

(1) Esquirol, *loc. cit.*, p. 538.

Au bout de trois jours, le délire, qui était d'abord partiel et sans agitation, augmente rapidement. *D... se frappe de plusieurs coups de canif au cou et à l'estomac. Laissée seule un instant, elle se précipite par une fenêtre du premier étage, et ne se fait aucune blessure grave.* La nature des idées explique ces tentatives de suicide. « On entend dire à la malade qu'on va » murer les portes et les fenêtres, et la laisser » mourir de faim dans la maison; elle s'attend à » être jugée pour les crimes qu'elle a commis, » à être dévorée par des chiens, et coupée par » morceaux. Elle voit des instruments de sup- » plice dans les échafaudages d'une maison voi- » sine de la sienne; elle veut empêcher son mari » et ses enfants de manger, parce que tous les » mets sont empoisonnés, elle-même refuse » de rien prendre : depuis vingt-trois jours » qu'elle est malade, elle n'a mangé que deux » potages. »

A son entrée dans l'hospice, cette malade présente tous les symptômes de la mélancolie et de la stupidité arrivées à un degré très avancé. Pâleur de la face, yeux fixes, tournés vers la terre; traits relâchés et immobiles, exprimant

la tristesse et l'hébétude ; mouvements automa-
tiques presque nuls. La malade ne mange même
pas seule ; mutisme à peu près complet, sensibilité très obtuse ; les urines et les garderobes
sont involontaires. Cet état dure cinq mois sans
éprouver de variations remarquables. Le traitement consiste dans une saignée au début, un
peu plus tard un vésicatoire à l'un des bras,
des bains fréquents et quelques douches.

Après sa guérison, la malade donne à
M. Baillarger les détails suivants sur son état
mental antérieur : « Tous les objets qui l'entou-
» raient lui apparaissaient avec les formes les
» plus bizarres ; elle voyait les figures noires ou
» jaunes. Tout cela lui semblait si étrange, qu'elle
» croyait ne plus être en France, mais dans un
» pays étranger très éloigné, *comme le pays des*
» *nègres.* Elle prenait la salle où elle était pour
» une prison, les malades pour des prisonniers,
» les médecins pour des geôliers. Elle n'a point
» reconnu ses parents quand ils sont venus la
» visiter. Il lui semblait que son lit était bien au-
» dessous du niveau des autres, dans une espèce
» de creux. Elle voyait à côté de son lit comme
» une ombre, un fantôme ; elle ne distinguait pas

» les jours ni les nuits, et affirme qu'elle n'a
» pas dormi pendant tout le temps qu'a duré sa
» maladie. Elle a vu une fois un des arbres de la
» cour qui brûlait; elle a voulu se lever, mais
» elle était comme enchaînée sur son lit. Elle
» entendait à côté d'elle le train d'une méca-
» nique avec laquelle on faisait sauter ses enfants
» pour les faire souffrir. Elle ne peut d'ailleurs
» expliquer pourquoi elle ne répondait pas,
» pourquoi elle restait inerte, et ne voulait pas
» manger. Elle n'entendait pas ou entendait
» mal ce qu'on lui disait; elle était comme
» imbécile, etc. (1). »

Nous avons rapporté ces quatre observations
presque textuellement, afin qu'il ne pût rester
le moindre doute dans l'esprit de nos lecteurs

(1) *Annales médico-psychologiques*, 1843, t. I, p. 85 et suiv.
Ce mémoire, intéressant à plus d'un titre, renferme encore sept
observations de stupidité aiguë, ou de cette forme de la folie
que M. Baillarger désigne sous le nom de *mélancolie avec stu-
peur*. Sur sept malades, quatre ont eu un penchant très prononcé au suicide, et ont fait des tentatives plus ou moins
sérieuses. Mais toujours les tentatives ont été motivées, comme
dans le fait qui précède, par des idées fausses, des illusions,
des hallucinations de nature très diverse, qui faisaient le fond
de la maladie.

sur leur signification véritable. Avons-nous
besoin de faire ressortir les différences énormes
qui les séparent; et peut-il venir à la pensée de
personne de les regarder comme autant d'exemples d'une même affection, par cela seul que
les malades qui en font le sujet auront eu un
penchant plus ou moins prononcé au suicide?
N'est-il pas évident qu'ici encore ces infortunés
n'ont pensé à se donner la mort que pour se
débarrasser des souffrances physiques ou des
angoisses morales qui étaient venues empoi-
sonner leur vie, comme le malheureux qui
meurt de faim, se tue pour mettre un terme à
ses douleurs et à des tourments trop réels? Nous
sommes donc amenés forcément à cette conclusion si importante, que *même dans les cas où il est
le résultat de la folie, le suicide ne peut être
considéré que comme un accident, un effet dépendant des causes les plus diverses.*

Nous devrions peut-être maintenant étudier
chacune de ces causes en particulier, et rechercher comment elles amènent peu à peu les aliénés à la pensée du suicide. Mais pour y arriver
il ne faudrait rien moins qu'entreprendre une
histoire complète des maladies mentales. Car

il nous est démontré qu'il n'est peut-être pas
un aliéné, en exceptant toutefois la plupart des
déments et des paralytiques, chez lequel on ne
doive craindre l'explosion de ce funeste penchant. Or, nous ne pensons pas qu'il soit entré
dans les intentions de l'Académie de nous imposer une semblable tâche. Ce qu'il nous importait avant tout, c'était de démontrer que
la première pensée et le premier devoir d'un
médecin appelé auprès d'un aliéné doivent être
de s'inquiéter, non pas seulement si celui-ci
veut se tuer, mais pourquoi il veut se tuer.
La solution de ce dernier problème peut seule
le mettre sur la voie d'un traitement et d'un
régime physique ou moral convenable. Mais
n'anticipons pas sur ce que nous aurons à dire
plus loin sur le traitement curatif ou préventif
du suicide, et sur les opinions des différents
auteurs sur ce sujet. Il nous reste à résoudre
une question très intéressante que nous pose-
rons dans les termes suivants : Existe-t-il une
monomanie suicide ? ou plutôt le suicide est-il,
dans quelques cas, déterminé par une impulsion instinctive, non motivée, et tout à fait
irrésistible ?

§ III. **Existe-t-il une monomanie suicide ?**

Si cette variété de la folie existe réellement,
les exemples doivent en être extrêmement rares.
Nous n'en avons rencontré, pour notre compte,
qu'un ou deux qui paraissaient s'y rapporter avec
quelques probabilités, et ceux que nous avons
trouvés dans les auteurs ne sont rien moins que
concluants. On a dit que le suicide était commun
chez les heureux de la terre, qui, après avoir
épuisé tous les plaisirs, abusé largement de
toutes les jouissances, tombent dans une indifférence et un ennui profond, et se débarrassent
de la vie comme d'un fardeau devenu insupportable. Dans ce cas, quitter la vie est un acte
aussi indifférent que celui d'abandonner une table
splendidement servie lorsque l'on n'a plus faim,
ou de délaisser une femme qu'on adorait, et que
l'on n'aime plus. Mais a-t-on étudié avec assez
de soin les exemples de suicide arrivés dans de
semblables conditions ?

XVIIIᵉ OBSERVATION. — Nous avons donné des
soins à un malheureux jeune homme qui a essayé
plusieurs fois de se donner la mort depuis trois

ans environ, sans avoir donné aucun signe
d'aliénation mentale, ni avant ni après chacune
de ses tentatives. Quoique jeune encore, il
jouissait d'une fortune considérable et indépendante; sa santé physique était excellente; on ne
lui connaissait aucun motif de chagrin. Cependant il était habituellement sombre et morose,
et lorsqu'on lui demandait pourquoi il voulait
se détruire, il répondait constamment: « Parce
» que je m'ennuie. La vie est une si sotte chose
» que je n'ai jamais compris qu'on puisse y tenir
» ainsi, et surtout qu'on veuille m'empêcher
» d'en sortir, lorsque cela me convient. » Cependant une nouvelle tentative survenue, il y a
quelques mois, laissa le malade en proie à une
exaltation nerveuse, pendant laquelle il nous fut
enfin possible de découvrir la véritable cause
de cet ennui si profond et si inexplicable.
M. B..... avait, depuis plusieurs années, des
hallucinations de l'ouïe, qu'il était parvenu à
cacher jusque-là même à sa famille et à ses amis
les plus intimes. Celles-ci devenaient, dans certains moments, tellement fatigantes, que la mort
paraissait de beaucoup préférable à un semblable supplice, et toutes les tentatives de suicide

qu'avait faites cet infortuné n'avaient pas eu d'autre cause (1).

Tous les médecins d'aliénés doivent avoir eu l'occasion d'observer des faits analogues dans lesquels le véritable motif du penchant au suicide a échappé pendant longtemps à l'observation la plus attentive. Nous avons rapporté, à la page 183, l'histoire du docteur F..., qui s'est tué pour échapper à l'obsession d'une hallucination de la vue, et qui aurait emporté son secret dans la tombe, si son médecin ne nous l'avait révélé. Esquirol en rapporte un presque en tout semblable à celui qui précède (2), et fait à ce sujet les réflexions suivantes : « J'ai de fortes » raisons de croire que le *spleen* est une maladie » très rare, même en Angleterre. On attribue » trop souvent à l'ennui de la vie le suicide des » Anglais. Parce que l'Angleterre est le pays où » l'on abuse le plus, sans doute les Anglais sont » les gens du monde les plus ennuyés ; mais beau-

(1) Depuis que ceci est écrit, ce malade s'est tué. Après quelques mois de séjour dans notre établissement, il était rentré dans sa famille, calme et tout à fait raisonnable en apparence. Mais ses hallucinations n'avaient pas entièrement cessé.

(2) Esquirol, *Des maladies mentales*. Paris, 1838, t. I, p. 554.

» coup d'autres motifs que l'ennui multiplient le
» suicide chez eux. J'ai donné des soins , tant
» dans les établissements d'aliénés que dans ma
» pratique particulière, à un grand nombre d'in-
» dividus qui avaient attenté à leurs jours , ou
» qui se sont tués. Je n'en ai vu aucun qui ait
» été porté au suicide par l'ennui de la vie ; tous
» avaient des motifs déterminés, des chagrins
» réels ou imaginaires qui leur faisaient haïr
» l'existence (1). »

Cependant Esquirol ajoute, quelques pages
plus loin : « On ne peut nier qu'il est des indi-
» vidus qu'un funeste penchant entraîne au
» suicide *par une sorte d'attrait irrésistible*. Je
» n'ai jamais vu des individus semblables ; j'ose
» croire que si l'on eût mieux étudié les indi-
» vidus que l'on dit avoir obéi à un entraînement
» insurmontable, on eût deviné les motifs de
» leur détermination. Il en est des suicides
» comme des autres aliénés, dont on parle comme
» de malheureux obéissant à une aveugle des-
» tinée : je crois, plus que personne, avoir appris
» à lire dans la pensée de ces malades, et avoir

(1) Esquirol, *loc. cit.*, t. I, p. 555.

» prouvé que leurs déterminations sont presque
» toujours motivées, et les conséquences logi-
» ques d'un principe qui, à la vérité, est
» faux (1). »

Ces réflexions d'Esquirol sont parfaitement
justes et vraies. Cependant on rencontre quelquefois des faits qui sembleraient justifier sa
première assertion. En voici un que nous avons
eu occasion d'observer il y a deux ou trois ans.

XIXᵉ OBSERVATION. — Madame Élisabeth B....
est âgée de cinquante-quatre ans, veuve depuis
deux ans, et mère de deux enfants qu'elle aime
beaucoup, et qui ne lui ont jamais donné aucun
sujet de chagrin. Son mari avait été déjà marié,
et avait eu de son premier mariage des enfants
qui, dans les dernières années, avaient vécu
en assez mauvaise intelligence avec leur belle-
mère. Aussi la tristesse que madame Élisabeth
éprouva de la perte de son mari fut-elle encore
augmentée par les tracasseries de toute espèce
qu'elle eut à éprouver à l'occasion de sa succes-
sion. Plusieurs procès lui furent suscités, qui

(1) Esquirol, *loc. cit.*, t. I, p. 560.

durèrent près de dix-huit mois. Cependant tout était terminé depuis assez longtemps, et madame Élisabeth B... se trouvait dans la position la plus propre, de son aveu, à la rendre heureuse, lorsqu'elle fut saisie, presque subitement, par les idées les plus sinistres, parmi lesquelles prédominait un désir souvent très prononcé de se donner la mort. Elle se trouva horriblement malheureuse, sans pouvoir s'expliquer à elle-même la cause de sa tristesse. Elle perdit le sommeil, et, désespérant de retrouver son bonheur d'autrefois, elle fit plusieurs tentatives de suicide. Enfin, ayant entrepris un voyage qu'on lui avait conseillé, dans l'intention de la distraire, elle fut tellement obsédée par l'idée de se donner la mort, qu'elle accourut à Paris se réfugier dans notre maison de santé.

Ce n'est pas le lieu de dire ici quels moyens furent employés pour guérir cette intéressante malade, et comment ils eurent un plein succès après quelques mois de traitement: le peu de mots qui précèdent suffisent pour faire voir que le penchant au suicide était, chez cette dame, le point essentiel de sa maladie, ou plutôt le produit direct de cet état de tristesse et d'an-

goisse dans lequel elle était tombée au moment
où elle est venue réclamer nos soins. Les deux
faits suivants, que nous trouvons dans l'ouvrage
si intéressant de M. le docteur Marc, sur la folie,
sont encore plus remarquables.

XX⁰ OBSERVATION. — Une femme, âgée de
quarante-trois ans, mère de six enfants, avait
été valétudinaire pendant sa jeunesse, et paraissait même avoir eu une forte disposition à la
phthisie. A l'âge de dix-neuf ans, elle épousa un
homme qu'elle aimait, et qui la rendit heureuse.
Sa santé se maintint, malgré plusieurs gros-
sesses qui se succédèrent en peu de temps : seulement elle éprouvait souvent une céphalalgie
hystérique, et, vers l'époque des menstrues,
des spasmes abdominaux pendant quelques jours.
A cela près, elle n'avait jamais ressenti d'autres
accidents. Son mari l'aimait tendrement ; ses
enfants, qu'elle avait en partie nourris, et sa
fortune prospéraient. Cependant, le 24 juillet,
après avoir souffert pendant quelques jours de
son mal de tête, qui avait fini par disparaître
complétement, elle s'assied à trois heures et
demie devant sa porte, paraît très gaie, et s'occupe

à coudre. Tout à coup, et sans le moindre motif, elle se lève brusquement, et s'écrie : *Il faut que je me noie !* court vers le fossé de la ville, qui est près de sa demeure, et s'y précipite. Elle avait perdu connaissance lorsqu'on la retira de l'eau. Quand elle revint à elle, elle resta muette, les yeux ouverts, immobiles, et fixés sur un seul point, sans avoir l'air de s'occuper de ce qui se passait autour d'elle. Quelques heures après elle était dans le même état ; elle soupirait continuellement. La voix de son médecin, qu'on demanda en toute hâte, la fit tressaillir ; elle se tourna vers lui, et s'écria : *Mon Dieu, où suis-je, et que s'est-il passé en moi ?* Cette exclamation fut suivie d'abondantes larmes. Quelques instants après elle s'endormit profondément jusqu'au lendemain matin. Après son réveil, elle prit, d'un air gai, des informations sur tout ce qui la concernait, et apprit avec étonnement la tentative qu'elle avait faite, ainsi que le danger auquel elle s'était exposée. Elle se plaint seulement d'avoir faim, d'être un peu faible, et se met à déjeuner avec beaucoup de plaisir. Elle ne peut s'expliquer comment lui est venue l'idée extravagante de se noyer, sans avoir eu le moindre

motif de se porter à une semblable extrémité.
Quoique depuis elle ait eu plusieurs couches,
qu'elle ait perdu sa mère, ainsi que deux enfants,
qu'elle ait éprouvé bien des fois, par l'effet de
la guerre, de la frayeur, du chagrin et de l'agitation, aucune pensée funeste ne lui est venue à
l'esprit; et si ce n'est des accidents hystériques
et des difficultés de la menstruation, elle est
restée jusqu'à ce jour bien portante et pleine de
gaieté. Chaque fois qu'on lui parle de sa tentative de suicide, elle en rit, et témoigne son
contentement d'avoir été sauvée (1).

L'observation suivante est encore, s'il est possible, plus caractéristique.

XXIᵉ OBSERVATION. — « J'ai éprouvé dans ma
jeunesse un état semblable, mais périodique.
Jouissant, d'ailleurs, d'une santé parfaite, je fus
atteint, pendant trois ans, vers l'automne, d'un
sentiment d'anxiété, accompagné d'un désir
indéfinissable de terminer mon existence, au
point que je fus obligé de prier un de mes amis

(1) Marc, *De la folie, considérée dans ses rapports avec les
questions médico-judiciaires.* Paris, 1840, t. I, p. 252.

de me surveiller pendant la durée de ces accès, qui, après s'être prolongés pendant plusieurs jours, se terminaient chaque fois par un saignement de nez. Cependant aucun des signes ordinaires de pléthore et de congestion cérébrale ne s'était manifesté ; mon teint était plutôt pâle et bilieux que coloré. La seule considération qui combattait énergiquement en moi ma propension funeste, était la pensée du désespoir dans lequel je plongerais mes parents (1). »

Enfin, nous citerons encore le fait suivant, rapporté par M. le docteur Brierre de Boismont :

XXIIe Observation. — « Un négociant anglais fit quelques pertes d'argent. Son esprit s'en affecta ; il éprouva un violent désir de se tuer. Mais comme il avait de la capacité et de l'instruction, il lutta avec énergie contre ce penchant. Une violente contrariété l'ayant jeté tout un jour dans un violent état d'abattement, il dit à son premier commis qu'il se sentait la tête lourde et accablée, et qu'il avait le pressentiment que quelque chose arriverait avant le matin. Le

(1) Marc, loc. cit., t. II, p. 162.

commis lui conseilla de consulter un médecin,
ce qu'il ne jugea pas nécessaire. Au milieu de
la nuit il s'éveilla dans une agitation extrême.
Aucune parole ne pourrait rendre ce qu'il res-
sentit; le suicide lui parut le seul moyen de
secours.

» Dans cet état, il se leva de son lit, appela son
domestique, ordonna d'aller chercher en toute
hâte un chirurgien. Dès que le malade le vit
entrer, il s'écria : *Saignez-moi, ou je vais me
couper la gorge.* L'opération fut pratiquée à
l'instant. A peine le sang commença-t-il à couler,
que le malade dit : *Dieu merci, je viens d'être
sauvé du suicide.* Depuis cette époque, il n'a plus
éprouvé de symptômes de ce funeste mal (1). »

M. Brierre ajoute : « J'ai recueilli un certain
» nombre de faits semblables, de sorte qu'il m'est
» démontré qu'un raptus subit de sang vers le
» cerveau peut être une cause de mort vo-
» lontaire. »

Il est donc constant qu'on observe quelquefois
des exemples de propension au suicide purement instinctive, dans lesquels la mort volon-

(1)*Annales médico-psychologiques*, Paris, 1844, t. IV, p. 496.

taire ne paraît déterminée par aucun motif réel
ou imaginaire. Mais ces exemples sont, nous le
répétons, extrêmement rares, et le seraient plus
encore si l'on ne perdait pas de vue très fréquemment ce que nous avons dit plus haut sur la
nécessité de rechercher, dans tous les cas de
folie, les symptômes primitifs de cette triste
affection. Nous sommes même tout disposé à
admettre que ces exemples disparaîtraient complétement des annales de la science, s'il nous
était jamais donné de connaître toutes les circonstances extérieures ou internes qui peuvent
précéder ou accompagner un acte aussi grave, ou
d'en pénétrer les motifs cachés et déterminants.

La nécessité que nous avons si souvent signalée va ressortir plus évidente encore, s'il est
possible, de ce qui nous reste à dire d'une cause
de suicide sur laquelle les auteurs gardent le
silence le plus complet. Cette cause, qui a été
signalée pour la première fois par M. le professeur Lallemand, n'est autre que la maladie qu'il
a décrite avec tant de soin, sous le nom de *pertes
séminales involontaires* ou de *spermatorrhée.*
Cette maladie, presque toujours méconnue ou
négligée, paraît être dans un très grand nombre

de cas le point de départ des troubles nerveux si graves et si variés, qu'on a groupés sous le nom d'hypochondrie. Quelquefois même la folie, sous ses diverses formes, ne reconnaît pas d'autres causes. Enfin, elle s'accompagne fréquemment de cet ennui de toutes choses, de ce *tædium vitæ* auquel quelques auteurs ont fait jouer un si grand rôle dans la production du suicide. Elle mériterait donc, à ce titre, de fixer toute notre attention. Mais la question est trop vaste et trop sérieuse pour être traitée ainsi d'une manière incidente. Elle nous éloignerait, d'ailleurs, beaucoup trop de notre sujet et du plan général que nous nous sommes tracé. Nous renverrons donc nos lecteurs à un mémoire étendu que nous avons lu, il y a bientôt quatre ans, à l'Académie impériale de médecine, et dans lequel nous avons essayé de faire apprécier toute l'importance de cette complication de la folie (1). Il nous suffira aujourd'hui, pour le but tout spécial que nous nous proposons, d'un résumé succinct des faits principaux dans leur rapport avec la production du suicide.

(1) *Des pertes séminales involontaires et de leur influence dans la production de la folie.* Paris, 1856.

ARTICLE III.

DE LA SPERMATORRHÉE CONSIDÉRÉE COMME CAUSE DÉTERMINANTE DU SUICIDE.

Il n'est pas de médecin qui n'ait été souvent consulté par des malades ayant toutes les apparences de la santé, et se plaignant cependant d'un trouble plus ou moins prononcé de toutes les fonctions. A les entendre, ils n'ont plus que quelques jours à vivre, et, malgré l'examen le plus attentif, on ne découvre chez eux aucune altération organique bien caractérisée. Ils souffrent néanmoins, et quelquefois d'une manière intolérable; leur physionomie, leurs gestes, leur attitude, tout en eux porte une empreinte à laquelle il est impossible de se méprendre. Ces souffrances, d'ailleurs, exercent à la longue la plus triste influence sur leur caractère, sur leurs idées, sur leurs actions, sur leurs habitudes, etc. Préoccupés sans cesse du soin de leur santé et de la recherche des causes qui ont contribué à la détruire, ils contractent peu à peu l'habitude de tout rapporter à eux-mêmes. Ils deviennent méfiants, soupçonneux, égoïstes;

leurs sentiments affectueux, leurs dispositions
aimantes s'affaiblissent, et sont remplacés par
une irritabilité extrême, que la cause la plus
futile suffît pour mettre en jeu. Tout les irrite,
les aigrit et leur arrache des reproches ou des
plaintes d'une exagération déplorable, ou les
jette dans un profond découragement. Ils craignent et évitent la société des autres hommes,
les réunions où ils pourraient trouver un peu
de distraction à leur tristesse; ils recherchent,
au contraire, la solitude, où ils sont libres de
s'abandonner à toute l'amertume de leurs regrets,
à leurs idées sombres, à leurs pressentiments
sinistres. Rien de ce qui les entoure ne les inté-
resse, rien ne peut les arracher, même pour un
instant, à la contemplation de leurs maux. Ils
aiment la vie et craignent plus que personne de
la perdre; toutes leurs pensées, tous leurs pro-
jets, toutes leurs actions, se résument, pour ainsi
dire, dans un but de conservation; et cependant,
par une de ces contradictions si fréquentes dans
notre pauvre nature, la vie leur est parfois à
charge et leur devient un supplice au-dessus de
leurs forces. Ce sentiment vague et instinctif, ce
dégoût de toutes choses, ce *tædium vitæ* les suit

partout, et souvent, malgré la révolte de leur
raison, les pousse au suicide. Mais, affaiblis au
moral autant qu'au physique, ces malheureux,
tout en appelant la mort de tous leurs vœux, ne
font, pour se la donner, que des tentatives ridicules ou impuissantes, et qui n'arrivent que bien
rarement à un résultat funeste.

A ces traits, il est facile de reconnaître des
hypochondriaques, c'est-à-dire, de pauvres malades atteints de cette affection étrange, bizarre,
inexplicable et inexpliquée, dont on ne connaît,
d'une manière certaine, ni la nature intime ni le
siége organique, qui n'est pas tout à fait la folie,
mais qui y touche de près et y aboutit souvent,
et qu'on désigne sous le nom d'*hypochondrie*.
Pour le plus grand nombre des médecins, ces
malades sont généralement des *malades imaginaires*, ce qui revient à dire que les maux dont
ils se plaignent sont créés de toutes pièces par
leur imagination, et qu'il suffit, pour les guérir, de leur persuader qu'ils n'ont rien ; ou bien
ces maux, ces souffrances, dont on veut bien
admettre quelquefois l'existence, dépendent
d'un état nerveux particulier sur la nature
duquel on ne s'explique pas, hypothèse vide

et creuse, bonne tout au plus à masquer aux yeux du malade l'embarras et l'ignorance de l'observateur.

Pour nous, il n'en est pas tout à fait ainsi. Nous croyons avec M. Lallemand, et quelques autres habiles cliniciens, que ces souffrances sur la nature et l'étendue desquelles ces malheureux ne varient jamais, sont bien réelles ; mais nous croyons aussi qu'elles dépendent de causes très diverses, qu'il faut chercher avec soin et persévérance, et qu'on découvrira tôt ou tard. L'hypochondrie n'est donc pas pour nous une maladie existant par elle-même ; elle n'est qu'un groupe de symptômes témoignant d'une perturbation plus ou moins profonde des fonctions les plus essentielles à la vie, sous l'action de l'une ou l'autre de ces causes cachées, dont la découverte seule peut mettre sur la voie d'un traitement rationnel et efficace.

Or, M. Lallemand a surabondamment démontré dans le bel ouvrage dont j'ai déjà parlé, que la plus importante de ces causes, celle qui fait le plus grand nombre de victimes, est celle qu'il a désignée sous le nom de *spermatorrhée*, ou de *pertes séminales involontaires*. Nous ajouterons

que c'est encore chez les tabescents, chez ceux
surtout dont la maladie a porté plus spécialement son action sur le cerveau et sur le système
nerveux, qu'on observe ce dégoût de la vie, cette
propension instinctive au suicide dont nous avons
parlé plus haut. C'est donc de ces malades seulement que nous avons à nous occuper. Quelques
observations particulières suffiront pour les faire
connaître à nos lecteurs.

XXIII⁰ Observation.— *Hypochondrie, penchant*
au suicide, pertes séminales involontaires. —
Cautérisation de l'orifice des canaux éjacula-
teurs. — Guérison.

M. P... est entré dans notre établissement
dans les premiers jours d'avril 1845. Il est âgé de
trente et un ans ; tempérament lymphatique,
constitution extrêmement robuste, taille élevée,
système musculaire généralement très développé;
santé en apparence très florissante, beaucoup
d'embonpoint. Cependant ce jeune homme se
plaint depuis longtemps d'un malaise général
qui a porté, à la longue, un trouble profond
dans ses facultés intellectuelles et affectives.

L'aspect général de sa physionomie annonce un
état habituel de tristesse et presque de désespoir.
Son langage, sa marche embarrassée, ses gestes,
toute l'habitude extérieure du corps témoignent
d'une timidité extrême, qui contraste singulièrement avec l'apparence de force et de vigueur
de sa constitution. Il a eu, il y a quelques années,
une blennorrhagie qui paraît avoir été mal soi-
gnée, et depuis quelques mois il s'est persuadé
que cette maladie n'a pas été bien guérie, et
qu'elle s'est transformée en une syphilis constitutionnelle. C'est ainsi qu'il s'explique les souffrances qu'il endure, et à l'aggravation desquelles
son imagination paraît contribuer pour une grande
part. Il est venu à Paris pour chercher un peu de
soulagement, beaucoup plus pour complaire à sa
famille que par conviction ; car il sait bien qu'il
ne guérira jamais. Il est surtout tourmenté par la
pensée que sa maladie, étant contagieuse, il l'a
communiquée par son contact, par son souffle
même, à sa mère, à ses sœurs, à toutes les personnes qui l'approchent. Ces préoccupations, qui
ne lui laissent pas un instant de repos, le plon-
gent parfois dans le plus profond découragement.
Alors la pensée d'en finir avec ses souffrances

par un suicide lui vient très fréquemment, et le pousserait aux résolutions les plus sinistres s'il n'était encore retenu par son affection pour sa famille. Quelques jours après son entrée dans l'établissement, il nous remit une histoire détaillée de sa maladie, qu'il avait écrite sur notre demande. Il existe dans cette note un enchaînement et une suite remarquable dans les idées qui contrastent singulièrement avec le trouble très marqué de l'intelligence qui perçait dans les moindres conversations du malade. Les longs extraits que nous en donnons plus bas nous ont paru offrir un très grand intérêt. Disons, avant de le laisser parler, que M. Ricord venait d'être appelé en consultation auprès de lui, et était parvenu à détruire dans son esprit les craintes qu'il avait conçues au sujet de l'existence d'une syphilis constitutionnelle. Il est bon encore de rappeler que, depuis longtemps, M. P... avait observé qu'il perdait fréquemment, soit le jour, soit la nuit, sans érection et sans aucune sensation de plaisir, un liquide visqueux, opaque, blanchâtre, qui paraissait avoir beaucoup d'analogie avec le sperme. Ce liquide s'écoulait ordinairement goutte à goutte, et quelquefois en plus

grande abondance, lorsque M. P... allait à la
garde-robe. Mais, jusqu'à la visite de M. Ricord,
il n'avait attaché aucune importance à cet écoulement.

» Je suis parvenu jusqu'à l'âge de dix-huit
ans dans la plus complète ignorance des habitudes fâcheuses; mais à cette époque j'en contractai une des plus détestables. Un peu plus
tard, les circonstances m'amenèrent à la fréquentation des femmes, auxquelles je me livrai
avec excès pendant cinq ans. Pendant ce temps
j'eus le malheur de contracter des maladies
syphilitiques, dont la dernière ne fut pas bien
guérie, et a entretenu dans le canal une irritation
très vive. De retour dans ma famille, et désormais habitant d'une petite ville, qui ne pouvait
me procurer des plaisirs devenus pour moi nécessaires, j'eus de nouveau recours à un moyen qui
me répugnait alors, et dont cependant je me fis
une habitude; je n'ai pas besoin de le nommer.
Au bout d'un certain temps, je dus m'apercevoir
de désordres survenus à la suite de cette pratique, désordres qui ne m'effrayaient pas beaucoup, parce que mon embonpoint excessif à cette
époque n'avait pas diminué. Ainsi, j'éprouvais

17

une lassitude générale, des tiraillements dans les muscles des membres et de la face, des crampes, des douleurs très vives dans les reins. J'étais pris d'une petite toux sèche qui, toutefois, ne persistait pas. Plus tard, sueurs assez abondantes et selles très répétées et liquides; en somme, terreurs paniques la nuit. Tels sont les accidents qui se manifestaient *après* l'acte dont j'ai parlé. Je remarquai, en outre, que la netteté de la vision s'altérait, en ce sens que je pus constater la présence de petites taches granulées qui existaient sur l'œil.

» Effrayé de ces résultats, je ne me livrai plus qu'à de rares intervalles à cette malheureuse habitude; dès lors, les accidents ou cessèrent ou diminuèrent beaucoup. Toutefois, je m'aperçus d'une altération notable dans les parties génitales, à ce point que l'émission naturelle du sperme, pendant le sommeil, provoquait toujours des conséquences analogues à celles dont j'ai parlé plus haut, des tintements d'oreilles par exemple, et surtout immédiatement le besoin d'aller à la garde-robe.

» Il y a environ cinq ans, j'éprouvai des sensations très douloureuses que j'attribuai pendant

longtemps à une maladie de cœur, parce qu'elles
étaient accompagnées de palpitations très fortes
et de douleurs dans la région de cet organe; il
me semblait que j'avais la tête serrée comme
dans un étau; j'avais des vertiges, des tintements
d'oreilles; lorsque je me trouvais dans un appartement bien chauffé, je ressentais une chaleur
très vive, d'abord à l'oreille gauche, qui devenait
fort rouge, puis à la droite, et en définitive j'étais
pris d'étouffements et de suffocations qui m'obligeaient à sortir pour respirer le grand air. Cet
état devenait insupportable. Je gardai le lit, et
je suivis un traitement. On m'appliqua des ven-
touses, un vésicatoire, des sangsues, qui ne produisirent pas une amélioration très sensible.

» Cependant, au bout de quelques mois, l'appétit reparut, je devins plus calme, et je fis le
voyage de Paris, dans l'intention d'y consulter;
car j'étais préoccupé de la crainte d'une lésion
au cœur. Je me trouvai assez bien de ce voyage;
et je n'éprouvai alors qu'une gêne, de fréquentes
constipations, que j'attribuai à des hémorrhoï-
des, et l'impossibilité de rester dans un local
échauffé par la présence de plusieurs personnes,
au théâtre par exemple. Cependant je consultai

deux médecins qui, d'accord sur la non-existence
de la maladie que je craignais, ne le furent pas
sur le traitement à suivre. Ainsi rassuré, d'ailleurs, sur ma position, je me contentai de faire un
voyage dans le midi, d'où je revins fort amaigri,
mais dans un état de santé fort satisfaisant.

» J'oubliais de constater un fait, c'est qu'ayant
eu dans ce voyage l'occasion de fréquenter des
femmes, je ressentais, au moment du coït, des
chaleurs de tête extraordinaires, des espèces de
vertiges, qui m'obligeaient à respirer l'air exté-
rieur instantanément, et pouvaient me faire
craindre un coup de sang. Une autre remarque,
c'est que dès lors cet acte, au lieu d'exciter en
moi une sensation de jouissance, me devenait
pénible. Je crois, du reste, avoir déjà dit que le
passage des urines me causait de la douleur.

» Depuis cette époque, les malaises nerveux,
dont j'ai déjà parlé, se succédèrent, non sans
interruption, mais reparaissant toujours après
m'avoir laissé parfois un peu de répit. Depuis
longtemps j'étais fort étonné de ne sentir jamais
d'érection, quoique vivant dans la continence la
plus parfaite.

» Quoi qu'il en soit, mon état ne s'améliorait

pas; chaque jour j'éprouvais de grandes difficultés
à faire des courses qui naguère étaient pour moi
très peu fatigantes ; les palpitations, les sueurs
abondantes , l'affaiblissement du système musculaire étaient pour moi des causes incessantes
de souffrances réelles. L'action de monter surtout m'occasionnait des palpitations et des sifflements très forts dans les oreilles. J'avais observé
après une marche un peu rapide, et même dans
le repos du lit, un battement bruyant dans
l'oreille gauche, coïncidant avec les pulsations du
cœur. En dernier lieu le séjour au lit m'était
devenu insupportable, à cause de l'oppression
qu'il me causait et que je n'avais pu prévenir
par aucun moyen. »

M. P. entre ici dans de longs détails sur une
maladie très grave qu'il a eue six mois environ
auparavant, et qu'il appelle une fièvre pernicieuse. Puis il ajoute :

« Dans la convalescence de cette fièvre, je
remarquai d'abord une sensation extraordinaire
vers le périnée, sensation semblable à celle que
produit le chatouillement d'une plume, sensibilité à peu près égale dans le bas-ventre.

» Tension dans cette région, provoquant fré-

quemment des coliques, débilité de l'estomac
et des membres, digestion très lente, jamais
désir de prendre des aliments, et cependant
faculté d'en prendre sans inconvénient fâcheux.
Fort souvent palpitations extrêmes pendant le
repos; tantôt constipation, tantôt garde-robes
extraordinairement fréquentes; faiblesse extrême
de la vue, sifflements et bruissements continuels
dans les oreilles. L'irritablité des parties génitales est devenue très grande. Ainsi le simple
contact du pantalon produit par la marche suffit
pour les développer; la nuit il m'arrive fréquemment de me réveiller en sursaut, et toujours je
puis constater le développement; souvent, en
outre, il y a émission d'une petite quantité de
liquide qui, sans avoir toujours la qualité du
sperme, en a, *pour moi du moins*, l'apparence ;
et j'en ai pour preuves les douleurs nerveuses,
les spasmes, les tiraillements qui l'accompagnent,
le besoin d'uriner qui se manifeste immédiatement après. Pendant la nuit, est-ce involontaire
ou provoqué? La grande différence qui existe
entre cette émission et les pollutions, me conduit
à penser que je ne consomme pas totalement du
moins cet acte.

» Mais, je le répète, je me suis réveillé mainte et mainte fois éprouvant des coliques très vives, et je remarquais que le membre était développé et souvent humide ; chose que je ne dois pas passer sous silence, c'est qu'au réveil cette excitation cessait. Du reste, comme je l'ai déjà dit, ces accidents m'arrivent aussi dans la journée. Quoi qu'il en soit, je puis affirmer que très souvent j'ai rendu du sperme abondamment en allant à la garde-robe, que toujours il y a émission d'un liquide plus ou moins dense, émission qui amène des coliques, et toujours le besoin invincible d'uriner. Cela est poussé à un point tel, que je redoute le moment d'aller à la garde-robe, car je sais qu'il doit m'occasionner de très vives douleurs; et d'ailleurs, il y a un désordre très grand dans l'intestin, comme dans tout le corps. C'est une désorganisation générale de mon être; tous mes muscles sont tellement affaiblis, que je ne puis ni marcher ni tendre le bras même, sans éprouver certaines douleurs. »

Il y a évidemment beaucoup d'exagération dans tout ce récit, et surtout dans les dernières lignes. En étudiant avec soin l'état général du malade, il était facile de reconnaître que cet affaiblissement général dont il se plaignait avec tant d'amertume, était plus apparent que réel, et que l'imagination jouait un grand rôle dans toutes ses souffrances. Il se produisait même, parfois, à des intervalles très irréguliers, de véritables intermittences, pendant lesquelles M. P... semblait oublier sa maladie, et reprenait pour quelques heures une gaieté, une assurance, une confiance en lui-même, qui le transformaient presque complétement. La musique, pour laquelle il avait toujours eu beaucoup de goût, exerçait plus particulièrement sur lui cette influence salutaire. Cependant il y avait, dans cette exagération même, dans cette prépondérance funeste de l'imagination, une preuve évidente de la gravité des désordres qu'avait subis le système nerveux.

Or ce désordre, quel en était le point de départ? Tenait-il à une maladie primitive de l'encéphale, comme on aurait été tenté de le croire, si on s'en était tenu à un examen superficiel des faits? Ainsi le malade avait éprouvé depuis un temps très long, et très fréquemment, des vertiges, des tintements d'oreilles, des éblouissements; il lui semblait, dit-il, que sa tête était

serrée comme dans un étau ; la vue s'était affaiblie. Son caractère était complétement changé ;
il était devenu timide, défiant, soupçonneux. Il
se laissait aller parfois à un sombre désespoir,
provoqué surtout par la persuasion où il était
que ses souffrances étaient tout à fait incurables.
Cette triste affection s'était aggravée lentement,
avait envahi peu à peu toutes les fonctions nerveuses, et en était arrivée à la longue à troubler
profondément les facultés intellectuelles et morales. Enfin, lorsque, dominé par un penchant
presque irrésistible au suicide, M. P... vint se
réfugier dans notre établissement, tout en lui
se réunissait pour faire croire à l'existence
d'une maladie du cerveau. Et cependant le traitement physique et moral le plus rationnel,
surveillé et dirigé avec soin par nous et par
M. Leuret, échoua complétement, et après quatre
mois de séjour dans la maison de santé, M. P...
était à peu près dans le même état qu'au moment
de son entrée.

Mais, pendant ce temps, des symptômes qui
avaient été négligés ou méconnus jusque-là,
avaient fixé notre attention et ajouté un élément
précieux au diagnostic. Depuis longtemps, soit

instinct, soit raison, M. P... avait trouvé dans
les excès vénériens auxquels il s'était abandonné,
la cause première de sa triste affection. Il
avait eu plusieurs blennorrhagies, et à la longue
il s'était persuadé que ces blennorrhagies lui
avaient laissé une syphilis constitutionnelle. Nous
avons fait connaître plus haut l'incroyable conséquence qu'il avait tirée de cette conviction,
jusqu'au moment où la consultation négative de
M. Ricord était venue la détruire dans son
esprit. Mais alors une foule d'observations
auxquelles il n'avait attaché jusque-là qu'une
médiocre importance, lui étaient revenues en
mémoire, et tout aussitôt il en avait conclu que
la cause réelle de son mal n'était autre que
des *pertes séminales involontaires.* Nous avions
recherché nous-même de quelle nature était cet
écoulement dont le malade se plaignait très fréquemment, et nous avions reconnu à peu près
constamment, à l'aide du microscope, la présence du sperme dans le liquide recueilli.
Nous avions constaté en même temps qu'il
existait une liaison intime, une relation évidente entre le retour de cet écoulement et
les exacerbations si fréquentes des symptômes

nerveux que nous observions chez notre malade.

Nous devions donc attacher une très grande importance à cet accident, et M. Lallemand fut appelé en consultation auprès de M. P... Celui-ci pratiqua une cautérisation de toute la partie prostatique du canal de l'urèthre, qui eut les résultats immédiats que cet habile praticien a si bien décrits dans son ouvrage. La maladie locale, et avec elle les symptômes nerveux, furent aggravés d'abord. Mais au bout de dix à douze jours il se manifesta une amélioration légère, qui se traduisit surtout par une plus grande aptitude à la lecture et à un travail de tête un peu suivi. Les choses en étaient là lorsque des affaires imprévues rappelèrent impérieusement M. P... dans sa famille. Nous avons su depuis, par son médecin, que l'amélioration obtenue avait fait des progrès rapides, et que quelques semaines avaient suffi pour amener un retour complet à la santé.

Les réflexions les plus sérieuses naissent en foule à la lecture de cette déplorable histoire. Nous en avons fait voir ailleurs toute l'importance (1), et

(1) *Des pertes séminales involontaires et de leur influence sur la production de la folie.* Paris, 1856, chez J.-B. Baillière.

nous n'y reviendrons pas ici. Nous nous contenterons de faire observer que chez M. P....,
comme chez tous les individus dont nous avons
parlé jusqu'ici, le penchant au suicide n'était
qu'un symptôme tout à fait secondaire de la
maladie principale, et était dû uniquement à
l'action pernicieuse exercée sur le système nerveux par les pertes séminales involontaires.

La même observation s'applique avec une
évidence irrésistible au malade qui fait le sujet
de l'observation suivante, que nous empruntons
à l'ouvrage de M. Lallemand.

XXVᵉOBSERVATION. — *Constitution faible; excès*
précoces, blennorrhagie; syphilis; pollutions
diurnes, symptômes cérébraux, etc.; insuccès
des moyens ordinaires; cautérisation; bains
hydro-sulfureux; guérison; rechutes; symp-
tômes vénériens consécutifs; traitement anti-
syphilitique; guérison définitive.

L'observation suivante m'a été envoyée par un
praticien distingué, que j'ai eu le bonheur de
tirer d'une position déplorable: elle est peut-
être un peu longue, mais les détails précieux

dont elle est remplie, m'ont empêché d'en rien retrancher.

« Je suis né très faible, avec une hernie inguinale : j'ai été sujet, dans mon enfance, à une otorrhée purulente très abondante et très tenace, surtout à gauche. Je me suis cependant fortifié par un exercice habituel au milieu des champs, un régime substantiel et l'usage fréquent des bains de rivière : à treize ans, j'étais aussi robuste que la plupart de mes camarades.

» A cette époque une jeune fille ardente, mais circonspecte, éveilla chez moi des érections prématurées, et en abusa pour assouvir ses désirs, jusqu'au moment où des émissions séminales lui inspirèrent des craintes. J'appris à mon tour à sa sœur cadette tout ce que je savais. Ces jouissances précoces développèrent des besoins factices qui me conduisirent à la masturbation, lorsqu'il me fut impossible de les satisfaire autrement.

» A seize ans je contractai une blennorrhagie que je cachai avec soin, et qui se dissipa lentement sous l'influence de boissons rafraîchissantes, de bains tièdes et d'un régime sévère. L'écoulement reparut deux fois la même année,

après un usage immodéré de bière nouvelle;
depuis lors, il s'est renouvelé souvent, à la suite
d'une marche forcée, d'un refroidissement, ou
d'une course à cheval.

» A dix-huit ans j'obtins un rendez-vous d'une
femme que j'aimais beaucoup, mais j'éprouvai
une telle agitation qu'il me fut impossible d'en
profiter. J'attribuai cette catastrophe à l'excès
de ma passion; mais j'en conçus un profond
chagrin et une grande défiance de moi-même.

» Je fus plus heureux l'année suivante avec
une autre femme; mais je payai cher les excès
auxquels je me livrai pendant cette nuit; le
lendemain mon écoulement reparut avec force;
il me survint ensuite une inflammation des testi-
cules; l'épididyme du côté droit resta engorgé
pendant cinq ou six mois.

» Depuis lors ma santé s'altéra de plus en plus;
j'eus la jaunisse, des accès de fièvre, des douleurs vagues dans tout le corps et des maux
d'estomac; je devins très impressionnable au
froid, à la chaleur, à l'humidité, à tout changement atmosphérique un peu brusque. L'altération de ma santé me fit renoncer à la carrière
militaire, et me conduisit à l'étude de la médecine.

» Arrivé à Paris, je remarquai que le froid
humide des rues et des amphithéâtres de dissection provoquait facilement le retour de mon
écoulement ; que la station assise, trop longtemps
prolongée, échauffait le périnée, y provoquait de
la pesanteur, des élancements.

» Ces phénomènes augmentèrent au point que
je crus avoir la pierre ; j'éprouvais une douleur
constante à la fosse naviculaire ; j'urinais très
souvent et avec douleur ; les dernières gouttes
d'urine étaient filantes, glaireuses, et produisaient, au col de la vessie, la sensation d'un fer
rouge. J'étais déterminé à me faire opérer, mais
le professeur Boyer, avant de me sonder, me
prescrivit des bains, qui calmèrent l'irritation.
Les vacances arrivèrent, et l'exercice dissipa
tous ces symptômes.

» L'année suivante, je travaillai nuit et jour
pour me préparer à un concours. Mes digestions
se dérangèrent ; j'eus une diarrhée accompagnée
de violentes épreintes ; en allant à la selle, je
rendis souvent du sperme en abondance. Trop
préoccupé pour donner à cette circonstance
toute l'importance qu'elle méritait, je voulus
continuer ; mais j'éprouvai des étourdissements,

des tintements d'oreilles, des défaillances; je
ne compris plus rien. Je fus obligé de renoncer
à toute occupation; il me semblait à chaque
instant que j'allais avoir une *attaque d'apoplexie.*

» La troisième année, je fus sujet à des palpitations qui me firent croire à un anévrysme du
cœur. Plus tard, j'éprouvai des douleurs dans
la poitrine, une toux opiniâtre, et je me per-
suadai que j'étais phthisique. Enfin, après ma
réception, je partis pour mon pays, maigre,
jaune et fort triste. Le mouvement de la voiture
rappela encore mon écoulement.   .

» Peu de temps après mon arrivée, je contractai
une maladie vénérienne, que je traitai par les
pilules mercurielles. Ce traitement acheva de
ruiner ma santé, et je le cessai dès que les
symptômes extérieurs eurent disparu. J'éprouvai
alors une *gastrite chronique,* accompagnée d'une
constipation opiniâtre et d'une profonde hypochondrie.

» Les flatuosités dont j'étais tourmenté me
firent rechercher la solitude; quand je les rete-
nais, j'éprouvais bientôt un mouvement général
dans l'abdomen; je les sentais s'accumuler dans
l'estomac et le distendre outre mesure; il me

semblait qu'une main de fer produisait une
espèce d'étranglement intérieur, qui leur fermait
tout passage ; l'abaissement du diaphragme était
empêché par la violence des douleurs et par la
distension du ventre ; je me sentais prêt à étouffer ; la face devenait cramoisie ; une sueur
copieuse couvrait tout mon corps ; enfin cette
espèce d'étranglement cessait et j'étais délivré;
mais je conservais pendant plusieurs jours de la
fatigue et une teinte ictérique.

» Pendant deux ans je combattis cette *gastrite
chronique* par les sangsues, les bains, les lavements, le régime végétal le plus sévère : je vécus
même, pendant dix-huit mois, de lait; le tout
sans succès. J'éprouvais un besoin continuel de
manger, et dès que j'avais pris quelque aliment
un peu substantiel, j'étais accablé par le travail
de la digestion.

» Enfin, je remarquai que je rendais du sperme
dans les violents efforts provoqués par la constipation, et bientôt je m'assurai que j'en perdais
même en urinant.

» Alors seulement je compris la cause de tous
mes maux ; je me hâtai de faire venir la traduction de Wickmann par le docteur Sainte-Marie,

18

je la dévorai avec anxiété, je l'appris par cœur,
et je me crus sauvé ; mais je devais éprouver
encore bien des désappointements.

» Les bains de rivière, les bains de siége froids,
produisirent une impression fâcheuse sur la
vessie et les vésicules séminales : quand j'entrais
dans l'eau, je sentais ces réservoirs se contracter
spasmodiquement, et l'urine, que j'étais obligé
de rendre, contenait un nuage abondant et flo-
conneux, dû à la présence d'une grande quantité
de sperme.

» Les lotions froides ne produisirent qu'un
effet momentané.

» Les lavements froids excitèrent dans le rectum un ténesme insupportable, accompagné de
gêne et de pesanteur ; ils favorisèrent l'expulsion des matières fécales en provoquant les
contractions du rectum ; mais ces contractions
spasmodiques étaient bientôt suivies de celles
des vésicules séminales et d'une perte abondante
de semence. Je ne puis assez dire combien les
lavements froids m'ont fait de mal.

» La glace que je pris à l'intérieur en grande
quantité me donna du ton pendant quelque
temps ; elle fit cesser la constipation et provoqua

des érections énergiques; mais elle amena bientôt une inflammation de la vessie et de la prostate, qui se manifesta par une pesanteur douloureuse du côté du rectum, par des élancements derrière le pubis, un besoin fréquent et irrésistible d'uriner, un dépôt glaireux et puriforme très abondant, qui adhérait fortement au fond du vase.

» Les applications de glace sur les lombes et au périnée eurent les mêmes résultats.

» Le quinquina, l'eau de Spa et les toniques produisirent de bons effets pendant un jour ou deux, mais ils augmentèrent bientôt l'irritation de la vessie et du canal; ils rappelèrent la constipation.

» Attribuant à la pression des matières fécales les pertes séminales qui avaient lieu pendant la défécation, je résolus d'employer le procédé mis en usage par le professeur Boyer contre les fissures de l'anus; en conséquence, je fendis *moi-même*, devant une glace, les sphincters avec un lithotome que j'avais fait faire exprès. L'expulsion des matières fécales devint plus facile; mais les pertes séminales n'en furent pas diminuées.

» J'appliquai des cautères aux lombes et au périnée, pour combattre les douleurs fixées vers le col de la vessie ; j'essayai l'urtication et même l'acupuncture, pour faire cesser les contractions spasmodiques des vésicules séminales, que je sentais très distinctement, surtout quand j'étais assis ; elles faisaient mon désespoir , parce qu'elles annonçaient une pollution inévitable. Ces divers moyens réussirent pendant quelque temps, mais leur effet ne fut jamais durable.

» Je prenais souvent des lavements avec la décoction de têtes de pavots pour calmer l'irritation des organes génitaux et me procurer un peu de repos.

» Rien ne peut rendre l'anxiété et le désespoir que me causaient ces longues nuits sans sommeil. *Lss rêves les plus affreux, les idées les plus noires, me conduisaient sans cesse à la pensée du suicide.* C'était toujours avec terreur que je voyais arriver le moment de me coucher, et j'attendais l'arrivée du jour comme un bienfait. C'est surtout contre ce supplice que j'employais les lavements narcotiques ; mais ils augmentaient la paresse du rectum et le relâchemeut des organes génitaux. D'ailleurs ils provoquaient de vio-

lents maux de tête et troublaient les fonctions
digestives ; ils augmentaient la somnolence habituelle qui me tourmentait pendant le jour, et
qui me rendait incapable de toute occupation
sérieuse.

» C'est dans cet état de nullité complète, sous
tous les rapports, que j'arrivai à Montpellier en
1824, profondément dégoûté de la vie.

» La cautérisation que vous m'avez pratiquée
sur la portion prostatique de l'urèthre a été
rapide, et ne m'a pas causé autant de douleur
que je m'y attendais ; seulement, pendant vingt-
quatre heures, l'émission des urines fut pénible
et accompagnée de quelques gouttes de sang. Au
reste cette douleur *franche*, quoique bien plus
vive que celle que j'éprouvais avant, me paraissait beaucoup moins désagréable, elle était
accompagnée d'un sentiment de force qui me
donnait du courage.

» Dès ce moment il s'opéra dans tout mon
corps une révolution complète. De cette époque
commença pour moi une nouvelle existence, il
me sembla qu'un nuage épais cessait d'enve-
lopper mon cerveau.

» Au bout de huit jours mes urines étaient

limpides, leur émission avait lieu avec force ;
les selles étaient rendues avec facilité et ne s'ac-
compagnaient plus de pertes séminales. J'éprouvais dans le canal, la vessie et le rectum, une
vigueur qui me remplissait de confiance. Le
sommeil revint. Je pus bientôt manger de
tout, et mon appétit fut vorace. Les érections
eurent une énergie que je n'avais jamais
remarquée.

» Peu de temps après je pris les eaux de
Bagnères-de-Bigorre ; elles ne me produisirent
pas l'effet que vous en attendiez ; elles me donnèrent une grande sécheresse à la peau, du dévoie-
ment et des épreintes ; elles rappelèrent l'irritation de la vessie, et avec elle, les pollutions : mais
les eaux de Cauterets dissipèrent tous ces accidents, et j'ai conservé le reste de l'année l'amélioration produite par la cautérisation. L'eau de
Spa, la glace et les applications froides me firent
aussi beaucoup de bien, depuis cette époque.

» Au printemps de 1825 j'éprouvai un retour
de l'irritation vésicale et prostatique ; je l'attribuai à l'influence de la saison. La seconde cautérisation que vous me pratiquâtes alors, fut aussi
efficace que la première, et les eaux de Barèges

me firent encore plus de bien que celles de Cauterets.

» En 1826, j'éprouvai, toujours au printemps, un léger retour des anciens symptômes. Cette fois je me cautérisai moi-même, et je fus aux bains d'Aix en Savoie où ma santé se rétablit encore.

» Enfin en 1827, j'éprouvai un nouveau dérangement aux approches du printemps. Il me survint au sein gauche un gonflement dur et douloureux, qui augmentait d'une manière lente et insensible. Je ne savais à quoi rapporter cette tuméfaction, qui m'inspirait de vives inquiétudes, lorsqu'il me vint à la base du gland une végétation en forme de chou-fleur, qui me rappela le chancre que j'avais eu à la même place. Les pilules de Sédillot, que vous me conseillâtes, firent disparaître la tumeur du sein et la végétation du gland. Mais je n'en pris pas moins le muriate d'or et le sirop de salsepareille, que vous m'aviez recommandés pour plus de sûreté.

» Depuis lors ma santé n'a plus éprouvé la moindre atteinte, et je dois dire même qu'elle est aujourd'hui plus robuste qu'à aucune autre époque de ma vie. Je ferais encore certainement, *sous tous les rapports*, ce que je n'aurais pu faire à 20 ans. Les érections sont plus énergiques, l'éjaculation n'est plus précipitée ; elle est accompagnée de sensations dont la vivacité m'était inconnue. Mes fonctions intellectuelles ont acquis une vigueur nouvelle ; si elles eussent été en aussi bon état lorsque je me trouvais sur les bancs, ma carrière n'eût probablement pas été aussi bornée.

» Toutefois je m'estime fort heureux d'être délivré de l'épouvantable maladie qui, pendant 21 ans, a empoisonné mon existence. J'en suis d'autant plus surpris que je dois y avoir apporté une disposition héréditaire.

» Après avoir étudié sur moi-même les symptômes qui accompagnent les pollutions diurnes, je ne tardai pas à les remarquer sur mon père, et j'appris que depuis 30 ans il éprouvait des pertes séminales abondantes en allant à la selle, pertes dont il n'avait jamais soupçonné le caractère ni la gravité, et auxquelles j'attribuai son état valétudinaire pendant ces 30 années.

» En effet, j'ai eu le bonheur de le guérir en le menant avec moi à Aix, et quoiqu'il eût 65 ans, il en éprouva une amélioration physique et morale qui dure encore. Je dois ajouter que je ressemble à mon père d'une manière frappante. J'aurais cru mon histoire incomplète si je n'avais pas fait mention de ce qui le regarde. »

Nous n'avons rien retranché de cette longue observation, et nous avons rapporté avec des détails presque minutieux celle qui nous est personnelle, parce qu'elles nous ont paru d'un intérêt capital dans la question qui nous occupe; car autant nous attachons d'importance aux recherches statistiques lorsqu'il s'agit d'étudier les faits généraux de la science de l'homme, autant les observations individuelles recueillies avec un soin infini, nous semblent propres à éclairer l'histoire particulière des maladies. C'est ici surtout qu'il est vrai de dire avec Morgagni : *Neque enim numerandæ sunt, sed perpendendæ.... observationes.*

Avons-nous besoin maintenant de faire ressortir toute l'importance de ces deux faits tant au point de vue d'une théorie générale de la folie, qu'au point de vue pratique? Ce n'est pas ici le lieu d'une semblable discussion, qui d'ailleurs nous entraînerait beaucoup trop loin. Constatons seulement que les faits de ce genre sont loin d'être rares, et que c'est à peu près le cas de

tous les hypochondriaques chez lesquels on
observe un penchant plus ou moins prononcé au
suicide. Le mémoire que nous avons rappelé plus
haut est consacré tout entier au développement
et à la démonstration de cette proposition. Nous
n'avons donc pas à le refaire aujourd'hui. Mais
comme notre but est surtout d'appeler l'attention des praticiens sur une cause de suicide
jusqu'ici complétement méconnue, nous deman-
derons à nos lecteurs la permission de mettre
sous leurs yeux, en terminant, la conclusion
générale à laquelle l'étude attentive des faits nous
a conduits :

« On pourra regarder comme affecté de sper-
mathorrée tout aliéné chez lequel, avec des
irrégularités inexplicables dans la marche de la
maladie, on observera les symptômes suivants :
souffrances physiques plus ou moins anciennes,
bizarres et très irrégulières dans leurs manifestations, mal définies dans leur nature et leur
siége ; propension instinctive, irrésistible à la
tristesse, à la mélancolie, et plus tard au suicide ;
transformation graduelle et tous les jours plus
complète du caractère, des idées, des affections, des habitudes ; affaiblissement, parfois

très prononcé, de l'intelligence, et surtout de la
force morale ; inaptitude au travail ; irrésolu-
tion et inconsistance habituelle dans les idées et
la conduite ; tendance à l'isolement et à la solitude ; susceptibilité extrême, entretenue par la
crainte du ridicule et l'interprétation erronée
des actes, des gestes, des paroles des personnes
avec lesquelles le malade est en rapport ; enfin,
disposition invincible au soupçon, à la défiance,
dans laquelle sont enveloppés, à la longue, les
parents et les amis les plus chers (1). »

Avant de terminer ce chapitre, il nous resterait
à dire quelques mots d'une maladie qui paraît
être une cause fréquente de suicide. Nous voulons parler de la pellagre. Mais cette maladie, très
commune en Italie, est excessivement rare en
France (2), et nous n'avons jamais eu l'occasion de
l'observer; M. Brierre de Boismont en a publié en
1832 une description détaillée dans laquelle il
constate que dans les différents hôpitaux d'aliénés

(1) *Des pertes séminales involontaires et de leur influence
sur la production de la folie.*

(2) L. Marchant, *Documents pour servir à l'étude de la pellagre des Landes.* Bordeaux, 1847.

d'Italie, le nombre de fous pellagreux est en général très considérable. A l'hôpital de la Sénabre,
où il y a environ cinq cents aliénés, ce nombre est
presque constamment des deux tiers. A Brescia, à
Venise, il y en a environ un tiers. Presque tous ces
malades sont mélancoliques, hypochondriaques,
et portés au suicide. M. Brierre de Boismont
pense avec les médecins italiens, que ce penchant
doit être attribué aux douleurs que le malade
éprouve et à la persuasion où il est de l'incura-
bilité de sa maladie. Un fait digne de remarque
a encore été constaté par M. Brierre, c'est que la
submersion est presque toujours le moyen recherché par ces malades dans leurs tentatives de
suicide, disposition qu'il faut sans doute attribuer à la chaleur et aux douleurs brûlantes qu'ils
ressentent à l'intérieur du crâne.

CHAPITRE III.

DES MOYENS PRÉSERVATIFS OU CURATIFS DU SUICIDE.

(Législation en matière de suicide chez les différents peuples).

Nous avons démontré dans les deux chapitres qui précèdent que le suicide n'est pas par lui-même une maladie; nous avons prouvé qu'il n'est au contraire qu'un simple fait, un accident résultant de causes très diverses, parmi lesquelles se trouvent un certain nombre de maladies physiques ou morales, mais très différentes les unes des autres. La maladie décrite par quelques médecins sous le nom de *mélancolie-suicide*, de *monomanie-suicide*, etc., n'existe donc que dans l'imagination de ses inventeurs. L'erreur dans laquelle ils sont tombés vient évidemment du point de vue beaucoup trop restreint auquel ils se sont placés. Médecins d'aliénés pour la plupart, ils ont été frappés du nombre considérable de suicides qu'ils observaient parmi les malheureux confiés à leurs soins. Ils ont porté dès-lors toute leur attention sur les faits particuliers qu'ils avaient sous les yeux, et ils ne se sont pas aperçus que le fait social, ou, en d'autres termes,

le suicide envisagé dans ses rapports avec l'organisation de la société, leur échappait complétement.

Quant à nous, nous nous sommes placé, dès
le principe, à un tout autre point de vue, et les
résultats auxquels nous sommes arrivé s'accordent bien rarement avec les opinions généralement reçues. Tout notre travail devait d'ailleurs
se ressentir de cette manière nouvelle d'envisager la question. L'étude des causes générales et
individuelles de la mort volontaire nous ayant
conduit à la négation de la monomanie-suicide,
ceci nous a dispensé d'une description quelconque des symptômes de cette maladie et des alté-
rations pathologiques qu'elle laisserait après elle.
Ceci doit nous dispenser également de l'histoire
des divers modes de traitement qui ont été pro-
posés pour la combattre. Il est évident que ce
traitement doit varier autant que les causes productrices elles-mêmes, en tant du moins que
celles-ci sont de véritables maladies. Les éléments en sont dès-lors disséminés dans les livres
qui traitent de chacune de ces maladies. Ils sont
là à leur place beaucoup plutôt que dans l'histoire générale du suicide que nous avons entre-

prise. Nous ne pouvons donc qu'y renvoyer nos lecteurs.

Mais, est-ce à dire pour cela que ce troisième chapitre soit complétement inutile ? Non sans doute. Si la monomanie-suicide n'existe pas, le suicide lui-même n'en est pas moins un fait malheureusement trop fréquent (1). Les chiffres si nombreux et si éloquents qui servent de base à nos recherches sont les signes irrécusables de la présence au sein des sociétés modernes d'un mal profond et caché qui les ronge jusque dans leurs éléments les plus sains. Or notre tâche resterait tout à fait incomplète si, après avoir sondé toute la profondeur de cette plaie douloureuse, nous n'essayions pas au moins d'en rechercher les remèdes. Ceux-ci existent sans aucun doute ; mais ils dépendent beaucoup plus, on doit le comprendre facilement, de la législation et des pouvoirs publics que de la médecine.

N'avons-nous pas vu, en effet, que ce mal qui fait tant de victimes se propage et s'accroît paral-

(1) On s'accorde généralement à porter à plus de trois cent mille le nombre des suicides accomplis ou tentés en France depuis le commencement du XIXᵉ siècle.

lèlement à la civilisation elle-même et à ses deux expressions les plus intimes : l'instruction et le bien-être. C'est là une conclusion triste et désolante, qui ne découle pas seulement de nos chiffres, mais à laquelle sont arrivés aussi bien que nous tous ceux qui de près ou de loin se sont occupés de cette question. « Dans le suicide ordi- » naire, dit M. Ferrus dans l'ouvrage que nous » avons eu plusieurs fois occasion de rappeler, » prédominent assez communément les idées » généreuses. On a fait justement observer que » c'est précisément dans les époques où la civili- » sation est le plus avancée, où les mœurs sont le » plus douces, et les vertus publiques le plus » répandues, qu'ils apparaissent le plus fréquem- » ment. On remarque enfin, lorsqu'on interroge » à cet égard l'histoire générale des peuples, que » dans les contrées où le brigandage, le vol, le » meurtre et la corruption étaient en quelque sorte » habituels, le suicide était presque absolument » ignoré (1). »

M. Saint-Marc Girardin ayant à étudier, dans son cours de littérature dramatique, l'expression du suicide ou de la haine de la vie, fait précéder

_____

(1) Ferrus, *loc. cit.*, p. 140.

cette étude des réflexions suivantes : « Je dirais
» volontiers qu'il faut, pour arriver à l'idée du
» suicide, un certain exercice de l'intelligence et
» une certaine fermentation des passions. Les
» hommes qui n'ont point étudié, les femmes qui
» n'ont pas lu de romans, n'ont pas, dans leurs
» peines, recours au suicide ; aussi y a-t-il plus
» de suicides chez les peuples civilisés que chez
» les peuples barbares, et l'on a remarqué qu'en
» Orient il n'y avait de suicides que depuis l'in-
» fluence qu'y ont prise les idées européennes.
» L'homme le plus malheureux du monde, le plus
» dénué, le plus réduit au fumier de Job, cet
» homme, s'il n'a pas un peu goûté de l'arbre de
» la science, s'il n'ajoute pas à ses souffrances le
» tourment de la pensée, cet homme ne songera
» pas à se tuer. Le suicide n'est pas la maladie
» des simples de cœur et d'esprit; c'est la maladie
» des raffinés et des philosophes; et si de nos jours
» les artisans sont, hélas ! atteints eux-mêmes de
» la maladie du suicide, cela tient à ce que leur
» intelligence est sans cesse agacée et aigrie par la
» science et par la civilisation modernes (1). »

(1) Saint-Marc Girardin, *Cours de littérature dramatique*,
chap. V.

19

La même conviction a pénétré jusque dans les régions officielles. M. le Ministre de la justice, résumant, en 1850, l'analyse des comptes généraux de la justice criminelle, pendant les vingt-cinq années précédentes, s'exprime ainsi : « Ici se termine, monseigneur, l'analyse de nos statistiques criminelles. On ne saurait nier que durant le quart de siècle qu'embrasse ce rapport, l'instruction primaire n'ait fait en France des progrès réels ; nous avons vu que le nombre proportionnel des accusés complétement illettrés, de même que celui des conscrits ne sachant ni lire ni écrire, a diminué de plus de 10 pour 100. L'industrie, le commerce et l'agriculture ont reçu de nouveaux développements ; le salaire du travail et l'usage de ses produits ont incontestablement étendu le bien-être général ; mais, au point de vue moral, la société s'est-elle améliorée comme au point de vue intellectuel et matériel ? L'étude attentive des comptes généraux de la justice criminelle ne permet pas de l'admettre : *soit que, la culture du cœur n'ait pas été l'objet de la même sollicitude que celle de l'esprit, ou que l'éducation ait marché en sens inverse de l'instruction ;* soit que la diffusion des richesses ait,

au détriment de la moralité publique, développé
le besoin des jouissances matérielles dans une
mesure bien plus large que les moyens légitimes
d'y satisfaire, il est bien évident que le respect
de la loi et des grands principes sur lesquels la
Société repose a été s'affaiblissant, et que le
nombre moyen des infractions à la loi s'est accru
d'année en année. Au lieu de 124,822 crimes
ou délits qui étaient jugés annuellement par les
cours d'assises et les tribunaux correctionnels de
1826 à 1830, il en a été jugé 174,185 de 1846 à
1850. C'est 40 pour 100 d'augmentation, tandis
que la population ne s'est guère accrue que de
12 pour 100.

» Si l'on déduisait du nombre total de ces
infractions les contraventions aux lois spéciales,
qui n'impliquent pas une grande perversité chez
leurs auteurs, telles que les délits forestiers, ceux
de chasse, de pêche, de douane, etc., pour ne
s'occuper que des crimes et des délits les plus
graves, qui ont leur source dans des instincts
pervertis, et qui portent une atteinte sérieuse,
soit aux personnes, soit aux propriétés, soit à
l'ordre public, on trouverait un accroissement
bien plus considérable encore.

» Les crimes et les délits contre les personnes, inspirés par la haine et le désir de la vengeance, se sont accrus, de la première à la seconde période, de 42 pour 100 ; les crimes et les délits contre les mœurs, de 138 pour 100.

» Les crimes et les délits contre les propriétés dus à la cupidité ont augmenté de 80 pour 100, et ceux qui sont dictés par la malice seule, sans procurer aucun profit à leurs auteurs, de 108 pour 100.

» Enfin, l'accroissement est de 236 pour 100 pour les crimes et délits contre l'ordre public, ceux de rébellion, d'outrages et violences envers les fonctionnaires et agents de la force publique, de rupture de ban, de vagabondage, de mendicité. Ces derniers surtout se sont multipliés dans une affligeante proportion.

» On doit reconnaître d'ailleurs que les diverses espèces d'infractions, à mesure qu'elles sont devenues plus fréquentes, semblent se produire avec des caractères moins graves. Le nombre moyen annuel des délits a, en effet, seul augmenté, celui des crimes est resté stationnaire ; on ne compte plus guère d'assassinats, de meurtres et d'empoisonnements, de 1846 à 1850, que de 1826 à 1830.

Parmi les attentats contre les propriétés, les vols qualifiés, c'est-à-dire ceux qui se commettent à l'aide de moyens violents, l'escalade, l'effraction, etc., ont diminué de près d'un tiers, tandis que les faux, les escroqueries, les vols simples, ont plus que doublé; la cupidité pour se satisfaire a changé ses voies, la ruse a remplacé la violence.

« L'augmentation du nombre des délits s'est manifestée dans tous les départements sans exception, quoique à des degrés inégaux, et elle paraît avoir suivi, en général, *les développements de l'industrie*. »

On nous pardonnera cette longue citation en faveur de son importance. Les faits qu'elle révèle viennent encore corroborer ceux que l'étude du suicide nous a permis de mettre en lumière. Ainsi qu'il s'agisse des crimes, du suicide ou de la folie, ces trois expressions générales, ou mieux ces produits de l'excitation et du déréglement des idées et des passions, partout et toujours nous trouvons une augmentation proportionnelle au développement et aux progrès de la civilisation. Celle-ci a donc ses maux et ses dangers presque inévitables et nécessaires, et ne semble-

rait-il pas que la recherche des moyens propres
à les prévenir devrait être complétement stérile?
Cela n'est vrai cependant que dans une certaine
limite. Dans la société aussi bien que dans la
nature, Dieu a mis partout le bien à côté du mal;
il a laissé à l'homme le soin de chercher l'un
et de s'en servir pour remédier à l'autre. Ainsi,
il existe une bien regrettable lacune dans cet
immense développement des sociétés modernes
auquel nous assistons. Les sciences, les arts, l'industrie, le commerce ont fait, depuis quelques
années, de véritables pas de géants. La richesse
publique et privée, le luxe, le bien-être matériel
de tous, se sont accrus avec une rapidité qui
ouvre sur l'avenir les perspectives les plus splendides et les plus inattendues.

Mais l'élément moral de la vie des peuples
a-t-il fait les mêmes progrès ? Malheureusement
non. Ainsi que l'a si bien dit M. le Ministre de la
justice, *il est évident que, depuis le commencement du siècle le respect de la loi et des grands
principes sur lesquels la société repose a été en
s'affaiblissant.* J'ajouterai, sans crainte d'être
démenti, que, d'un autre côté, les sentiments
religieux, le respect des dogmes les plus saints,

la croyance à une vie future tendent à s'effacer
de plus en plus. Le doute et l'indifférence qui
les ont remplacés sont mortels à l'homme; ils
éteignent en lui peu à peu les sentiments nobles
et élevés, les idées de dévouement et de sacrifice,
et le livrent tout entier, et sans résistance possible, aux passions sensuelles et égoïstes; ils le
jettent dans l'abus des jouissances matérielles
qui laissent dans son âme ce vide immense, cet
ennui du présent, ces aspirations ardentes vers
un avenir inconnu, dont on retrouve l'expression, sous toutes les formes, dans les productions
de la littérature et des arts contemporains.

C'est là évidemment qu'il faut chercher, comme
nous l'avons dit déjà, la cause de cet oubli facile
de tous les devoirs sociaux, de ce relâchement
des liens de la famille, de cette démoralisation
précoce et trop souvent incurable, dont nous
voyons si fréquemment les tristes conséquences;
c'est encore là que nous devons trouver le point
de départ de ce dégoût de la vie, de ce découragement inexplicable qui laissent tant d'hommes
sans forces contre les malheurs dont notre existence est fatalement semée, et les portent si souvent au suicide. C'est donc là qu'est le mal, c'est là

aussi qu'il faut porter les remèdes. Il faut attaquer celui-ci dans son principe, et préserver la
génération qui s'élève ; et l'on n'y parviendra sû-
rement qu'à l'aide d'une large réforme de l'instruction et surtout de l'éducation publique et
privée. Il est indispensable que la culture de l'intelligence soit complétée par une forte éducation
morale qui, malheureusement est, à peu près partout abandonnée aux seuls efforts de la nature.

Il ne nous appartient pas de rechercher ici
quels doivent être le mode ou l'étendue de cette
réforme, dont nous avons déjà démontré la nécessité dans notre premier chapitre. La solution de
ce grave problème n'est nullement de notre compétence et incombe tout entière à l'autorité
sociale. Celle-ci paraît d'ailleurs en avoir compris, dans ces dernières années, toute l'importance. Nous avons vu un peu plus haut à quelles
conclusions désolantes le résumé des comptes de
la justice criminelle avait conduit M. le garde
des sceaux actuel : « Au point de vue moral, la
» société s'est-elle améliorée comme au point de
» vue intellectuel et matériel ? L'étude attentive
» des comptes généraux de la justice criminelle
» ne permet pas de l'admettre ; *soit que la culture*

» *du cœur n'ait pas été l'objet de la même solli-*
» *citude que celle de l'esprit, et que l'éducation ait*
» *marché en sens inverse de l'instruction, etc.* »

Un gouvernement qui connaît toute l'étendue de ses devoirs ne prononce pas des paroles aussi graves sans avoir la résolution et les moyens de mettre un terme au mal qu'il signale à l'attention publique. Aussi la question a-t-elle été mise à l'étude depuis quelques années, et déjà en 1852 M. le Ministre de l'instruction publique a mis la main à l'œuvre avec résolution; les mesures, encore bien incomplètes, prises à cette époque, ont été acceptées avec enthousiasme par les uns, et vivement critiquées par les autres. L'expérience seule, et une longue expérience, prononcera entre le ministre et ses détracteurs. Quoi qu'il en soit, la réforme commencée, et qui sera complétée tôt ou tard, n'aura d'efficacité réelle que sur les générations qui s'élèvent. Les effets n'en seront donc appréciables que dans quelques années, alors que sera modifiée la direction générale du courant qui portait depuis si longtemps toute la bourgeoisie vers les professions libérales, au grand détriment de l'agriculture et des professions industrielles. Mais cette réforme

n'aura d'utilité réelle et durable qu'autant
qu'elle amènera peu à peu un changement sérieux
dans nos mœurs, et frayera la voie, à l'aide d'une
forte éducation morale, au retour des croyances
religieuses si universellement abandonnées.

C'est en effet le sentiment religieux, ainsi que
nous le disions plus haut, qui sera toujours le
préservatif le plus efficace contre le suicide. Un
grand criminaliste l'a dit avant nous, les passions
et les affections morales qui poussent au suicide
sont souvent plus fortes que l'autorité des
lois. La religion seule a le pouvoir d'enchaîner
la volonté, parce qu'elle commande aux passions;
sa voix parle assez haut, même au milieu des
tempêtes de l'âme, pour en apaiser les soulèvements (1). Les faits d'ailleurs sont ici pleinement d'accord avec les données du raisonnement. Il résulte évidemment de l'étude attentive
des chiffres qui servent de base à nos recherches, que le suicide est encore relativement très
rare dans les pays qui ont conservé intacte leur
foi religieuse, ou chez lesquels les tendances

(1) *Théorie du Code pénal*, par MM. Chauveau (Adolphe)
et Faustin Hélie, t. III, p. 424.

modernes à l'indifférence et à l'émancipation complète de la pensée n'ont fait que peu de progrès. Nous avons vu dans notre premier chapitre (1), que ce triste penchant fait beaucoup moins de victimes en Russie que dans le reste de l'Europe, et qu'il sévit au contraire avec plus d'énergie aux États-Unis et en Prusse qu'en Autriche et même qu'en France. Or, qui ne connaît le fanatisme religieux des Russes, et l'indifférence à peu près absolue des Américains des villes? Qui ignore que les doctrines panthéistes de la philosophie hégélienne ont fait de très nombreux prosélytes en Prusse et dans quelques pays limitrophes, tandis que l'Autriche y est restée presque complétement étrangère. En France même, c'est en Corse et dans quelques-uns des départements du centre, du midi et de l'ouest, qui sont restés fidèles à leurs traditions religieuses, que le chiffre des morts volontaires a toujours été le moins élevé (2).

Nous trouvons encore des renseignements précieux sous ce rapport, dans un livre plein d'in-

(1) Voyez à page 36.

(2) Voyez le chapitre I, et plus spécialement les pages 29 et 36.

térêt que vient de publier M. le docteur Brierre
de Boismont sur le suicide et la folie sui-
cide(1). En Belgique, on a compté de 1835 à 1838
620 suicides, ou en moyenne 125 par année, ce
qui donne sur une population de 4,260,631 habitants, 1 suicide sur 27,488 habitants. Dans les
États sardes, de 1824 à 1838, la proportion des
morts volontaires à la population a été, en
moyenne, de 1 sur 59,979 habitants. Dans le
reste de l'Italie cette proportion a dû être encore
beaucoup moins élevée ; les auteurs qui ont écrit
sur cette contrée ne nous donnent pas, il est
vrai, des chiffres positifs, mais tous s'accordent
à proclamer que le suicide y est extrêmement
rare. Il l'est encore plus, s'il est possible, en
Espagne, où le sentiment religieux a conservé
une si grande vivacité dans toutes les classes de
la population. Plusieurs Espagnols éclairés et
occupant de grandes positions dans leur pays,
que nous avons successivement consultés, nous
ont affirmé que ce malheureux penchant y est
presque inconnu.

(1) Brierre de Boismont, *Du suicide et de la folie suicide.*
Paris, 1856.

Enfin, il n'est pas jusqu'à l'Angleterre, qui a été regardée si longtemps comme la terre classique du suicide, qui ne présente cependant des différences notables, et toutes à son avantage, avec quelques États du continent. Un éminent statisticien de ce pays, M. Farr, cité par M. Brierre de Boismont, établit qu'en 1838 et 1839, le nombre des suicides a été, en Angleterre et dans le pays de Galles réunis, de 2,004, ce qui donne un suicide sur 15,900 habitants. Nous avons vu qu'en France, la proportion avait été d'un suicide sur 12,489 habitants, aux années correspondantes de 1838 et 1839. La différence est encore plus marquée entre Paris et Londres. Il y a eu un suicide sur 2,221 habitants dans la première de ces deux villes, et seulement un sur 8,250 habitants dans la seconde; et, chose remarquable, le nombre des suicides que nous avons vu augmenter avec tant de rapidité à Paris, à Berlin, et dans tant d'autres pays, paraît à peu près stationnaire à Londres, depuis de longues années. Ceci résulte, jusqu'à la dernière évidence, du tableau suivant, que nous devons à l'obligeance d'un jurisconsulte anglais des plus éclairés, M. Flather, avocat près la cour de la chancellerie (*chancery barrister*), à Londres. Les chiffres sont tirés du rapport des enquêtes du *coroner* de la paroisse de Westminster. Ils sont donc tout à fait officiels. Le tableau lui-même a été imprimé dans le premier volume du journal de la Société de statistique de Londres.

Tableau indiquant le rapport de la population de la ville et franchise de Westminster, avec le nombre des suicides.
Par périodes quinquennales, de 1812 à 1826.

ÉPOQUE des recensements.	POPULATION.	PÉRIODE quinquennale.	MOYENNE des suicides.	UN SUICIDE sur ... habitants.
1811	160,801	1812 à 1816	25,8	6,232
1821	181,444	1822 à 1826	23,8	7,623
1831	201,604	1832 à 1836	31,6	6,379
Moyenne	181,283		27,06	6,714

Il est extrêmement probable que si les mêmes recherches statistiques avaient été faites dans les autres quartiers de Londres, on serait arrivé à des résultats analogues, si ce n'est identiques. Ceux-ci sont assez significatifs par eux-mêmes, pour que nous n'ayons pas à y insister plus longtems. Encore une remarque cependant au sujet de l'Écosse. La mort volontaire y serait bien plus rare encore qu'en Angleterre, si nous en croyons des renseignements qui nous ont été fournis par des personnes en position d'être bien informées, et en qui nous avons pleine confiance. Or personne n'ignore que l'Écosse ne le cède en rien à l'Angleterre elle-même, pour tout ce qui se rapporte au commerce, à l'industrie, à l'agriculture, à la diffusion des richesses et du bien-être. Il paraît même incontestable que l'instruction y est plus répandue, surtout dans les campagnes. Mais, ce qui est aussi parfaitement certain, c'est que le sentiment religieux y est plus vivace et plus épuré qu'en aucun autre pays de l'Europe, et que la réforme presbytérienne y a conservé toute sa ferveur et toute sa rigidité primitives (1).

(1) Ceci était écrit lorsque nous avons lu tout récemment dans le numéro du 1er avril de la *Revue des Deux-Mondes* un très intéressant travail de M. Charles de Rémusat sur l'Écosse, depuis la fin du XVIIe siècle. Voici quelques passages de ce travail qui concordent parfaitement avec les idées que nous venons d'émettre. « La contrée est pittoresque, c'est un pays de montagnes ; il en a les beautés naturelles, sans cette horreur grandiose d'autres sites renom-

Enfin à tous ces faits si concluants dans le sens de la thèse que nous soutenons, ajoutons encore

més. L'aspect général est mélancolique, mais doux ; tout est agreste, et rien n'est inaccessible. Dans ses solitudes les plus incultes, on trouve une certaine facilité de vivre ; ses huttes sauvages couvrent des hommes civilisés par les sentiments et par les idées, raisonneurs avec des croyances primitives, superstitieux même et sensés. De quelque nation que vous soyez, de quelque hauteur sociale que vous descendiez, de quelque lumière que s'enorgueillisse votre raison, si vous parlez à un paysan écossais, vous parlez à votre égal, vous n'avez rien à lui apprendre de ce qu'il faut sentir ou savoir pour être vraiment un homme, et en même temps il a les instincts, les passions, les rêveries d'un montagnard. L'orgueil et le respect, la violence et la retenue, l'intelligence et la simplicité, la sagacité pratique et l'exaltation religieuse, tels sont quelques-uns des contrastes qui frappent à chaque instant dans la population d'un pays dont on peut dire qu'aucun autre n'a été aussi poétiquement raisonnable ; car, avec tout ce qui lui reste de la vie de la nature et de la société du moyen âge, *cette nation doit prendre rang parmi les plus éclairées de l'univers.* La politique, la religion et la littérature ont fait de l'Écosse quelque chose d'incomparable. »

M. de Rémusat dit encore un peu plus bas : « Ainsi l'Écosse est restée plus Écosse que si elle avait joué un rôle actif et considérable dans les destinées du tout dont elle faisait partie. Avec ses mœurs, ses lois, sa religion, elle conservait cette noblesse rustique, cette féodalité inoffensive qui maintient

celui-ci non moins curieux et intéressant, que le suicide est à peu près inconnu en Turquie, en Égypte, en Perse, et dans tous les pays qui suivent la religion de Mahomet, tandis qu'au contraire il est infiniment commun en Chine, au Japon, en Cochinchine, dans l'Inde anglaise, etc., etc., où règnent encore les doctrines et les religions panthéistes des Bouddhistes et des anciens Brâhmanes. Nous aurons occasion un peu plus loin de donner la raison de cette différence si extraordinaire entre deux religions qui se partagent la plus grande partie de l'Asie et de l'Afrique.

entre les classes subordonnées quelque chose des liens de famille et de la hiérarchie du moyen âge; ces pasteurs dévoués au peuple et qui se croyaient chargés par Dieu même, de rendre leur troupeau apte à comprendre librement sa parole, et, pour développer la foi, de cultiver la raison; ces maîtres des Universités, à qui toute ambition était interdite hors du culte de l'esprit, et qui ne pouvaient aspirer qu'à rester l'aristocratie locale du savoir et de la pensée. C'est grâce à ces éléments divers que, dans le dernier siècle, s'est maintenue et développée sans bruit, sans nom, sans gloire, en suivant librement son génie, en trouvant dans un bonheur paisible le progrès moral et intellectuel, une des plus inconnues, *une des premières sociétés du monde.* (*Revue des Deux-Mondes*, XXVI° année. — Seconde période, t. II, n° du 1er avril 1856, p. 467-469). »

20

Le raisonnement et les faits se réunissent donc pour nous faire admettre que le *sentiment religieux et les doctrines qui s'y rattachent sont le préservatif par excellence du suicide* (1). Notre vie est souvent si misérable que la foi en Dieu et la confiance en sa bonté infinie, peuvent seules nous donner assez de courage pour en attendre paisiblement la fin. Il ne faudrait pas cependant se méprendre sur la portée de nos paroles et leur véritable signification. Nous serions désolé qu'on pût y voir une attaque, même très indirecte, dirigée contre l'esprit d'examen ou la liberté de conscience, ces grandes conquêtes de nos pères qui leur ont coûté tant de larmes et de sang. Personne plus que nous ne respecte et

(1) Nous entendons par là le *sentiment chrétien*, ou plutôt toute doctrine religieuse qui reconnaît un Dieu unique, créateur et maître de l'Univers, et qui admet comme base de sa morale, le dogme d'une vie future, heureuse ou malheureuse, selon que nous aurons bien ou mal mérité de la souveraine justice, pendant la vie présente. Nous excluons donc les doctrines mystiques et panthéistes qui conduisent logiquement et fatalement au suicide, et ont été, comme on le verra par la suite, la cause la plus puissante de la mort volontaire chez les individus et chez les peuples qui les ont adoptées.

n'admire les immenses progrès accomplis par
l'esprit humain surtout depuis deux cents ans.
Aussi sommes-nous avant tout de notre temps.
Nous n'en répudions que les doctrines exagé-
rées, et subversives de tout ordre social, qui
ne voient dans l'homme qu'un agrégat matériel
destiné à rentrer tout entier, un peu plus tôt ou un
peu plus tard, dans le néant d'où le hasard ou
une force aveugle et immuable l'auraient tiré.
Nous n'avons donc parlé que du sentiment religieux en général, sans acception de formes ou de
cultes. Nous n'avons pas heureusement à nous
inquiéter de savoir si telle religion est préférable
et laquelle est la meilleure ; nous venons de voir
que le suicide est d'autant moins fréquent chez
les différents peuples que la religion y est plus
honorée et plus respectée, que ceux-ci soient
d'ailleurs catholiques, protestants, juifs ou mahométans. Toutes les religions dont le dogme et
la morale nous apprennent à souffrir avec courage et résignation les déceptions, les douleurs et
les misères de la vie, et à attendre avec patience
que Dieu nous rappelle à lui pour nous ré-
compenser ou nous punir, toutes ces religions,
disons-nous, nous préserveront également de la

pensée du suicide ou nous empêcherons d'y succomber.

C'est donc en agissant dans cette direction
qu'on arrivera au but qu'il s'agit d'atteindre.
Mais la réforme des mœurs et de l'éducation
d'un peuple est toujours une œuvre longue
et laborieuse. Ses fruits sont lents à mûrir et
ne peuvent avoir d'influence utile et efficace
que sur un avenir plus ou moins lointain. Et le
mal qu'il s'agit de combattre et de détruire est là
qui nous presse et qui gagne sans cesse du terrain. N'existe-t-il donc aucun moyen plus sûr et
plus rapide d'en débarrasser les générations pré-
sentes? On guérit la folie; les nombreux asiles,
tant publics que privés, ouverts pour recevoir
les fous, témoignent d'une grande sollicitude
pour la plus déplorable des infirmités humaines. Les crimes sont punis ; et si l'on ne fait pas
peut-être tout ce qui serait nécessaire pour les
prévenir, nos nombreuses lois pénales montrent
suffisamment que la société ne reste pas désar-
mée et sans défense contre le débordement des
mauvaises passions. Le suicide seul trouve les
pouvoirs publics indifférents. Un homme se tue;
que fait l'autorité? elle recherche avec sollici-

tude si le suicide est constant. Elle en consigne froidement dans un procès-verbal les circonstances principales, les causes présumées ; elle constate avec soin l'âge, le sexe, la profession, etc., du patient. Elle communique ensuite ce procès-verbal aux journaux qui l'arrangent à leur façon, en dramatisent les circonstances les plus vulgaires et l'annoncent, par leurs millions de voix, à l'univers civilisé. Et puis tout est dit. Elle rend le cadavre à la famille qui le fait enterrer, avec ou sans l'intervention de l'Église, suivant qu'elle a affaire à un prêtre plus ou moins rigide.

Mais est-ce bien là tout ce que l'autorité publique pourrait ou devrait faire ? Est-ce ainsi qu'elle agissait autrefois, et n'a-t-elle jamais eu un rôle plus actif et plus digne ? Il est un fait certain : c'est que chez quelques peuples de l'antiquité, chez ceux surtout qui se distinguaient par la rigidité des mœurs publiques et privées, le suicide était considéré comme un crime et souvent puni comme tel. Il est certain, d'un autre côté, que des lois encore plus sévères condamnèrent la mort volontaire chez tous les peuples chrétiens, et que, chez la plupart, ces lois ont été conservées jusqu'à nos jours. D'où vient cependant que celles-ci sont presque constamment éludées là où elles n'ont pas été formellement abolies? Doit-on en conclure qu'elles étaient injustes et mauvaises, et que toute loi dirigée contre le suicide est par avance condamnée à l'impuissance? Ce sont là des questions dont la gravité et l'importance n'échapperont à personne et dont nous trouverons probablement la solution dans l'expérience du passé.

Essayons donc de rassembler et de comparer entre eux les éléments de cette solution que nous trouverons disséminés dans l'histoire et la législation des différents peuples tant anciens que modernes. C'est là une tâche longue et laborieuse que nous n'entreprenons qu'en tremblant et avec le sentiment bien arrêté de notre insuffisance. Car ici nous ne pourrons plus nous appuyer sur des chiffres positifs, sur des faits d'observation irrécusables. Nous serons obligés le plus souvent de nous en tenir à des assertions que nous ne pourrons pas contrôler par nous-même ou à des inductions plus ou moins légitimes. Cependant nous nous efforcerons de n'admettre, comme dans nos deux premiers chapitres, que des documents authentiques ou qui nous paraîtront appuyés sur des autorités imposantes.

ART. Ier. — HISTOIRE ET LÉGISLATION DU SUICIDE CHEZ LES DIFFÉRENTS PEUPLES.

Il y a toujours eu des suicides. On en retrouve des exemples plus ou moins nombreux dans l'histoire de tous les peuples et jusque dans les traditions et les légendes qui se rapportent à leur origine. La misère et la douleur ont été, dans tous les temps, le triste lot de l'humanité, à ces époques reculées surtout où les sociétés à peine naissantes n'avaient encore ni science, ni art, ni industrie, où l'homme dominé par les forces aveugles de la nature trouvait à grand'peine à satisfaire ses premiers besoins, en luttant sans cesse contre elles. Souvent alors la pensée d'une mort volontaire devait se présenter à lui comme le seul remède aux maux de cette vie, surtout lorsque les maladies ou les progrès de l'âge lui rendaient tout travail impossible. Les écrivains anciens nous ont conservé le souvenir de quelques coutumes qui témoignent de la fréquence de cet acte dans les premiers âges de l'humanité.

Les habitants de l'île de Céos, dans l'archipel grec, s'empoisonnaient aussitôt qu'ils avaient dépassé l'âge de soixante ans, afin, dit Strabon, qu'il restât des vivres pour les habitants plus jeunes et plus valides (1). Plus tard, probablement lorsque l'aisance fut devenue plus générale, la loi dut intervenir pour réglementer cette coutume barbare, et il ne fut plus permis de se tuer, selon le témoignage de Valère-Maxime, qu'après avoir justifié ce désir par des motifs puissants et avoir obtenu l'autorisation des magistrats (2). Montaigne rapporte qu'à Marseille « il se gardoit, » au temps passé, du venin préparé à tout de la » ciguë, aux dépens publicques, pour ceulx qui » vouldroient haster leurs jours ; ayant premiè-

(1) Strabon, liv. X.

(2) Valère-Maxime, liv. II, chap. VI, 8. Valère-Maxime rapporte, à l'appui de son opinion, l'histoire d'une matrone de cette île qui, arrivée à l'âge de quatre-vingt-dix ans, avala la ciguë avec calme et courage, en présence de Sextus Pompée à qui elle rendit des actions de grâces d'avoir consenti à honorer sa mort. Elle avait auparavant rendu compte à ses concitoyens des motifs qu'elle avait de quitter la vie et obtenu leur assentiment, ainsi que celui de Pompée.

Montaigne rappelle longuement le même fait dans ses *Essais.* Liv. II, chap. III.

» rement approuvé aux six cents, qui estoit leur
» sénat, les raisons de leur entreprinse : et n'estoit
» loisible, aultrement que par congé du magis-
» trat et par occasions légitimes de mettre la
» main sur soy (1). »

« Pline récite de certaine nation hyperbo-
» rée, qu'en icelle, pour la doulce température
» de l'air, les vies ne se finissent communément
» que par la propre volonté des habitants ; mais
» qu'estants las et saouls de vivre, ils ont en
» coustume au bout d'un long aage, après avoir
» faict bonne chere, se précipiter en la mer, du
» hault d'un certain rochier destiné à ce ser-
» vice (2). »

Tous les historiens anciens s'accordent à reconnaître que le suicide était extrêmement commun parmi ces tribus énergiques : les Ibères, les
Galls, les Kimris, les Germains, etc., qui peu-
plèrent le nord et l'occident de l'Europe, et en
envahirent à diverses reprises presque toutes
les contrées. Aucun peuple ne brava la mort

(1) Montaigne, *Essais*. Liv. II, chap. III. — Valère-
Maxime. Liv. II, chap. VI.

(2) Montaigne, *Essais*. Liv. II, chap. III. — Pline, *Histoire naturelle*. Liv. IV, chap. XII.

avec autant d'audace, et ne fit, de tout temps,
aussi bon marché de la vie. Tite-Live, César,
Tacite, Valère-Maxime, etc., rappellent avec un
étonnement mêlé d'admiration l'énergie sauvage
avec laquelle ces hommes encore barbares se
donnaient la mort pour se soustraire à l'esclavage
ou à la honte d'une défaite.

Quelques mots d'un chapitre de Tite-Live
nous révèlent encore une grande habitude du
suicide chez les peuples du nord de l'Afrique.
Après la défaite de Syphax, roi de Numidie,
Sophonisbe, sa femme, était tombée au pouvoir
de Massinissa, allié des Romains, l'avait séduit,
s'était fait épouser pour avoir en lui un défen-
seur, et tâchait de le détacher de l'alliance
romaine. Scipion, instruit de ses intrigues, la
réclama comme sa captive ; et Massinissa voyant
la résistance périlleuse, sinon impossible,
« Ingenti ad postremum edito gemitu, fidum è
servis vocat sub cujus custodiâ, *more regio*,
ad incerta fortunæ venenum erat, et mixtum in
poculo ferre ad Sophonisbam jubet, ac simul
nunciare.... sibi ipsa consuleret. » Elle reçoit la
coupe « *nuptiale munus* » sans laisser paraître la
moindre émotion, prononce quelques paroles

énergiques, après quoi « *impavidè hausit* (1). »

Enfin ce fanatisme de la mort volontaire était encore plus répandu en Asie, dans ces vastes contrées qu'on s'accorde à regarder comme le berceau du genre humain, et dont l'histoire se perd dans la nuit des temps. Plutarque, après avoir raconté le suicide du Brâhmane Calanus qui se fit brûler avec solennité au milieu de l'armée macédonienne, pour se délivrer des souffrances d'une maladie peu dangereuse, ajoute : « Il se sacrifia lui-même, selon que le portoit la coutume des sages du païs (2). » « Il existe parmi eux une espèce d'hommes sauvages et grossiers auxquels on donne le nom de *sages*. A leurs yeux, c'est une gloire de prévenir le jour de la mort, et ils se font brûler vivants dès que la langueur de l'âge où la maladie commencent à les tourmenter. La mort, quand on l'attend, est, selon eux, le déshonneur de la vie ; aussi, ne rendent-ils aucun honneur aux corps qu'a détruits la vieillesse. Le feu serait souillé, s'il ne recevait l'homme respirant encore (3). »

(1) Tite-Live, liv. XXX, chap. XV.
(2) Plutarque. *Vie d'Alexandre-le-Grand*, chap. CXIII.
(3) Quinte-Curce, *Histoire d'Alexandre-le-Grand*, liv.

Ces quelques faits suffisent pour démontrer
que les suicides ont dû être très fréquents à
l'origine des sociétés et chez presque tous les peuples. Cependant, isolés ainsi, ces faits n'ont par
eux-mêmes aucune signification bien sérieuse. Ils

VIII, chap. IX. — Voyez aussi le continuateur de Quinte-
Curce, Julius Valérius, liv. III, chap. XVI et suiv.

« Ne voyons-nous pas que, parmi les Indiens, ceux qui font
une profession particulière de sagesse, et qui vivent le plus
vertueusement, ne souffrent la vie qu'à regret, parce qu'ils la
considèrent comme un fardeau que la nature les oblige de porter, et dont ils ont de l'impatience de se décharger par la sé-
paration de leurs corps d'avec leurs âmes? Ainsi quoiqu'ils
soient dans une pleine santé, le désir d'aller jouir d'une
immortalité bien heureuse, leur fait prendre congé des personnes qui leur sont les plus chères, pour passer de cette vie
à une autre, sans que l'on s'efforce de les en empêcher... Alors
ces hommes, pour purifier leurs âmes et les séparer de leurs
corps, se jettent dans le feu qu'ils ont eux-mêmes fait préparer, et leur mort est suivie des louanges de tous ceux qui en
sont les spectateurs. » (Flavius-Josèphe. *Histoire de la
guerre des Juifs contre les Romains*, liv. VII, chap. XXXIV.)
Ces paroles établissent d'une manière certaine que les Juifs
connaissaient les lois religieuses, les coutumes et les mœurs
des Brâhmanes, avant la conquête romaine. (Voir pour plus
de détails la note de la page 341.)

prennent au contraire une très grande importance lorsqu'on les examine dans leur ensemble
et dans leurs rapports avec les dogmes religieux
et les doctrines philosophiques. Partout, en effet,
et à toutes les époques de l'humanité, on trouve
une liaison intime et comme nécessaire entre la
mort volontaire et l'idée plus ou moins élevée
que l'homme s'est faite de la nature de Dieu, de
sa propre destinée et de la vie future. Nous avons
déjà fait voir, au commencement de ce chapitre,
qu'il est impossible de méconnaître cette liaison
à ces rapports chez les peuples modernes. Mais
c'est surtout dans l'Inde et dans les livres sacrés
des anciens Brâhmanes que ceux-ci se montrent
avec le plus d'éclat. Aussi est-ce par là que nous
commencerons la longue revue que nous avons
entreprise.

Les premières idées religieuses des Indiens
furent essentiellement spiritualistes. « Originai-
rement il n'y avait qu'une âme, et rien autre
n'existait; l'être pensa : je créerai les mondes, et
ainsi il créa les mondes, l'eau, la lumière, les
choses mortelles (1). » « Dieu, dit le livre de la

(1) Colebrooke, *Asiatic researches*, vol. VIII.

loi de Manou, ou celui que l'esprit seul peut per-
cevoir, qui échappe aux organes des sens, qui est
sans parties visibles, éternel, l'âme de tous les
êtres, que nul ne peut comprendre, déploya sa
propre splendeur. Ayant résolu, dans sa pensée,
de faire émaner de sa substance les diverses
créatures, il produisit d'abord les eaux, dans lesquelles il déposa un germe (1). » C'est de ce germe
que sont sortis tous les êtres, depuis les dieux et
les intelligences supérieures jusqu'à l'homme,
aux animaux, aux plantes et aux corps inertes et
sans vie. Dieu donc a tout tiré de lui-même. Tous
les êtres sont une émanation de sa propre substance, émanation imparfaite par essence, sans

---

(1) *Lois de Manou*, traduites du Sanscrit, par Loiseleur
Deslongchamps, liv. I, stances 7 et 8, Paris, 1833. Le
Mânava-Dharma-Sâstra, ou *livre de la loi de Manou*, est le
monument le plus ancien de la législation Indienne dont le
texte nous soit connu. C'est véritablement comme l'enten-
daient les anciens peuples, le *livre de la Loi*, comprenant
tout ce qui regarde la conduite civile et religieuse de l'homme.
Il est pour les Indiens à peu près ce que sont les lois de
Moïse pour les Hébreux. Aussi, l'avons-nous pris pour guide
dans tout ce que nous avions à dire de la religion de ces
peuples.

cesse soumise au changement et à la mort dans ce *monde horrible de l'existence* (1), jusqu'à ce que, à la consommation des temps, elle rentre dans le sein de Dieu. Tout ce qui a reçu l'existence est donc malheureux ; le monde lui-même est mauvais, il est corrompu dans sa racine, parce que tout n'est qu'une lamentable dégradation de la parfaite félicité de l'être éternel (2).

Notre âme immortelle, douée du mouvement et de la vie comme l'âme suprême de laquelle elle est sortie, est emprisonnée dans le corps et soumise dès-lors à toutes les mauvaises influences de la matière. Aussi tend-elle sans cesse à s'échapper de sa prison pour revenir à sa source, et arriver ainsi à la béatitude finale qui est son absorption définitive et absolue dans le sein de *Brahme* (3), l'être éternel et infini. Mais avant

(1) *Lois de Manou*, liv. I, stan. 49 et 50. — Frédéric Schlegel, *Essai sur la langue et la philosophie des Indiens*, liv. II, chap. II.

(2) Schlegel, *loc. cit.*, liv. II, chap. II.

(3) Brahme ou Brahma est l'Être suprême, le Dieu unique éternel, principe et essence du monde, d'où sortent tous les êtres et où ils retournent. L'identification avec Brahme produit le *Mokcha*, c'est-à-dire la délivrance des liens du corps ;

d'y parvenir, celle-ci condamnée, par son origine
même, comme toutes les choses créées, au péché,
à la corruption et à la mort, doit se racheter de
ses souillures par l'expiation et la pénitence, et
par la pratique de toutes les vertus. La pensée de
la vie future doit donc être le mobile régulateur
de toutes les actions, qui porteront un bon ou un
mauvais fruit, selon qu'elles auront été elles-
mêmes bonnes ou mauvaises. Aussi la vie présente
n'est-elle qu'une longue expiation, et la mort un
passage de l'âme à une existence supérieure ou
inférieure selon qu'elle a bien ou mal mérité de
la souveraine justice (1). De là cette grande doctrine de la métempsycose ou transmigration des
âmes, dont on retrouve des traces chez presque

l'âme désormais exempte de toute transmigration, est absor-
bée dans la divinité. La délivrance finale est regardée
comme le bonheur suprême, c'est l'objet des vœux de tout
pieux Indien. Il y a cette différence entre Brahma et Brahmâ,
que Brahma (nom neutre) est l'Éternel, l'Être suprême, et
que Brahmâ (nom masculin) est ce même Dieu se manifes-
tant comme Créateur. (Note de M. Loiseleur-Deslongchamps,
liv. I, stan. 98, p. 24.)

(1) *Lois de Manou*, liv. XII. — Schlegel, *loc. cit.* liv.
II, chap. II.

tous les peuples de l'antiquité, et qui s'est conservée jusqu'à nos jours dans les plus belles
contrées de l'Asie.

De transmigration en transmigration l'âme
s'élève donc peu à peu dans l'échelle des êtres
jusqu'à son créateur, et finit, dans la suite des
temps, par mériter la béatitude finale et éternelle. Mais il dépend de l'homme d'abréger, par
des actes méritoires, le nombre et la durée de
ces migrations lamentables. « Étudier et comprendre les Védas, pratiquer la dévotion austère,
connaître *Dieu* (*Brahme*), dompter les organes
des sens, ne point faire de mal et honorer son
maître spirituel, sont les principales œuvres con-
duisant à la béatitude finale (1). » Mais la plus
importante de ces œuvres est la connaissance de
l'âme suprême de Brahma, et pour y arriver il
faut pratiquer la dévotion austère et dompter ses
sens. De là ce précepte : «Lorsque le chef de
famille voit sa peau se rider et ses cheveux
blanchir, et qu'il a sous ses yeux le fils de son
fils, qu'il se retire dans une forêt (2). »

(1) *Lois de Manou*, liv. XII, stan. 83.
(2) *Lois de Manou*, liv. VI, stan. 2.

Alors sous le nom de *Vânaprastha* (1) ou de
Sannyâsî (2), il renonce à tout ce qu'il possède,
aux joies de la famille et du foyer domestique.
Alors aussi commence pour lui une vie de
pénitence, de jeûnes et de tortures qui laissent
bien loin derrière elles celles que s'imposaient
les solitaires chrétiens, dans les déserts de la
Thébaïde. Sa nourriture se composera uniquement de fleurs, de racines, ou de fruits tombés
spontanément ; il ne vivra que des aumônes qui
lui seront offertes et restera souvent plusieurs
jours sans manger. Il ne portera d'autres vêtements qu'un tissu d'écorces ; dans la saison
chaude il s'exposera à toute l'ardeur des *cinq
feux* (3) ; pendant la pluie, il marchera nu sous les
torrents d'eau qui tombent des nuages, et durant
la froide saison, son vêtement sera toujours
humide. Il n'aura d'autre lit que la terre et dor-
mira au pied des arbres. Ainsi, toujours seul et
sans compagnon, étranger à tout ce qui l'entoure,

(1) Anachorète, habitant de la forêt.

(2) Dévot ascétique.

(3) Quatre de ces feux sont placés aux quatre points car-
dinaux ; le soleil fait le cinquième.

inaccessible à tout désir sensuel ; absorbé dans la contemplation de l'être infini, et anéanti sous le sentiment de sa misère en présence des perfections de Dieu ; épuisé par le jeûne, l'insomnie, et les souffrances de toute nature qu'il s'impose, le Sannyâsî arrive lentement et par degrés insensibles à la mort, qui doit être pour lui *la délivrance* (1). Et si celle-ci est trop lente à venir, Manou lui permet et même lui ordonne de hâter par une mort volontaire le moment tant désiré.

« Cette demeure dont les os forment la charpente, à laquelle les muscles servent d'attaches, enduite de sang et de chair, recouverte de peau, infecte, qui renferme des excréments et de l'urine,

» Soumise à la vieillesse et aux chagrins, affligée par les maladies, en proie aux souffrances de toute espèce, unie à la qualité de passion, destinée à périr, *que cette demeure humaine soit abandonnée avec plaisir par celui qui l'occupe.* »

« De même qu'un arbre quitte le bord d'une

(1) *Lois de Manou*, liv. VI, stan. 76, 77, 78.

rivière lorsque le courant l'emporte, de même
qu'un oiseau quitte un arbre suivant son ca-
price, de même celui qui abandonne ce corps *par
nécessité ou par sa propre volonté* est délivré
d'un monstre horrible (1). »

Et pour qu'aucun doute ne reste au malheureux
pénitent fanatisé par cet effrayant mysticisme,
le législateur divina joute : « Le Brâhmane qui
s'est dégagé de son corps par l'une de ces pratiques mises en usage par les grands *Richis*,
(saints ou patriarches), exempt de chagrin et de
crainte, est admis avec honneur dans le séjour
de Brahme (2). »

Ce peu de mots doit suffire pour faire apprécier à nos lecteurs l'influence désastreuse que
de semblables préceptes durent exercer sur des
hommes croyants, rompus à l'obéissance, et
accoutumés à faire intervenir la religion dans

(1) *Lois de Manou*, liv. VI.

(2) *Lois de Manou*, liv. VI, stan. 32. Le Mimansâ-Karmâ
de Djaimini va plus loin que les lois de Manou, et fait connaître quel est le mode d'accomplissement de ce précepte
qui est le plus agréable à Brahme. C'est celui dont parlent
Plutarque et Quinte Curce dans la Vie d'Alexandre : la mort
volontaire dans les flammes, sur le bûcher consacré.

les actes les plus simples de leur vie de chaque
jour. Nous nous garderons bien dès-lors de suivre cette religion primitive dans ses diverses
transformations, dans les hérésies nombreuses
auxquelles elle donna naissance, ou dans les sys-
tèmes philosophiques qui s'élevèrent à ses côtés,
tantôt pour l'attaquer, tantôt pour la défendre.
Nous dirons seulement que les lois de Manou et
les ʾédas immobilisèrent pour toujours la nation dans les castes que tout le monde connaît,
et qui devaient se perpétuer jusqu'à nos jours,
avec leurs divisions si tranchées, avec leurs
lois, leurs idées, leurs mœurs, leurs droits et
leurs devoirs réciproques.

Tant que cette division des castes fut respectée, les Brâhmanes se montrèrent très tolérants,
et laissèrent prêcher librement le sabéisme et les
superstitions matérialistes les plus grossières. Ils
acceptèrent, presque avec la même faveur, les doctrines orthodoxes de leurs plus illustres docteurs,
Djaimini et Vyasa, dans le *Mimansâ* et le *Védanta,*
et la philosophie Sânkhya, panthéiste et mystique,
ou franchement athée de Patandjali et de
Kapila. Tous ces philosophes, et beaucoup d'autres dont les écrits nous sont encore peu connus,

trouvèrent les Brâhmanes également sympathi-
ques ou également indifférents. Mais lorsque, vers
l'an mille avant notre ère, s'éleva la grande héré-
sie panthéiste de Bouddha, qui, non content de
rejeter ouvertement l'autorité des Védas et de proclamer un dogme nouveau, voulut encore détruire les distinctions de castes, au nom de je ne
sais quelle égalité humaine mal définie (1), la
caste sacerdotale attaquée dans ses priviléges et
dans sa puissance, protesta avec énergie contre
ces doctrines subversives. Et comme les arguments ne suffisaient pas pour en arrêter les progrès, on eut recours pour les étouffer au feu et à
la flamme; la persécution fut longue, sanglante,
inexorable; les sectateurs de Bouddha furent
exterminés ou bannis, et leurs débris se réfu-

---

(1) Tous les hommes peuvent, disait-il, s'élever à Dieu,
pourvu qu'ils se détachent de la terre. Il prescrivait la contemplation de l'âme souveraine comme gage assuré de l'absorption bienheureuse dans l'Esprit infini. Bouddha fut identifié
par ses disciples avec Vichnoû lui-même, dont il fut une des
nombreuses incarnations ou *Avâtars*. Il est adoré comme le
Verbe ou la parole divine. (Voy. Colebrooke, *loc. cit.* — De
Marlès, *Histoire de l'Inde*, etc.)

gièrent au Thibet, en Chine, au Japon, dans le
royaume de Siam, etc., où leur religion domine
encore aujourd'hui.

Mais ce que nous devons constater avant tout,
c'est que toutes ces sectes, orthodoxes ou héréti-
ques, triomphantes ou persécutées, acceptèrent
et développèrent encore le précepte de la mort
volontaire, qui devait conduire les uns à leur
identification avec Brahme, les autres à leur
absorption définitive dans l'âme universelle,
ceux-ci à leur anéantissement en Dieu, c'est-à-
dire, dans l'être abstrait, éternellement immobile et indifférent, ceux-là enfin au néant ou non
être, d'où le hasard seul les avait tirés (1). Ajoutez à tout cela l'immense développement de la
mythologie officielle, le culte rendu par la foule
ignorante à des idoles terribles, ridicules ou monstrueuses, dont la signification allégorique était
perdue depuis longtemps ; songez en même temps
à toutes ces innombrables superstitions d'un

(1) Voyez, pour plus amples renseignements surtout ce qui
précède, les Mémoires de Colebrooke, *loc. cit.* — De Marlès,
Histoire de l'Inde. — Pauthier, *Essai sur la philosophie
des Hindous, Histoire de la Chine*, etc., etc.

peuple sur lequel le merveilleux a toujours exercé
une si entière domination, et vous comprendrez
que le suicide s'y soit transmis, à travers les
siècles, comme une tradition toujours vivante et
toujours respectée.

Vous comprendrez en même temps les terribles conséquences de ces dogmes et de ces
préceptes. Ces conséquences, tout le monde
les connaît, et il nous suffira de rappeler ces
suicides collectifs qu'il faut compter par centaines et par milliers, ces hécatombes humaines qui se sont succédé sans interruption,
depuis tant de siècles, sur cette terre fanatisée,
et dont la population s'élève à plus de cent
millions d'habitants? Qui n'a frémi au récit
de ces processions interminables pendant lesquelles une foule de pénitents se font broyer,
de nos jours encore, sous les roues des chars
de leurs gigantesques et monstrueuses idoles;
ou de ces funérailles mystiques dans lesquelles
on voit, depuis plus de trois mille ans, les vivants, femmes, esclaves, amis, se faire brûler
avec les morts sur le même bûcher, et résister à tous les moyens employés par leurs nombreux conquérants pour détruire ces coutumes

barbares (1)? Que dire encore de ces dévotions bizarres, de ces pénitences cruelles par lesquelles

(1) Cicéron, *Tuscul.*, Dis. V, 27. — Valère-Maxime, liv. II, chap. VI.

« Durant les dernières années, le nombre de ces détestables holocaustes allant en augmentant, surtout dans la présidence du Bengale et sur les bords du Gange, le gouvernement a cru de son devoir d'intervenir, au moins en employant les voies de la persuasion, pour tâcher de refréner cette inconcevable manie. Il a, en conséquence, enjoint aux divers magistrats dispersés dans le pays d'examiner avec attention toutes les circonstances des *suttys* (c'est le nom qu'on donne à ces sacrifices barbares), et de n'en permettre la consommation qu'après avoir employé tous les moyens que la prudence leur dicterait pour s'y opposer.

» Aucune femme ne peut donc maintenant se dévouer à ce cruel genre de mort sans l'autorisation des magistrats, et lorsqu'on s'adresse à eux pour l'obtenir, ils font comparaître la victime, l'interrogent soigneusement pour s'assurer que sa détermination est entièrement libre et qu'aucune influence étrangère ne la lui a suggérée. Ils s'efforcent ensuite, par leurs exhortations et les raisonnements les plus persuasifs, de l'engager à renoncer à son horrible dessein; si la veuve demeure inébranlable, on la laisse maîtresse de sa propre destinée.

» J'ai vu la liste des veuves qui se sont sacrifiées sur le bûcher de leurs maris, depuis 1810 jusqu'à l'année 1820, et

d'innombrables fanatiques s'infligent les plus
atroces tortures et tuent lentement leur corps,
dans le but de conduire leur âme à la *délivrance
et à la béatitude finale* (1)? Ne vous sentez-vous
pas dominé par une sorte de vertige en présence
de cette religion de la mort, de ce culte du
néant qui a enfanté, au milieu du peuple le plus
doux de la terre, les inventions meurtrières des
Sannyâsîs, les monstrueux excès du *yogisme*, les
immolations volontaires dans les eaux sacrées
du Gange, sur les bûchers des morts ou sous les
roues du char de l'idole de Djaggernat, et jus-

j'ai reconnu que le nombre de ces victimes avait progressivement augmenté chaque année durant cet espace de temps ;
(l'auteur attribue cette augmentation à la maladresse des
missionnaires protestants). En 1817, il y en eut 706 dans
la présidence du Bengale seulement. Il est vrai que cette
manie est beaucoup plus en vogue sur les bords du Gange
que partout ailleurs. » (*Mœurs, institutions et cérémonies
des peuples de l'Inde*, par l'abbé Dubois, t. II, chap. XIX.)

(1) L'abbé Dubois, *loc. cit.*, passim., et chap. XXXIV et
XXXV. — Victor Cousin, *Cours de l'histoire de la philosophie*, t. I, leçons V et VI. — Schlegel, *loc. cit.*, passim.,
et traduction du *Bhâgavat-Gîtâ*, chap. V. — De Marlès, *Histoire de l'Inde*. — Tavernier, *Recueil de voyages*, t. II. —
Histoire des voyages, t. XXXVIII.

qu'aux sacrifices humains offerts par les *Phan-
ségars* à leur sanguinaire *Dourga* (1)? »

C'est évidemment ce panthéisme sombre et
cruel, avec ses aspirations mystiques vers l'absolu

(1) Femme de Sivâ, le Dieu de la destruction et de la
reproduction.

Nous trouvons dans l'ouvrage de M. Falret, *sur le suicide*,
des renseignements précieux que nous sommes heureux de
reproduire ici. M. Falret constate d'abord que les Anglais,
les Français et les Hollandais, ont échoué dans leurs efforts
pour empêcher les femmes de se brûler sur les bûchers de
leurs maris ; puis il ajoute : « Lord Binning et M. Bathurst
assurent qu'après la circulaire publiée à ce sujet par le
gouvernement anglais, le nombre des personnes qui s'immo-
lèrent n'en fut que plus considérable. Cependant M. Boxton
a appelé, dans la dernière session (1824), l'attention du parlement d'Angleterre sur cet objet important. Il a exposé que,
pendant l'année dernière, 2,366 femmes s'étaient ainsi sacrifiées sur le bûcher, après la mort de leurs maris ; et, dans ce
nombre, il ne comprenait que les sacrifices faits publique-
ment, ne pouvant, en aucune manière, préciser le nombre
des femmes qui s'étaient volontairement brûlées dans leurs
maisons. Des communications faites par M. Boxton à la
chambre, il résulte que, parmi les victimes de la superstition, on en a vu qui n'avaient pas encore quatorze, douze,
dix, et même une qui n'avait que huit ans. » (Falret, *De
l'hypochondrie et du suicide*, Paris, 1822, page 275.)

et l'unité, ou plutôt vers le néant de l'être, qui a
été dans tous les temps la cause la plus puissante
de la mort volontaire. Partout où ses doctrines
et ses préceptes ont pénétré, sous toutes les latitudes, dans tous les climats, en Europe comme
en Asie, et chez les peuples les plus divers d'origine, de caractère, de mœurs ou de civilisation,
partout nous retrouvons les mêmes coutumes
barbares, le même fanatisme pour la mort volontaire. Les sectateurs de Bouddha, si nombreux
encore qu'on peut les compter par centaines de
millions au Thibet, en Chine, en Cochinchine,
dans le royaume de Siam, au Japon, etc., s'y
tuent encore aujourd'hui, aussi souvent et avec
autant de facilité que les adorateurs de Brahmâ
ou de Vichnoû. Le père Charlevoix revient fréquemment, dans son *Histoire du Japon*, sur l'enthousiasme qui porte ces sectaires au suicide, et
sur la facilité remarquable avec laquelle ce penchant se développe dans toutes les classes de la
société et pour les motifs les plus futiles (1).

(1) *Histoire des voyages*, t. VI, XXIII, XXXVIII, etc.
— Brucker, *Histoire critique et philosophique*, t. IV, part. II.
— Kæmpfer, *Histoire du Japon*. — « C'est dans ces

De même encore des anciens Gaulois. Le peu que nous savons de la religion des Druides se

principes que prennent naissance les scènes tragiques que présentent une infinité de personnes qui se donnent la mort avec sang-froid et même avec joie. Rien n'est plus commun que de voir, le long des côtes de la mer, des barques remplies de ces fanatiques qui se précipitent dans l'eau chargés de pierres, ou qui percent leurs barques et se laissent submerger peu à peu eu chantant les louanges de leurs idoles. Un grand nombre de spectateurs les suivent des yeux et exaltent jusqu'au ciel leur valeur, et leur demandent, avant qu'ils disparaissent, leur bénédiction. Les sectateurs d'Amidâ se font enfermer et mûrer dans des cavernes où ils ont à peine assez d'espace pour y demeurer assis, et où ils ne peuvent respirer que par un soupirail. Là ils se laissent tranquillement mourir de faim. D'autres montent au sommet de rochers très élevés, au-dessous desquels il y a des mines de soufre d'où il sort de temps en temps des flammes. Ils ne cessent d'invoquer leurs dieux ; ils les prient d'accepter le sacrifice de leur vie, et ils demandent qu'il s'élève quelques-unes de ces flammes. Dès qu'il en paraît une, ils la regardent comme un indice du consentement des dieux, et ils se jettent la tête la première au fond de ces abîmes... La mémoire de ces prétendus martyrs est en grande vénération ; on leur érige même quelquefois des basiliques et des chapelles, etc., etc. » (Charlevoix, *Histoire du Japon*, t. II.)

Tout le monde sait avec quelle facilité les Japonais, hommes, femmes et même enfants, s'ouvrent le ventre sous l'em-

rapproche beaucoup des croyances des Brâhmanes et des Bouddhistes, et suffit pour expliquer ce profond mépris de la mort qui caractérisait les races gallique et kimirique. « Les âmes ne meurent pas ; après la mort, elles passent d'un corps dans un autre, et de ce monde dans des mondes meilleurs. La mort n'est qu'un passage entre deux vies. » Mais ces transmigrations successives conduisaient le Gaulois, non plus comme l'Indien, à son anéantissement dans l'être infini, mais dans un monde vivant et actif, où il conservait son individualité primitive, et jouissait en paix de la félicité suprême (1). La vie présente était donc plutôt un mal qu'un bienfait, et, selon le témoignage de Valère-Maxime, ils célébraient les jours de

pire du motif le plus futile. On connaît aussi ce duel d'un nouveau genre qui paraît être commun dans ce pays, dans lequel les deux adversaires rivalisent d'ardeur et de courage, non pas dans l'attaque ou la défense, mais dans la dextérité et le sang-froid avec lequel ils s'ouvrent le ventre de leurs propres mains.

(1) Voyez Strabon, liv. IV. — César, liv. IV, chap. XIV. — Diodore de Sicile, liv. V. — Lucain, liv. IV. — Valère-Maxime, liv. II. — Voyez aussi Henri Martin, *Histoire de France*, t. I, liv. I.

naissance par des pleurs et les funérailles par des chants (1). Leur foi dans cette vie future était si entière qu'on les voyait, pendant les funérailles, livrer à la flamme mystérieuse des bûchers des lettres confiées aux morts et adressées aux habitants du pays des âmes, et remettre, d'un commun accord, à l'autre monde, le paiement de dettes contractées dans celui-ci (2).

---

(1) Valère-Maxime, liv. II, chap. XII. — Pline, *Histoire naturelle*, liv. III, chap. XI.

(2) Entre autres preuves de la fréquence du suicide chez les Gaulois, nous citerons le passage suivant de l'*Histoire de France* de M. Henri Martin. « Les Druides pouvaient, disaient-ils, détourner les coups du génie de la mort, et racheter la vie d'un homme menacé d'une transmigration prochaine, en tranchant les jours d'un autre ; opinion fatale aux captifs, aux esclaves, à tous les faibles, qu'on sacrifiait sans scrupule pour la rançon des puissants ! Souvent même les clients, les *dévoués* du chef de clan se livraient spontanément à la mort pour sauver leur *tiern*, et s'en allaient joyeusement dans l'autre monde (*). Les victimes consacrées

(*) Les chefs les plus renommés, tant en Gaule qu'en Ibérie, avaient autour d'eux des guerriers d'élite engagés par serment à ne les quitter *ni dans la vie ni dans la mort*. On les nommait en Aquitaine *soldures* ou *saldunes*, ce qui signifiait *dévoués*. Jamais un *saldune* ne survivait à son chef.

Un grand fait ressort déjà de tout ce qui précède, c'est que l'*histoire du suicide se lie partout
d'une manière intime à celle des croyances religieuses, se rapportant à la destinée de l'homme
et à sa vie future.* Les preuves négatives ne
manquent pas plus à notre démonstration que
les preuves positives. Ainsi il est incontestable
que, sur cette même terre d'Asie, si féconde
en morts volontaires, celles-ci furent à peu près
inconnues chez les anciens Hébreux. Pourquoi
cette différence si remarquable avec les autres
peuples, sinon parce que les Hébreux avaient

aux dieux étaient tantôt immolées sur les tables granitiques des
dolmens, tantôt mises en croix ou percées de flèches ; parfois,
dans quelque clairière des forêts de chênes ou de hêtres, on
élevait un colosse d'osier à figure humaine, dont le corps vide
était rempli d'hommes et de bestiaux : un prêtre y mettait le
feu en chantant, et bientôt la prison et les captifs disparais-
saient parmi des flots de flammes et de fumée (*). Les funérailles des chefs étaient aussi de sanglantes hécatombes ; on y
brûlait solennellement leurs habits, leurs armes, leurs che-
vaux, leurs esclaves favoris auxquels se joignaient les *dévoués*
qui n'étaient pas morts au dernier combat du *tiern.*

(*) Strabon, liv. IV. — Diodore de Sicile, liv. V. — César, liv.
VI, chap. XVI.

trouvé dans leur religion et dans leurs lois un préservatif tout-puissant contre ce funeste penchant ? Dieu avait dit à son peuple, *Tu ne tueras point*, et Moïse, désirant sans doute ôter tout prétexte à une interprétation dangereuse de la loi divine, avait défendu le suicide comme un crime, et ordonné que le coupable serait sévèrement puni.

Nous en trouvons la preuve dans un passage de l'*Histoire de la guerre des Juifs contre les Romains*, de Flavius Josèphe. Celui-ci, chargé de la défense de Jotapat, à la tête d'un corps de troupes, avait tenu, pendant plusieurs semaines, contre tout l'effort de l'armée romaine. Réduit enfin à la dernière extrémité, et réfugié dans une caverne sans issue avec quelques-uns de ses plus braves compagnons, il leur proposa de se rendre aux Romains, qui leur assuraient la vie sauve. Mais ceux-ci, bien décidés à se donner la mort plutôt que d'accepter l'esclavage, menacèrent de le tuer lui-même s'il cherchait à exécuter son dessein. Alors, pour les détourner de cet acte aussi insensé que coupable, Josèphe leur fit un long discours qu'il nous a conservé, et dans lequel on trouve les paroles suivantes : « Ignorez-vous que

22

» les âmes de ces impies, qui, par une manie cri-
» minelle, se donnent la mort de leurs propres
» mains, sont précipitées dans les ténèbres de
» l'enfer ; et que Dieu, qui est le père de tous les
» hommes, venge les offenses des pères sur les
» enfants ? C'est pourquoi notre très sage législa-
» teur, sachant l'horreur qu'il a d'un tel crime,
» ordonne que les corps de ceux qui se donnent vo-
» lontairement la mort, demeurent sans sépulture
» jusqu'après le coucher du soleil, quoiqu'il soit
» permis d'enterrer auparavant ceux qui ont été
» tués dans la guerre ; et il y a même des nations
» qui coupent les mains parricides de ceux dont
» la fureur les a armées contre eux-mêmes, parce
» qu'elles croient juste de les séparer de leur
» corps, comme ils ont séparé leurs corps de
» leurs âmes (1). »

Toutes les lois de Moïse tendaient d'ailleurs à
inspirer au peuple le calme et la modération dans
la prospérité, le courage, la patience et la résignation dans le malheur. La foi en Dieu, la confiance

-----

(1) Flavius Josèphe, *Histoire de la guerre des Juifs contre les Romains*, liv. III, chap. XXV. — Traduction d'Arnauld d'Andilly, édit. de 1719.

en sa justice, et la soumission absolue à ses volontés, y étaient représentées comme les premières de toutes les vertus. Le livre de Job est un magnifique exemple de la force et de l'énergie morale que le vrai croyant puisait dans cette abnégation de sa volonté et de ses passions, en présence des décrets de Dieu. On vient annoncer successivement à Job que ses troupeaux ont été enlevés, ses richesses pillées, ses serviteurs tués ou dispersés, que ses enfants sont morts.

« Alors Job se leva, déchira ses vêtements, et » s'étant rasé la tête, il se jeta par terre et adora » Dieu,

« Et dit : Je suis sorti nu du ventre de ma » mère, et j'y retournerai nu. Le Seigneur m'avait » tout donné, le Seigneur m'a tout ôté : le nom du » Seigneur soit béni (1) ! »

Un peu plus tard l'Éternel veut encore l'éprouver. Il permet à Satan de le tourmenter dans sa chair et dans ses os, et de l'affliger d'un ulcère qui le couvre tout entier, depuis la plante des pieds jusqu'au sommet de la tête. Réduit dès lors à la plus profonde misère, devenu un objet

(1) *Le livre de Job*, chap. I, vers. 20 et 24.

d'horreur pour sa femme et pour ses amis, livré au mépris et aux moqueries des êtres les plus dégradés, Job ne perd rien de sa foi et de sa patience. Il proteste de son innocence et implore la justice et la miséricorde de son Dieu; il le supplie de ne plus appesantir sa main sur lui, mais il ajoute aussitôt : « Voilà, qu'il me tue, » je ne laisserai pas d'espérer en lui; et je » défendrai ma conduite en sa présence (1). » Enfin il répond à sa femme qui lui conseille de se donner la mort : « Tu parles comme une » femme insensée. Quoi! nous recevrions de » Dieu les biens, et nous n'en recevrions pas les » maux (2) ? »

Que de simplicité et de véritable grandeur dans cette résignation courageuse! Et que nous sommes loin des absurdes et puériles pénitences des adorateurs de Brahma et de Bouddha ! Aussi ne trouve-t-on que de très rares exemples de suicide chez les Hébreux, pendant la longue série de siècles qu'embrassent leurs annales. Ils eurent cependant à supporter de longues guerres

(1) *Le livre de Job*, chap. XIII, vers. 15.
(2) *Le livre de Job*, chap. II, vers. 10.

et d'épouvantables malheurs. Ils furent plusieurs
fois chassés de leur pays ou emmenés en esclavage. Ils virent leur temple profané, leurs
prêtres et leurs prophètes persécutés et bannis,
leur religion bafouée, et leur culte proscrit,
leurs enfants enfin élevés dans une religion
étrangère. Il n'en faut pas moins arriver aux
années qui suivirent la mort de Jésus-Christ pour
voir les Juifs dégénérés, chercher parfois l'oubli
de leurs maux dans une mort volontaire. Il paraît
même constant que celle-ci devint fréquente
parmi eux, et fit de nombreuses victimes pendant la longue guerre qui amena le siége et la
ruine de Jérusalem, la destruction du temple et
la dispersion définitive de la nation sur toute la
surface de la terre (1). Mais personne n'ignore

(1) Voy. Flavius Josèphe, *loc. cit.*, notamment les livres VI
et VII. — Tacite, *Annales*, *additions de Brottier*, liv. XVI
et *Histoires*, liv. V. — Après la prise de Jérusalem, Éléazar,
un des chefs survivants, s'était retiré avec quelques milliers
des siens dans la forteresse de Massada. Sylva, général romain, vint mettre le siége devant la ville avec une armée
nombreuse. Éléazar, désespérant de pouvoir résister, exhorta
les siens à se donner la mort pour ne pas tomber vivants aux
mains de leurs ennemis. Dans le long discours que Josèphe

que depuis longtemps déjà ce malheureux peuple était tombé dans la plus déplorable anarchie
morale et religieuse. Diverses sectes s'étaient
formées, qui toutes s'éloignaient plus ou moins
de la loi primitive et en avaient singulièrement

lui prête, on trouve le passage remarquable que nous avons
cité plus haut (voir p. 346).

Persuadés par les exhortations de leur chef et saisis d'une
fureur fanatique, les Juifs réunirent leurs femmes et leurs
enfants avec tout ce qu'ils avaient de plus précieux. « Il ne
s'en trouva un seul qui se sentît affaibli dans une action
aussi tragique : tous tuèrent leurs femmes et leurs enfants ;
et, dans la persuasion qu'ils avaient que l'état où ils étaient
réduits les y obligeait, ils considéraient cet horrible
carnage comme le moindre des maux qu'ils devaient
appréhender. »

Ensuite ils tirèrent au sort dix d'entre eux, qui furent
ordonnés pour tuer les autres. « Alors chacun se rangea
auprès des corps morts de ses plus proches, et, en les tenant
embrassés, présentèrent la gorge à ceux qui avaient été choisis
pour un ministère si effroyable ; ceux-ci s'en acquittèrent
sans témoigner d'en avoir la moindre horreur. » Enfin, le
dernier survivant, après s'être bien assuré que tous étaient
morts, mit le feu au palais, et « s'étant rapproché des corps
de ses proches, acheva, par un coup qu'il se donna de son
épée, cette sanglante tragédie. » (Flavius Josèphe, *loc. cit.*,
liv. VII, chap. XXXV.)

altéré les dogmes et les préceptes. Quelques-uns en étaient arrivés à nier l'immortalité de l'âme humaine (1); d'autres s'étaient rapprochés du panthéisme mystique et fataliste des Bouddhistes (2); le plus grand nombre, s'abandonnant à l'orgueil, et selon l'expression de Bossuet, à une présomption qui allait à *s'attribuer à soi-même le don de Dieu*, avaient introduit dans la religion toute espèce de superstitions qui en dénaturaient le sens (3). Toujours les mêmes causes produisant des effets identiques !

Nous aurions voulu poursuivre l'histoire du suicide au sein de ces antiques civilisations depuis longtemps disparues, et qui n'ont laissé d'autre trace de leur passage que des ruines gigantesques et encore inexpliquées pour nous. Mais l'histoire morale de ces peuples nous est trop peu connue pour que nous osions nous aventurer dans une voie au bout de laquelle nous ne trouverions que des conjectures ou l'erreur. Nous dirons seule-

(1) Les Saducéens. Le mauvais riche de l'Evangile appartenait à cette secte.

(2) Les Esséniens et les Thérapeutes.

(3) Bossuet, *Discours sur l'histoire universelle*, seconde partie, chap. XVII et XVIII.

ment que d'après ce que nous savons des doctrines de Zoroastre sur la nature de Dieu et sur
la destinée de l'homme, il nous paraît probable
que le suicide fut rare chez les Perses tant que
sa religion régna sur eux.

Enfin dans des temps beaucoup plus rapprochés de nous, l'Asie nous présente encore, à
l'appui de notre thèse, un exemple remarquable
que nous ne devons pas négliger. Nous voulons
parler des populations si nombreuses qui suivent la religion de Mahomet. Comme Moïse,
Mahomet défendit le suicide au nom du Dieu unique, créateur et maître de l'univers. Il y revient
dans une foule de passages du Coran (1), et sou-

(1) Al Koran, surah II, v. 88 et 89. — III, v. 9 et 148.
— IV, v. 33, 69 et 124. — VI, v. 17. — XVI, v. 63. —
XXII, v. 11 et 21. — XXXIII, v. 33 et 61. — XXXIV,
v. 28. — XXXV, v. 12. — XXXIX, v. 43. — XLIX, v. 1
et 25. — LVI, v. 60. — LVIII, v. 22 et 23. — LXXIV,
v. 7.

« Que doit-on penser du suicide ? *Ce crime est beaucoup
plus grave que celui de l'homicide.* » (*Fethwa*, extrait de la
collection du Muphty Behhdjé Abd'ullah Efendy, dans le *Tableau général de l'empire ottoman*, par M. de M*** d'Ohsson,
ancien chargé d'affaires de Suède à Constantinople. Paris,
1791.)

vent il en parle comme d'un crime qui excite
toute la colère de Dieu, et que celui-ci punira
sévèrement dans l'autre vie. Il fait d'ailleurs un
devoir au vrai croyant de la patience dans la douleur et dans l'adversité, et de la résignation aux
ordres d'en haut. Le dogme de la prédestination
domine dans toute sa morale. Aussi quelque
malheur qu'il subisse, quelque bonheur qu'il
éprouve, le croyant, courbé sous cet implacable
fatalisme, conserve-t-il toujours son impassibi-
lité en répétant : C'était écrit ! « L'homme ne
meurt que par la volonté de Dieu et le terme de
ses jours est écrit. (1) »

On conçoit dès lors que le suicide a dû toujours être rare chez les musulmans, et c'est ce
qui est arrivé en effet. Il n'en est question que
très exceptionnellement dans l'histoire et dans

(1) Al Koran, surah III, v. 139. — « Dis-leur : Quand
vous seriez restés dans vos maisons, ceux dont le trépas
était écrit là-haut seraient venus succomber en ce même
lieu, afin que le Seigneur éprouvât ce que vous cachiez dans
vos seins, et débrouillât ce qui était au fond de vos cœurs.
Dieu connaît ce que les cœurs recèlent. » (Surah III, v. 148.)

Il serait facile de multiplier ces citations presque indéfiniment.

la littérature des différents peuples qui ont embrassé successivement la religion de Mahomet (1). Il est même constant que les Tartares Mongols, qui ont dominé dans la presqu'île du Gange pendant plusieurs siècles, voyaient avec horreur les suicides religieux de Yoguis sous les roues des chars de leurs idoles, ou des femmes indiennes sur le bûcher de leurs maris (2), et que souvent ils essayèrent d'y mettre obstacle. Enfin, on s'accorde à reconnaître que si l'on observe aujourd'hui quelques exemples de mort volontaire chez les Turcs, cela tient uniquement à ce que le fana-

(1) Les seuls exemples de suicide que nous ayons trouvés chez les musulmans étaient survenus à peu près exclusivement au sein de quelques sectes dissidentes qui avaient presque complétement altéré les doctrines du Prophète, et les avaient remplacées par le plus grossier matérialisme. Nous citerons entre autres les disciples de Babek et de Karmath, qui s'emparèrent de la Mecque au commencement du x⁰ siècle et firent un horrible massacre des habitants; et plus tard, les féroces sectateurs du Seigneur de la Montagne, Scheik-al-Djebal, qui se rendirent si redoutables sous le nom d'*Assassins* (vers la fin du xı⁰ siècle).

(2) L'abbé Dubois, *loc. cit.*, passim. — *Les Lettres édifiantes.* — De Marlès, *Histoire de l'Inde.* — *Histoire des voyages.*

tisme religieux s'est beaucoup relâché parmi
eux, et à ce qu'ils ont accepté quelques-unes de
nos coutumes et de nos idées.

Les Hébreux furent donc les premiers, chez
les anciens, qui repoussèrent les dogmes et les
coutumes barbares des docteurs du panthéisme
en matière de suicide. Mais ils ne furent pas les
seuls. Longtemps avant l'établissement du christianisme, les Grecs et les Romains considérèrent
cet acte comme un crime et le punirent comme
tel. Chez les Athéniens, la main des suicidés qui
avait servi d'instrument à l'accomplissement du
crime était coupée par le bourreau, et enterrée
ou brûlée séparément du reste du corps (1).
A Thèbes, il était défendu de leur rendre les
derniers devoirs, et leur mémoire était flétrie (2).
Les lois de Sparte paraissent avoir été encore
plus sévères, si nous en jugeons par ce qui advint
d'Aristodème qui, convaincu de s'être jeté en
furieux au milieu des ennemis à la bataille de

(1) Samuel Petit, *De Legibus atticis.* — Johannis Robeck,
*Exercitatio philosophica de morte voluntaria philosopho-
rum et bonorum virorum, etiam Judæorum et Christianorum,*
avec des notes et une préface de Nicolas Funccius. 1 vol in-4.

(2) Samuel Petit, *loc. cit.* — Jean Robeck, *loc. cit.*

Platée, et d'avoir cherché manifestement la mort,
fut privé des honneurs de la sépulture (1). De
quelle peine punissaient-ils donc ceux qui se
tuaient pour obéir à des motifs insignifiants ?

Aristote rappelle dans ses œuvres morales
qu'il est généralement reconnu que ceux qui
portent sur eux une main homicide doivent être
notés d'infamie (2). Quelques écrivains ont accusé

---

(1) Falret, *Du suicide et de l'hypochondrie*, p. 4. — Voy.
aussi plus haut, chap. Ier. p. 115. — « Les Spartiates, excellents
juges de la vertu, quand ils vindrent à décider à quel particulier de leur nation debvoit demourer l'honneur d'avoir le
mieulx fait en cette journée, trouvèrent qu'Aristodème s'estoit le plus courageusement hazardé; mais pourtant *ils ne
luy en donnèrent point de prix*, parce que sa vertu avoit esté
incitée du désir de se purger du reproche qu'il avoit encouru
au faict des Thermopyles, et d'un *appétit de mourir courageusement* pour garantir sa haute pensée. » (Montaigne,
Essais, liv. Ier, chap. XXXVI.

(2) Voici les propres paroles d'Aristote : « Quant à celui
qui se tue, il fait, contre toute raison, une action que la loi
ne permet pas. Il fait donc un acte injuste, mais envers qui ?
Est-ce envers la Société, et non pas envers lui-même ? Car
enfin ce qu'il éprouve, il l'a voulu : mais personne n'est volontairement l'objet d'une injustice. Voilà pourquoi la Société
inflige une peine à ce genre de crime ; et de plus, une sorte

Pythagore et Platon d'avoir préconisé le suicide dans leurs écrits. Or, le premier de ces philosophes enseignait qu'il est défendu à l'homme de se donner la mort sans la permission de l'Être suprême, comme il n'est pas permis à un soldat de quitter son poste sans le consentement de son chef (1). Platon adopte pleinement cette maxime dans son apologie de Socrate; il la développe ensuite dans ses *Lois* dans les termes suivants : « Mais quelle peine porterons-nous » contre le meurtrier de ce qu'il a de plus proche » et de plus cher au monde, je veux dire contre » l'homicide de soi-même, qui tranche malgré » la destinée le fil de ses jours, quoique l'État

de déshonneur s'attache à celui qui s'est tué lui-même, comme étant coupable d'un délit envers la société. » (Aristote, *Œuvres morales*, trad. du grec, par Thurot, professeur au collége de France. Liv. V, chap. XI.)

Le traducteur ajoute en note: « On refuse la sépulture au coupable, dit l'auteur de la *Paraphrase*. Mais Eschine (*adv. Ctesiphont*, p. 636) dit seulement : « Si un homme se tue lui-même, nous enterrons séparément du corps la main qui a fait l'action. »

(1) Platon, *Apologie de Socrate*, — Cicéron, *Tuscul.*, et *De senectute*.

» ne l'ait pas condamné à mourir, qu'il n'y soit
» point réduit par quelque malheur affreux et
» inévitable survenu inopinément, ni par aucun
» opprobre, de nature à lui rendre la vie insuppor-
» table, mais qui, par une faiblesse et une lâcheté
» extrême, se condamne lui-même à cette peine
» qu'il ne mérite pas? Les Dieux seuls savent
» quelles sont les cérémonies nécessaires pour
» l'expiation et la sépulture du coupable. Ainsi,
» les plus proches parents du mort consulteront
» là-dessus les interprètes et les lois relatives à
» ce sujet, et se conformeront à leurs décisions.
» Ceux qui se seront défaits ainsi seront enterrés
» seuls, dans un lieu à part. On choisira pour
» leur sépulture, dans les confins des douze par-
» ties du territoire, quelque endroit inculte et
» ignoré, où ils seront déposés sans honneur,
» avec défense d'ériger aucune colonne sur leur
» tombe et de graver leur nom sur un mar-
» bre (1). »

Il existait donc chez la plupart des peuples de

(1) Platon, *Des lois*, liv. IX. — C'est à peu près ce qui se
passe, de nos jours, en Angleterre, toutes les fois qu'il est bien
reconnu que le suicidé jouissait, au moment de la perpétration de l'attentat, de la plénitude de sa liberté morale.

la Grèce et dès la plus haute antiquité, des lois pénales dirigées contre le meurtre de soi-même. Ces lois, dont les premiers auteurs nous sont inconnus, étaient encore en vigueur aux temps où vivaient Pythagore, Platon et Aristote, c'est-à-dire aux plus belles époques de la civilisation grecque. C'est aussi à ces époques que le suicide paraît avoir été le plus rare dans ces contrées. Il est difficile cependant de déterminer avec précision jusqu'à quel point les lois dont nous parlons furent efficaces. Les documents authentiques nous font à peu près complétement défaut. Nous ne trouvons que deux ou trois faits un peu concluants, disséminés de loin en loin dans les écrivains anciens. Tout le monde connaît l'histoire des filles de Milet qui nous a été conservée par Plutarque :

« Il fut un temps que les filles des Milésiens
» entrèrent en une estrange resverie et terrible
» humeur, sans que lon en vist aucune cause
» apparente, sinon que lon conjecturoit qu'il
» falloit que ce fust quelque empoisonnement d'air
» qui leur causoit ce devoyement et aliénation
» d'entendement : car il leur prenoit à toutes une
» soudaine envie de mourir et un furieux appetit

» de s'aller pendre, et y en eut plusieurs qui se
» pendirent et estranglerent secrettement, et n'y
» avoit ny remonstrances, ny larmes de pere
» et de mere, ny consolations d'amis, qui y ser-
» vissent de rien, car pour se faire mourir elles
» trouvoient tousjours moyen d'affiner et tromper
» toutes les ruses et inventions de ceux qui
» fesoient le guet sur elles. De maniere que lon
» estimoit que ce fust quelque punition divine,
» à laquelle nulle provision humaine ne sçeut
» trouver remède, jusques à ce que par l'advis
» de l'un des citoyens, homme sage, il se feit au
» conseil un edict que s'il advenoit qu'il s'en
» pendist plus aucune, elle seroit portée toute
» nue à la veuë de tout le monde à travers la
» grande place. Cest edict, fait et ratifié par le
» conseil, ne reprima pas seulement pour un
» peu, mais arresta du tout la fureur de ces filles
» qui avoient envie de mourir. » Plutarque ajoute
ces réflexions remarquables : « Or, est ce un
» grand signe de bonne et vertueuse nature que
» la crainte d'infamie et de deshonneur, et veu
» qu'elles ne redoutoient ny la mort, ny la dou-
» leur, qui sont les deux plus horribles accidens
» que les hommes puissent souffrir, qu'elles ne

» peurent supporter une imagination de villanie,
» ny de honte et deshonneur, qui ne leur devoit
» encores advenir sinon après leur mort (1). »

Esquirol rappelle, dans son mémoire sur le
suicide, que les déclamations d'Hégésias ayant
rendu les morts volontaires fréquentes en Égypte,
il suffit d'une loi de Ptolémée, qui défendit, sous
peine de mort, d'enseigner cette philosophie et
celle de Zénon, pour les faire cesser (2).

Enfin nous trouvons dans Pline un fait beaucoup moins connu, et tout aussi favorable à notre
thèse que ceux qui précèdent : « C'est ici le lieu
» de rapporter un fait qui mérite d'autant plus
» d'être cité, que les plus célèbres écrivains n'en
» ont fait aucune mention. Pendant que Tarquin
» l'Ancien employait le peuple à construire un
» égout, un grand nombre de citoyens, rebutés
» d'un travail si long et si périlleux, se donnèrent
» la mort. Ce prince imagina pour les en détour
» ner un moyen nouveau, dont on ne retrouve
» aucun exemple ni avant ni après lui. Il fit

----

(1) Plutarque, *OEuvres morales* : « Des vertueux faits des
femmes. » (chap. XV.)

(2) Esquirol, *loc. cit.*, t. I, p. 665.

» mettre en croix les corps des suicidés, et les
» exposant à la vue des citoyens, il les abandonna
» aux bêtes féroces et aux oiseaux de proie.
» Aussi l'honneur, ce caractère distinctif de tout
» ce qui est Romain, ce noble sentiment qui
» tant de fois a rétabli dans les combats nos
» affaires désespérées, l'honneur vint au secours
» de Rome. Sans doute il en imposa pour lors
» à leur simplicité, puisque vivants ils rougis-
» saient de cette ignominie, comme si après la
» mort ils devaient être sensibles à la honte. On
» dit que Tarquin donna aux souterrains assez
» de largeur pour qu'il y passât une charrette
» chargée de foin (1). »

Cette loi de Tarquin l'Ancien ne fut probablement qu'une loi de circonstance, qui ne dura
qu'autant que les faits qui lui avaient donné
naissance. Cela ressort des termes mêmes de
Pline, qui la qualifie de remède nouveau dont
on ne trouve aucun exemple ni avant ni après.
D'un autre côté, si nous en croyons Montesquieu,
« du temps de la république, il n'y avait point
» de loi à Rome qui punît ceux qui se tuaient

(1) Pline, *Histoire naturelle*, traduction de Guéroult,
liv. XXXVI, chap. XV.

» eux-mêmes. Cette action, chez les historiens,
» est toujours prise en bonne part, et l'on n'y
» voit jamais de punition pour ceux qui l'ont
» faite (1). » Cependant il semblerait résulter d'un
passage de Sénèque le rhéteur, que, dans les
premiers temps de la république, on abandon-
nait sans sépulture les cadavres de ceux qui se
tuaient eux-mêmes (2).

Il est probable, d'un autre côté, que la loi des
Douze tables, dont nous ne connaissons malheureusement que quelques fragments, ne laissait
pas le suicide impuni. Cette loi n'était, comme
personne ne l'ignore, qu'un résumé des meilleures
lois recueillies chez les différents peuples de la
Grèce, par les citoyens les plus intelligents et les
plus vertueux de Rome. Pourquoi ceux-ci auraient-
ils négligé celles qui condamnaient le suicide et
qui étaient alors partout en vigueur dans ce pays?
Quoi qu'il en soit, il est constant que la mort
volontaire n'est devenue fréquente à Rome que
dans les derniers temps de la république, alors
que l'introduction de la philosophie grecque au

(1) Montesquieu, *Esprit des lois*, liv. XXIX, chap. IX.
(2) Sénèque le rhéteur, *Controverses*, liv. VIII, contr. 4.

sein de la cité y produisit une si profonde révolution dans les idées et dans les mœurs. C'est en
effet à cette philosophie, et surtout aux doctrines
stoïciennes, qu'il faut attribuer l'adoption de
ce principe. *Mori licet, cui vivere non placet*, qui
servit de base, à la fin de la république et sous
les empereurs, aux nombreuses lois sur le suicide
que le *Digeste* et le *Code* nous ont conservées.
Ceci demande quelques développements.

Rien n'était fait comme la morale stoïcienne
pour séduire un peuple fier et énergique, amoureux jusqu'à la fureur de sa liberté et de sa
puissance, plus grand peut-être dans l'adversité
que dans le triomphe. « Les diverses sectes de
» philosophie chez les anciens, a dit Montesquieu,
» pouvaient être considérées comme des *espèces*
» *de religions*. Il n'y en a jamais eu dont les prin-
» cipes fussent plus dignes de l'homme, et plus
» propres à former des gens de bien, que celle
» des stoïciens ; et si je pouvais un moment cesser
» de penser que je suis chrétien, je ne pourrais
» m'empêcher de mettre la destruction de la
» secte de Zénon au nombre des malheurs du
» genre humain.

» Elle n'outrait que les choses où il y a de la

» grandeur, le mépris des plaisirs et de la dou-
» leur.

» Elle seule savait faire les citoyens; elle seule
» faisait les grands hommes; elle seule faisait
» les grands empereurs (1). »

Aussi cette philosophie et cette morale furent-
elles adoptées avec une sorte d'enthousiasme
par la jeunesse romaine à la suite des enseigne-
ments de Diogène le stoïcien, de Carnéade et de
Critolaüs, envoyés à Rome par le peuple d'Athè-
nes pour demander la remise d'une amende de
500 talents, à laquelle il avait été condamné pour
avoir pillé la ville d'Orope. En vain Caton le
censeur craignant pour l'avenir de Rome « que les
» jeunes gens ne tournassent entièrement là leur
» affection et leur estude, et ne quitassent la
» gloire des armes et de bien faire, pour l'hon-
» neur de sçavoir et de bien dire, » obtint-il du
sénat « de les renvoyer à leurs escholes disputer
» avec les enfants des Grecs, et laisser ceux des
» Romains apprendre à obéir aux lois, et aux ma-
» gistrats de leur païs, comme auparavant (2). »

(1) Montesquieu, *Esprit des lois*, liv. **XXIV**, chap. **X.**

(2) Plutarque, *Vie des hommes illustres:* Caton le censeur,
chap. **XLVII.**

Le séjour de ces philosophes à Rome avait produit des fruits qui devaient mûrir tôt ou tard. A
peine Caton était-il mort qu'ils furent rappelés
avec éclat par quelques sénateurs influents, et
chargés de l'éducation de leurs enfants. Les nouvelles doctrines firent des progrès rapides. Les
philosophes, les stoïciens surtout, furent admis
dans la familiarité des plus grands citoyens, les
Scipion, les Lélius, les Tuberon, les Scævola, etc.

Il est vrai de dire aussi que les vieilles mœurs,
les lois, les coutumes austères de l'ancienne
Rome s'étaient adoucies peu à peu. Les dépouilles
des peuples vaincus avaient porté l'aisance et la
richesse dans toutes les classes de la population.
La frugalité, la pauvreté, l'amour de l'épargne
et du travail, ces vertus sévères qui avaient été
si longtemps en honneur et avaient tant contribué à la grandeur des premiers siècles, avaient
fait place à la longue aux recherches du luxe et
des arts, au goût de l'oisiveté et des amusements
frivoles, à une curiosité ardente pour toutes les
idées nouvelles, qui rendirent la tâche facile
aux philosophes de toutes les sectes. Mais ces
sectes, fruits parfois encore magnifiques de la
décadence philosophique de la Grèce, après les

beaux jours de l'Académie et du Lycée, portaient
en elles, comme conséquences nécessaires de leur
théologie et de leur morale, la justification et
l'éloge du suicide. Toutes, comme à l'envi, ame-
naient le sage à cette conclusion désolante, que
leurs fondateurs et leurs plus illustres adhérents
sanctionnèrent par leur exemple et scellèrent de
leur sang. Un coup d'œil jeté sur les dogmes et
les préceptes des épicuriens et des stoïciens suffira
pour faire comprendre tout l'empire qu'elles exer-
cèrent sur des hommes qui avaient conservé, au
milieu de leurs vices et de leur corruption,
l'énergie et le courage de leurs ancêtres.

Épicure et ses disciples ne voyaient dans l'univers qu'une seule substance, la matière ; dans la
création, qu'une combinaison fortuite des atomes
dont celle-ci se compose ; dans l'âme humaine,
qu'une agrégation des parties les plus subtiles
et les plus épurées de cette matière, sujette à la
mort, comme tous les corps vivants ; dans les
dieux enfin, que des êtres faits à notre ressemblance, qui ne sont ni de purs esprits, ni des
corps, mais de simples images, indifférents au
sort des hommes et à la marche du monde, trouvant le bonheur suprême dans un repos et une

immobilité absolue, qui les rend également insensibles aux hommages et aux outrages (1). Les principes de morale qu'ils déduisaient de ces dogmes étaient aussi simples que logiques. L'homme, n'ayant rien à craindre ni à espérer au delà de cette vie si courte, devait avant tout chercher le bonheur dans les plaisirs et les jouissances du présent ; le souverain bien étant la volupté, tous les moyens étaient bons qui pouvaient y conduire (2) ; et lorsque la satiété était venue, ou quand la somme des douleurs et

(1) Cicéron, *De natura deorum*, liv. I, chap. XVII et XIX. — Sénèque, *De beneficiis*, liv. IV, chap. III. — Lucrèce, *De rerum natura*, passim. et liv. III : « *Nil igitur mors est, ad nos neque pertinet hilum ; — Quandoquidem natura animi mortalis habetur.* » — Ce sont à peu près les idées cosmogoniques de Kapila et de Kanada, dont nous avons parlé un peu plus haut, et qui vivaient sur les bords du Gange, plusieurs siècles avant le philosophe grec.

(2) Cicéron, *De natura deorum*, liv. I. — Sénèque, et avec lui quelques philosophes modernes, attribue à Épicure une morale un peu moins brutale. D'après eux, celui-ci ne trouvait pas seulement le bonheur, que tout homme doit chercher dans cette vie, dans les plaisirs des sens et la satisfaction des passions, mais encore dans la paix de l'âme, dans la vertu ou la sagesse. Il conseillait d'opposer aux attraits des plaisirs la

des souffrances l'emportait sur celle des félicités, la nature, qui nous avait ouvert une seule porte pour entrer dans la vie, nous en offrait plusieurs pour en sortir. « Cependant, quoiqu'il y ait plusieurs cas qui pourraient nous faire renoncer à la vie, et nous engager à ne pas attendre qu'un cas fortuit vienne nous en enlever la liberté, nous ne devons rien entreprendre à ce sujet sans méditation, sans calme et surtout sans opportunité. Mais lorsque le moment tant désiré sera arrivé, oh! alors plus d'hésitation! Celui qui veut faire ce grand pas ne doit point douter de trouver son salut, au milieu même des positions les plus difficiles, pourvu toujours qu'il ne se hâte pas trop et qu'il sache s'y prendre à temps (1). »

raison qui calcule non-seulement leur intensité, mais leur durée et leurs suites. Il est certain toutefois que cette doctrine dégénéra plus tard, et servit d'excuse à la plus abominable corruption. (Sénèque, *Lettres*, lettres XII, XX, XXI, etc). Voici une maxime d'Épicure rappelée par Sénèque dans cette dernière lettre : « Magnificentior, mihi crede, sermo tuus » in grabato videbitur et in panno. Non enim dicentur tan- » tum illa, sed probantur. » — Cousin, *Cours de l'histoire de la philosophie*, t. V, p. 268.

(1) Pierre Gassendi, *Syntagma philosophiæ Epicuri*,

Les stoïciens avaient adopté un point de départ
tout à fait différent, qui les conduisit néanmoins
aux mêmes conséquences pratiques. Ils étaient,
sinon les disciples, du moins les fils dégénérés
de la philosophie de Pythagore et de Platon.
Leur théologie était plus épurée, leur morale
plus austère que celle des épicuriens. Les uns
distinguaient dans le monde deux principes, la
matière et l'*esprit*. Dieu ou l'esprit n'a pas créé
la matière; il l'a seulement façonnée, organisée.
Il est l'être souverainement intelligent, doué
d'une raison et d'une sagesse parfaites, jouissant
d'un bonheur infini, qui pénètre et vivifie tout

part. III, chap. XXI. — Sénèque, lettre XII, rappelle cette
maxime d'Épicure : « Malum est in necessitate vivere ; sed in
» necessitate vivere, necessitas nulla est. » Puis il ajoute : « Et
pourquoi ? C'est qu'on peut s'en affranchir; mille routes mènent
à la liberté: elles sont courtes, elles sont faciles. Rendons grâces
aux dieux qui ne retiennent personne de force dans la vie :
on peut fouler aux pieds la nécessité même. Encore Épicure, direz-vous? toujours le bien d'autrui. Ce qui est vrai
m'appartient. Je ne me lasserai pas de vous citer Épicure.
Il faut que ces hommes qui jurent sur parole, et considèrent
moins le mot que l'auteur, sachent bien que ce qui est excel-
lent est commun à tous. »

et par qui tout se conserve dans l'univers (1).
Pour d'autres, au contraire, Dieu n'était autre
chose que le feu de l'éther universellement
répandu dans la nature, ou, en d'autres termes, le
monde lui-même, dont ce feu, principe de toute
énergie, de tout mouvement; de toute activité,
de toute intelligence, était l'âme. « *In naturâ*
sentiente ratio perfecta inest, quam vim animam
dicunt esse mundi (2). » Ceux-ci ne voyaient donc
rien en dehors ou au delà du monde qui était
l'être existant par lui-même de toute l'éternité,
et par conséquent était Dieu (3).

L'âme humaine était pour tous une émanation
ou une parcelle de Dieu ou de l'Être parfait (4).

---

(1) Sénèque, *Questions naturelles*, préface et liv. II,
chap. XLV.

(2) Cicéron, *Acad.* I, chap. VII. *De natura deorum*,
liv. II, chap. X et XI.

(3) Cicéron, *De natura deorum*, liv. II, chap. XIII :
» Et sapiens a principio mundus et deus habendus est. Neque
» enim est quidquam aliud præter mundum, cui nihil absit ;
» quodque undique aptum, atque perfectum, expletumque sit
» omnibus suis numeris et partibus. »

(4) Cicéron, *De natura deorum*, liv. II, chap. XIV. —
Sénèque, *Questions naturelles*, préface.

Cette âme était-elle immortelle? Non, pas plus que le monde lui-même. Seulement elle conservait plus ou moins longtemps son individualité, après la mort du corps. Seules, les âmes des grands hommes et des sages devaient durer jusqu'à la consommation des temps, époque à laquelle elles s'abîmeraient, à leur tour, dans le feu universel qui, après avoir absorbé les autres éléments, formerait par sa seule énergie un monde nouveau, aussi beau que le premier (1). Dans ce système, les dieux n'étaient que des êtres supérieurs chargés par la Providence universelle de maintenir l'ordre dans l'univers et de veiller à l'accomplissement de ses immuables décrets (2). Il est facile de voir dans ces idées

---

(1) Cicéron, *De natura deorum*, liv. II, chap. **XXIV**. Balbus rappelle les héros qui ont été divinisés par leurs ancêtres, puis il ajoute : « Quorum cùm remanerent animi et » æternitate fruerentur, dii ritè sunt habiti ; cùm et optimi » essent, et æterni. » Dans un passage des *Tusculanes*, Cicéron dit encore : « Stoïci usuram nobis largiuntur tanquam corni- » cibus ; diù mansuros aiunt animos, semper negant. » — Sénèque, *Lettres*, lettres **XXIV, LXXI**. *Consolation à Marcia*, chap. **XXVI**.

(2) Cicéron, *De natura deorum*, liv. II, chap. **XXII**.

un peu confuses et contradictoires une rémi-
niscence éloignée des dogmes brahmaniques et
des idées philosophiques des successeurs de
Djaimini et Vyasa (1).

Telle était d'une manière générale la théologie des stoïciens. Nous n'avons pas à discuter ici
la valeur de ces dogmes, ni à rechercher les
causes des variations assez importantes qu'ils
ont subies depuis Zénon, Cléanthe ou Chrysippe,
jusqu'à Sénèque ou Marc-Aurèle. Nous ne faisons
pas et nous n'avons pas à faire, grâce à Dieu!
une histoire de la philosophie. Notre seul but
est de montrer par quelle filiation d'idées ces
philosophes avaient été conduits à ce mépris de
la mort, je dirai presque à ce fanatisme du suicide, dont tous les historiens anciens nous ont
conservé de si nombreux et de si lamentables
exemples. Or, ces faits eurent évidemment pour
point de départ les principes de morale que les
stoïciens avaient déduits de leurs dogmes. Cette

(1) Voir plus haut à la page 315. Voir aussi le passage de
Josèphe que nous avons cité à la page 316 (note), qui prouve
que la religion et la philosophie de l'Inde étaient connues
dans le monde romain.

morale était, *par certains côtés*, l'expression la
plus pure et la plus grandiose du progrès de
l'esprit humain pendant l'antiquité païenne.
Nous avons vu plus haut avec quel respectueux
enthousiasme en a parlé Montesquieu. On peut
encore la considérer comme le digne précurseur
de la morale chrétienne, et comme une protesta-
tion suprême de la raison humaine contre la
corruption, qui envahissait le monde romain
et devait en amener graduellement la dissolution.

Mais elle portait en elle, en même temps, un
vice radical qui permet de comprendre sa grandeur presque surhumaine dans certains cas, et
dans d'autres ses désolantes maximes. Tous les
stoïciens professaient la doctrine qu'il faut vivre
et agir conformément à la nature, c'est-à-dire
conformément à la raison et à la vertu, qui constituent la véritable nature de l'homme et la fin
pour laquelle il est fait (1). De là cette conclusion
que la volupté et le plaisir ne sont pas le bien, et
sont seulement un *moyen surabondant* de pousser

---

(1) Jouffroy, *Cours de droit naturel*, t. III, p. 14.— Cousin, *Cours de l'histoire de la philosophie*, t. I, p. 274 et
suiv. — Sénèque, *Lettres*, lett. LXXI et LXXIV.

au bien les créatures douées de sensibilité. Ils ne
tenaient donc presque aucun compte du corps et
de ses penchants(1), et plaçaient le souverain bien
dans l'âme, c'est-à-dire dans la raison et dans la
liberté. « Ce n'est pas dans une masse de chair,
s'écrie Sénèque dans une de ses lettres, que doit
résider le bien suprême ; il se corrompt en passant de la partie de nous-même la plus noble à
la plus vile : il n'y a de vrais biens que ceux que
la raison procure ; ils sont solides et durables.
Ils ne peuvent ni périr, ni diminuer : les autres ne sont des biens qu'en apparence ; ils
portent le même nom que les véritables, mais ils
n'ont en réalité rien de bon ; qu'on les appelle
donc des avantages ou pour parler notre langue,
producta. Mais sachons bien qu'ils sont nos esclaves et non des parties de nous-mêmes ; admet-
tons-les chez nous, mais n'oublions pas qu'ils nous
sont étrangers (2). »

(1) Cicéron : « Zeno, quasi expertes corporis simus, ani-
» mum solum complectitur. » (*De finibus bonorum et malorum*,
lib. II, cap XII.) — Sénèque, *Lettres*, passim.

(2) Sénèque, *Lettres*, lettre LXXIV. Sénèque revient sur
cette idée dans plusieurs de ses lettres, et dans presque tous
ses ouvrages ; mais, plus particulièrement dans les deux
traités *De la Providence* et *De la tranquillité de l'âme*.

Il ressort de ce passage cette conclusion remarquable, que tout être raisonnable doit aller au
bien par la raison, c'est-à-dire par l'intelligence;
c'est-à-dire qu'il ne doit pas abandonner, selon
l'expression de Jouffroy, l'accomplissement de sa
destinée ou de sa fin au mouvement des penchants, à l'attrait du plaisir; car c'est là une
qualité inférieure en lui et qui le rapproche des
animaux (1). De là la nécessité d'une lutte continuelle contre les passions; de là toutes les
vertus, le courage, la force morale, la patience,
la magnanimité, etc. De là enfin ce mâle précepte :
Supporte (*sustine*), supporte les chagrins qui
s'engendrent de la lutte amère contre les passions; compte pour rien la révolte de tes plus
chers sentiments, et tous les maux que la fortune t'enverra, la calomnie, la trahison, la pauvreté, l'exil, les fers, la mort même (2). Mais

(1) Jouffroy, *Cours de droit naturel*, t. III, p. 17. —
Sénèque, *Lettres*, et plus spécialement la lettre LXXIV.

(2) Cousin, *Cours de l'histoire de la philosophie*, t. I,
p. 276. — Voici un passage remarquable de Sénèque :« Sais-
tu d'aujourd'hui que tu es menacé de la mort, de l'exil, de la
douleur ? Tu es né pour tout cela. Tout ce qui peut arriver,
regardons-le comme certain. Ce sont là tes principes, je le

de là aussi cette conclusion suprême que lorsque le sage est las de combattre, lorsque la pureté de son âme lui semble en péril, lorsqu'enfin il en arrive à désespérer d'être victorieux dans la lutte, il peut et il doit la terminer par la mort, comme Caton et tant de grands hommes lui en ont donné l'exemple.

Tous les ouvrages des stoïciens nous ont transmis cette doctrine. Sénèque va même jusqu'à mettre dans la bouche de la Providence ou de Dieu ces paroles si significatives : «J'ai placé tous

sais. Cependant, je te conseille de ne pas plonger ton âme dans cette inquiétude, car elle en serait oppressée, et elle aurait moins de vigueur lorsqu'il faudrait agir... Dis que tu as un corps fragile et mortel, auquel l'injustice et la violence n'apportent pas seules de la douleur ; les voluptés elles-mêmes se changent en tourments. Les excès de la table sont suivis d'indigestion, d'ivresse, de la torpeur ou du tremblement des nerfs, la débauche, de la déformation des pieds, des mains, de toutes les articulations. Je deviendrai pauvre ? Je serai comme le plus grand nombre. Je serai exilé ? Je me figurerai que je suis né au lieu de mon exil. Je serai enchaîné ? Qu'est-ce que cela ? Suis-je libre maintenant ? La nature m'a attaché au joug si pesant de mon propre corps. Je mourrai ? Tu te dis, je cesserai d'être sujet aux maladies, à l'emprisonnement, à la mort. » (Sénèque, *Lettres*. Lettre **XXIV**.)

24

tes biens en toi-même, et ton bonheur consiste
à n'en avoir pas besoin. Mais il survient des circonstances affligeantes, affreuses, dures à supporter ! je ne pouvais t'y soustraire, mais je t'ai
armé contre elle. Souffre donc courageusement ;
c'est en cela que tu peux l'emporter sur Dieu
même. Il est à l'abri des maux ; tu leur es supérieur. Méprise la pauvreté : on n'est jamais aussi
pauvre qu'on l'était en naissant. Méprise la douleur : elle cessera ou tu finiras toi-même. Méprise la fortune : je ne lui ai pas donné de trait
qui aille jusqu'à l'âme. Méprise la mort : elle
n'est qu'un terme ou un passage. J'ai surtout
pourvu à ce qu'on ne te retînt pas malgré toi
dans la vie ; le chemin est ouvert : si tu es las de
combattre, tu peux fuir. Voilà pourquoi, de tous
les besoins auxquels je t'ai soumis, le plus facile
à satisfaire est celui de la mort. Ta vie est sur une
pente, c'est pour la retenir qu'il faut des efforts.
Considère combien est courte et unie la voie
qui mène à la liberté ! Je n'ai point mis autant
d'obstacles à ta sortie qu'à ton entrée dans la
vie.... »

« Les taureaux les plus gras succombent sous
une légère blessure : le moindre effort de la main

terrasse les animaux les plus vigoureux; le fer
le plus mince peut rompre les liens du col; et
quand l'articulation, qui le joint à la tête, est une
fois coupée, la masse entière tombe. La vie n'est
pas profondément enracinée dans l'homme; il
n'est pas même besoin du fer pour l'en faire
sortir; il ne faut pas une blessure qui pénètre
jusqu'aux entrailles. La mort est à ta portée;
je n'ai point marqué d'endroits particuliers
pour les coups : ils sont tous mortels. Ce qu'on
appelle mourir, cet instant où l'âme se sépare
du corps, est trop court pour que la durée en
soit sensible. Soit qu'un cordon t'étrangle, soit
que l'eau t'ôte la respiration, soit que la dureté
du sol fracasse ta tête, à la suite d'une chute
volontaire, d'un lieu élevé; soit que tu t'étouffes
en avalant des charbons ardents; sous quelle
forme que tu cherches la mort, elle sera prompte.
Ne rougis-tu pas de craindre si longtemps ce
qui dure si peu (1)? »

Le suicide était donc inévitablement au bout

(1) Sénèque, *De providentia.* Chap. VI. Voyez aussi les
lettres XII, XXIV, LVIII, LXX. etc. Voyez encore le traité,
de Tranquillitate animi.

de toutes ces doctrines. Le terrain était d'ailleurs parfaitement préparé pour favoriser leur propagation. En Grèce, l'immense désordre moral et matériel qui suivit la mort d'Alexandre, les dissensions, les haines, les vengeances, qui désolèrent tous les états et jusqu'aux plus petites villes de cette malheureuse contrée, et ne cessèrent qu'après la conquête romaine; à Rome, la concorde entre les citoyens affaiblie et détruite, l'anarchie des factions, les séditions sanglantes, la guerre civile avec ses massacres, ses flots de sang, ses proscriptions et ses caprices, et à la suite de tous ces maux, la corruption des mœurs, l'abandon des anciennes lois, le relâchement des sentiments religieux, de la discipline militaire, du culte de la patrie et du foyer domestique, tout semblait s'être réuni pour rendre les esprits dociles aux enseigments, ici des épicuriens, là des stoïciens. Ce que ceux-ci produisirent à la longue, toutes les histoires, tous les écrits parvenus jusqu'à nous le proclament à l'envi les uns des autres. Ce fut comme une immense lassitude qui s'emparade toutes les âmes, un malaise moral, un mécontentement de soi-même, une sorte de besoin de mourir, dont

bien peu furent exempts (1). De là naquit une
véritable épidémie de suicide qui gagna de proche

(1) Quelques philosophes grecs, et après eux Sénèque ont
très bien décrit cet état de l'âme, ce *tædium vitæ*, ce besoin
de mourir qui envahit le monde romain, sous les empereurs.
Dans son traité *de Tranquillitate animi*, ce grand écrivain
nous montre l'âme de ses contemporains toujours flottante,
toujours isolée, toujours inquiète, se consumant dans une agitation stérile, voulant aujourd'hui ce qu'elle ne voudra plus
demain, mécontente de tout, d'elle-même et des autres, du
passé, du présent et souvent de l'avenir. Dans cet état,
l'homme recherche la solitude et la retraite pour trouver un
peu de repos ; mais bientôt celles-ci lui deviennent lourdes
et pesantes : « son âme abandonnée à elle-même ne peut soutenir sa propre vue. De là, cet ennui, ce dégoût de soi-même,
cette rotation continuelle d'une âme qui ne peut se fixer.....
De là encore, le chagrin, la langueur, les tempêtes d'une
âme inconstante, qu'agitent alternativement et les élans de
l'espérance et l'abattement du désespoir, qui maudit sans
cesse un repos importun, qui gémit de n'avoir rien à faire, et
voit avec envie les succès des autres. » Cet homme alors se
jette encore dans le mouvement et le bruit ; il a besoin de se
fuir lui-même, il appelle en vain à son aide les distractions,
les voyages, des spectacles toujours nouveaux. « Les voyages
se succèdent, les spectacles se remplacent, et comme dit
Lucrèce, *hoc se quisque modo semper fugit....* Mais que
sert de se fuir si l'on ne peut s'éviter ? On se retrouve tou-

en proche et s'étendit à tout le monde romain,
qui dura plusieurs siècles et moissonna tous les

jours, on se rapproche de plus en plus. Sachons donc que ce
n'est pas aux lieux, mais à nous-mêmes qu'il faut nous en
prendre. Trop faibles pour supporter et la peine et le plaisir,
nous sommes également à charge et aux autres et à nous-
mêmes. Aussi, beaucoup ont pris le parti de mourir, en
voyant qu'à force de changer ils ne faisaient que recommen-
cer le même cercle, sans aucun espoir de trouver rien de
nouveau. Quoi ! *toujours la même chose* ? Ce mot qui fait le
désespoir des voluptueux les a souvent dégoutés du monde
entier et même de la vie. » (Sénèque, *de Tranquillitate
animi.* Chap. II.)

Lucrèce avait connu et étudié, avant Sénèque, cette maladie
de son époque. Il l'a décrite presque dans les mêmes termes.
« Si les hommes connaissaient la cause et l'origine des maux
qui assiégent leur âme, comme ils sentent le poids accablant
qui s'appesantit sur eux, leur vie ne serait pas si malheureuse. On ne les verrait pas chercher toujours sans savoir ce
qu'ils désirent, et changer sans cesse de place, comme si, par
cette oscillation continuelle, ils pouvaient se délivrer du fardeau qui les opprime. Celui-ci quitte son riche palais pour
se dérober à l'ennui ; mais il y rentre, l'instant d'après, ne se
trouvant pas plus heureux ailleurs. Cet autre se sauve pré-
cipitamment dans sa villa ; on croirait qu'il accourt pour y
éteindre un incendie. Mais à peine en a-t-il touché les limites qu'il y trouve l'ennui. Il succombe au sommeil et cher-

ans des milliers de victimes. Tristes saturnales de la mort dans lesquelles se précipitèrent, comme à l'envi et avec une fureur sauvage, tout ce que cette civilisation mourante produisit de plus grand par le cœur ou l'intelligence, ou de plus illustre par la naissance et la fortune !

Devons-nous maintenant rappeler les faits particuliers qui sont disséminés dans tous les écrits du temps? Ce serait là une tâche aussi longue que fastidieuse, et qui n'offrirait d'ailleurs qu'un intérêt bien secondaire. Les anciens ne faisaient pas de statistique, ou du moins il n'en est rien parvenu jusqu'à nous. Nous ne pouvons donc rien savoir de positif sur le chiffre annuel des morts volontaires à la fin de la république et sous les empereurs, et nous sommes obligés de nous en tenir à des conjectures. Cependant, tout porte à croire que ce chiffre a dû être très élevé. Il suffit de parcourir les écrits de Diogène Laerce, de Plutarque, Cicéron, Dion, Suétone,

---

che à s'oublier lui-même, ou regagne bientôt la ville avec la même vitesse qu'il l'avait quittée. Ainsi chacun se fuit sans cesse, mais sans pouvoir s'éviter. On se retrouve toujours. »

(Lucrèce, *De Natura deorum*, liv. III, vers 1,066.)

Tacite, Sénèque, Pline, etc., pour se rendre
compte de la facilité avec laquelle se donnaient
la mort les personnages les plus éminents, des
philosophes, des écrivains, des guerriers, des ju-
risconsultes, etc. Tous les motifs, même les plus
futiles, un froissement d'amour-propre (1), la
satiété et le dégoût des plaisirs (2), la recherche
d'une vaine gloire (3), une maladie quelquefois légère (4), un revers souvent répara-

(1) Fulvius, favori d'Auguste, ayant mécontenté son maître
pour avoir divulgué un secret que celui-ci lui avait confié,
annonce à sa femme qu'il est résolu de se tuer : « Tu ne feras
que raison, veu qu'ayant assez souvent expérimenté l'incon-
tinence de ma langue, tu ne t'en es point donné de garde :
mais laisse que je me tue la première. » Et, sans autrement
marchander, se donna d'une épée dans le corps. (Montaigne,
Essais, Liv. II, chap. III.)

(2) Le suicide d'Apicius (Sénèque, *Consolation à Helvia*,
Chap. X); celui de Pétrone (Tacite, *Annales*. Liv. XVI,
chap. XVIII).

(3) Suicide d'Isocrate, à l'âge de quatre-vingt-dix ans
(Valère-Maxime, liv. III); celui de Démosthène (Plutarque,
Vie de Démosthène); celui de Cécilius Cornutus (Tacite,
Annales, liv. IV, chap. XXVIII), etc., etc.

(4) Les philosophes Speusippe et Cléanthe (Montaigne,
Essais, liv. II, chap. III et XIII); Pomponius Atticus, l'ami

ble (1), le désir d'échapper à la tyrannie, ou de se soustraire à un supplice immérité (2), tous les motifs, disons-nous, étaient bons pour amener la plus funeste résolution.

Et puis ces exemples venus de haut devaient nécessairement trouver de nombreux imitateurs. Personne n'ignore le rôle immense que le besoin d'imitation exerce sur les déterminations humaines, même les plus graves. Nous avons rappelé l'histoire des filles de Milet, et celle des citoyens romains qui se tuaient, comme à l'envi les uns des autres, sous le règne de Tarquin. Nous reviendrons plus loin sur cette question. Il sem-

de Cicéron (Cornélius Nepos, *Vie d'Atticus*) ; Tullius Marcelinus (Sénèque, *Lettres*, lettre LXXVII). Cornelius Rufus et Titus Ariston, dont Pline nous a conservé l'histoire (Pline, liv. I, lett. XII et XXII).

(1) Brutus et Cassius. « Et Cassius et Brutus, au contraire, achevèrent de perdre les reliques de la Romaine liberté, de laquelle ils estoient protecteurs, par la précipitation et témérité de quoy ils se tuèrent avant le temps et l'occasion. » (Montaigne, *Essais*, liv. II, chap. III.)

(2) Le nombre de ces malheureux fut innombrable. Nous citerons seulement Sénèque, Thraséas, Corbulon, L. Arruntius, Petus, sa femme Arria, etc., etc. (Voy. Suétone, Tacite, Dion, *passim*.)

blerait d'ailleurs que cette observation n'avait pas
échappé aux anciens. Dion constate que sous le
règne de Claude, après la révolte de Scribonia-
nus, le suicide devint une véritable mode et
qu'on tomba dans de tels excès, qu'on fit consister
le plus grand bonheur et la plus grande gloire à
souffrir la mort ou à se la donner, de gaieté de
cœur (1). Du temps d'Horace, les gens désespérés
allaient se précipiter dans le Tibre du haut du
pont Fabricius (2). Presque tous les écrivains
disent ou laissent deviner que ce fanatisme de la
mort avait gagné toutes les classes de la population. Sénèque rappelle à Lucilius, dans une de
ses lettres, que sans avoir à rechercher dans
l'histoire du passé, il trouvera, dans le siècle
même où ils vivaient, des hommes de *tous les
rangs*, de *toutes les fortunes*, de *tous les âges*, qui
ont mis fin à leurs maux, par une mort volontaire (3). Plus loin, dans une autre de ses lettres, il lui donne en exemple le suicide récent
de plusieurs gladiateurs, puis il ajoute : « Nous
regardons comme inimitables les Caton, les Sci-

(1) Dion, liv. LX.
(2) Horace, *Satires*, liv. II, sat. III.
(3) Sénèque, *Lettres*, lettre XXIV.

pion, et tant d'autres que nous sommes accoutumés à admirer ; mais je te ferai voir que cette
vertu est aussi commune chez les héros du cirque,
que parmi les chefs de la guerre civile (1). »

Tacite et Plutarque, après avoir raconté le suicide de l'empereur Othon, ajoutent que quelques
soldats se tuèrent auprès de son bûcher, non par
crainte ou par remords, mais par une émulation
de gloire et par attachement pour ce prince.
Tacite fait aussi remarquer que depuis, à Bédriac,
à Plaisance, et dans les autres camps, beaucoup
de morts semblables célébrèrent celle d'Othon :
« Celebratum id genus mortis (2). » Voici encore
une réflexion de Tacite. Cet écrivain ayant à raconter la mort de L. Pison, préfet de Rome, sous
Tibère, ajoute, avec sa concision ordinaire, *rarum*,
in tantâ claritudine, fato obiit (3). Ces faits, que je

(1) Catones, Scipionesque, et alios, quos audire cum
admiratione consuevimus, supra imitationem positos putamus :
jam ego istam virtutem habere tam multa exempla in ludo
bestiario, quam in ducibus belli civilis, ostendam. » (Seneca,
Epist, epist. LXX.)

(2) Plutarque, *Vie d'Othon*. — Tacite, *Histoire*, liv. II,
chap. XLIX.

(3) Tacite, *Annales*, liv. VI, chap. X.

pourrais multiplier, pour ainsi dire, à l'infini, doivent suffire pour justifier les expressions d'*épidémie de suicide*, dont nous nous sommes servi un peu plus haut, et pour faire admettre, qu'à l'époque dont nous parlons, celui-ci était très fréquent à Rome et dans les provinces, ainsi que dans toutes les classes de la population.

D'ailleurs les lois qui régissaient la matière, et elles étaient nombreuses, semblaient avoir été faites pour favoriser le développement de ce funeste penchant. Évidemment inspirées par les doctrines et la morale stoïciennes, elles professaient un véritable culte pour la liberté humaine. *Mori licet cui vivere non placet*, tel est, ainsi que nous l'avons déjà dit, le principe qui les domine toutes. C'est à ce point qu'une de ces lois l'applique même aux esclaves : « Si un esclave s'est blessé, dit-elle, le dommage ne doit pas être déduit de son pécule, pas plus que s'il s'était tué ou précipité ; car il est permis par la loi naturelle, même aux esclaves, de sévir sur leurs corps. *Licet etiam servis naturaliter, in suum corpus sævire* (1). »

_____

(1) Digeste, liv. XV, tit. I, l. 9, § 7. — Ulpianus, liv. 29.

Cependant, en accordant cette faculté à l'esclave, le législateur veut sauvegarder autant que possible les intérêts du maître. Aussi annule-t-il la vente d'un esclave, lorsque celui-ci a fait quelque temps après une tentative de suicide (1). Voici les curieux motifs sur lesquels il s'appuie : « Est dit (*réputé*) mauvais esclave celui qui fait quelque chose pour se retirer des affaires de ce monde : qui a essayé de se pendre, qui a pris du poison, ou s'est précipité d'un lieu élevé, ou a fait toute autre chose, dans l'espoir de se donner la mort ; car il est capable de tout oser contre les autres, lorsqu'il a osé agir ainsi contre lui-même (2). » Ces deux lois sur le suicide des esclaves ne sont-elles pas une preuve éclatante que ce triste penchant avait pris une énorme extension, et avait gagné jusqu'aux esclaves, si nombreux dans le monde romain ?

Quant à ce que nous avons dit plus haut, que la loi elle-même tendait à en favoriser la production, Tacite le constate d'une manière très nette,

(1) Digeste, liv. XXI, tit. I, l. 23, § 3. — Ulpianus, liv. 5.

(2) Digeste, id., id.

lorsque las, pour ainsi dire, d'enregistrer dans ses annales les morts volontaires de tant d'hommes illustres dans l'État, qui signalèrent surtout les derniers mois du règne de Tibère, il s'écrie : « Cependant le sang coulait à Rome sans interruption. Labéon, qui avait gouverné la Mœsie, se fit ouvrir les veines, et fut imité par sa femme Paxéa. La crainte du bourreau multipliait ainsi les morts volontaires. D'ailleurs ceux qui se laissaient condamner, étaient dépouillés de leurs biens et privés de sépulture, tandis que ceux qui disposaient eux-mêmes de leur vie, assuraient leur sépulture et la validité de leurs testaments : *c'était la récompense de leur prompte résolution* (1). »

Il paraît, en effet, que, sous les premiers empereurs, les choses se passèrent ainsi à peu près constamment. Suétone est ici d'accord avec Tacite. Mais cette espèce d'immunité accordée aux individus qui prévenaient leur condamnation

(1) Nam prumptas ejus modi mortes metus carnificis faciebat, et quia damnati, publicatis bonis, sepultura prohibebantur, eorum qui de se statuebant humabantur corpora, manebant testamenta, *pretium festinandi.* » (Taciti *Annalium,* lib., VI, chap. **XXIX.**)

par une mort volontaire, enlevait au fisc une somme considérable de revenus. Celle-ci était même, dans quelques circonstances, l'occasion de dépenses très onéreuses pour le trésor public, qui payait les délateurs, dans les cas de crimes de lèse-majesté, ainsi que cela résulte du témoignage de Tacite (1). C'était là chose grave, surtout pour des princes dont les besoins augmentaient sans cesse, et qui étaient très peu scrupuleux sur le choix des moyens à employer pour les satisfaire. De là sans doute la loi de

(1) Tacite, *Annales*, liv. IV, chap. XXX. Il rappelle qu'à l'occasion du suicide de Cornutus, on proposa dans le sénat l'abolition des récompenses accordées aux accusateurs, dans les cas où les accusés de lèse-majesté se donnaient la mort avant le jugement.

Montesquieu a fait la même remarque : « Sous les premiers empereurs, dit-il, la coutume s'introduisit de prévenir la condamnation par une mort volontaire ; on obtenait ainsi les honneurs de la sépulture, et les testaments étaient exécutés. Mais lorsque les empereurs devinrent aussi avares qu'ils avaient été cruels, ils ne laissèrent plus à ceux dont ils voulaient se défaire, le moyen de conserver leurs biens, et ils déclarèrent que ce serait un crime de s'ôter la vie, par le remords d'un autre crime. » (Montesquieu, *Esprit des Lois.* liv. XXIX, chap. IX.)

Marcien : *De bonis eorum qui ante sententiam sibi consciverunt mortem*. « Ceux qui, étant accusés d'un crime ou surpris en flagrant délit, se tuent par crainte d'une condamnation imminente, n'ont pas d'héritiers.

» Cependant Pius a écrit que, dans ce cas, les biens ne sont confisqués qu'autant que le crime, dont celui qui s'est donné la mort était accusé, aurait entraîné une condamnation à mort ou à la déportation.

» Il a écrit encore que s'il n'était coupable que d'un vol modique, ses biens ne devraient pas être confisqués, pas plus qu'ils ne l'auraient été s'il avait été condamné pour le même fait. A plus forte raison doit-on confisquer les biens du suicidé, dont le crime aurait entraîné une condamnation telle, que la confiscation s'en serait suivie.

» Mais si quelqu'un s'est donné la mort par ennui de la vie, par impatience d'une douleur quelconque ou par toute autre cause, ses biens retournent à ses héritiers, d'après la décision du divin Antonin. Adrien a même décidé que cette règle devait être observée lorsqu'il s'agissait d'un père accusé d'avoir tué son fils, parce que,

dans ce cas, le suicide doit être attribué à la douleur d'avoir perdu son fils (1). »

Comme on le voit sans peine, cette loi prévoit
à peu près tous les cas qui peuvent se présenter.
Cependant elle n'énumère pas complétement
les causes qui rendent le suicide excusable ou
licite; celles-ci sont indiquées dans quelques
autres lois, qui sont disséminées dans le Digeste
ou le Code, et dont celle qui précède semble
être le résumé. Ces causes sont l'ennui de la vie,
ce *tædium vitæ* dont Sénèque nous a laissé une
peinture si éloquente; un chagrin violent; l'impatience de la douleur ou d'une maladie; la vanité ou la forfanterie, comme chez certains philosophes, ajoute le texte (2); la fureur et la
folie (3). Notons aussi, en passant, que, par une

(1) Digeste, liv. XLVIII, tit. XXI, l. 3. Marcianus. *De
bonis eorum qui antè sententiam sibi mortem consciverunt.*

(2) Digeste, liv. XXVIII, tit. III, l. 6, § 7. — Ulpianus,
liv. 10.

(3) Digeste, liv. XXVIII, tit. IV, l. 6, § 7. Code, liv. IX,
tit. L. *De bonis eorum qui mortem sibi consciverunt.* (Imp.
Antoninus.) Cette dernière loi ajoute, après avoir énuméré
les causes précédentes, ou par *une autre cause légitime.* Rien

25

disposition spéciale, la loi ordonne que, « si un
mari a fait une donation à sa femme et s'est ensuite donné la mort pour échapper au remords
d'un crime, la donation sera annulée; quoique
les donations faites à d'autres soient valables, si
elles n'ont pas été faites en vue de cette
mort (1). »

Enfin il existait une législation spéciale, beaucoup plus sévère, applicable au suicide des militaires. A Rome, plus encore peut-être qu'ailleurs,
le militaire n'était pas libre, comme le simple
citoyen. Il ne s'appartenait plus pour ainsi dire.
Il avait engagé sa foi et sa vie, il s'était donné
tout entier à la patrie, à l'État. Il ne pouvait plus
dès lors disposer de sa vie sans crime. Aussi, la loi
punissait-elle, chez lui, même la tentative de suicide. « Le militaire qui essaye de se tuer et survit
à sa tentative de suicide, est puni de mort, si son
action n'a pas été provoquée par l'impatience de la
douleur ou d'une maladie, par un violent chagrin
ou par toute autre cause. Dans tous les cas il est

n'était donc plus étendu et plus élastique que cette législation.

(1) Digeste, liv. XXIV, tit. I, l. 32, § 7. — Ulpianus,
liv. 33.

renvoyé et noté d'infamie (1). » Enfin, les testaments des militaires qui s'étaient tués par suite
du remords d'un crime militaire étaient annulés.
Ils étaient au contraire conservés si le suicide
avait eu lieu par ennui de la vie ou par douleur
d'une maladie. Or, dans ce dernier cas, si le
militaire n'avait pas fait de testament, ses biens
revenaient à ses parents, ou, à leur défaut, à la
légion (2).

Il était difficile, on le voit, d'être plus indul-
gent pour le suicide. Mais aussi qu'on était loin
des anciens temps et des anciennes mœurs, ces
temps et ces mœurs qui produisaient des hommes
tels que Régulus, retournant à Carthage, où des
supplices atroces l'attendaient, plutôt que de
manquer à la foi jurée, et ne pensant même
pas que le suicide pouvait être, pour lui, un bienfait et une délivrance ! Qu'il y a loin de ce grand

(1) Digeste, liv. XLVIII, tit. XIX, l. 36, § 12. Paulus,
liv. 1, *Sententiarum*. Voyez aussi une loi de l'empereur
Adrien, conçue à peu près dans les mêmes termes, dans le
Digeste, liv. XLIX, tit. XVI, l. 6. § 7. Arrius Ménander,
liv. 1, *De re militari*.

(2) Digeste, liv. XXVIII, tit. IV, l. 6, § 7. — Ulpianus,
liv. 10.

homme à Caton, et surtout à ces Romains dégénérés qui se lançaient dans la mort, sous le plus
futile prétexte et avec une facilité et une aisance
qui n'ont jamais été égalées depuis ! La législation sur le suicide, que ces temps nouveaux
avaient produite, et qui avait remplacé les anciennes lois de la Grèce et de Rome, resta en
vigueur longtemps encore après le triomphe du
christianisme et son installation sur le trône des
Césars. Les premiers empereurs chrétiens acceptèrent la jurisprudence de leurs prédécesseurs,
jurisprudence que nous avons vu avoir été plutôt
fiscale que répressive, puisqu'elle punissait non
pas le suicide en lui-même, mais seulement le
crime dont le suicidé avait voulu éviter le juste
châtiment, et n'infligeait le plus ordinairement
qu'une peine pécuniaire. Enfin, au vi⁰ siècle de
notre ère, Justinien donna à ces lois une nouvelle sanction en les reproduisant, sans aucun
correctif, dans le Code et le Digeste.

Il est positif cependant que depuis longtemps
la nouvelle religion avait protesté contre cette
doctrine impie, par la voix de ses principaux
docteurs. Ceux-ci, s'appuyant sur la morale évan-
gélique, s'étaient efforcés de faire admettre un

principe directement contraire à celui des stoïciens, et de faire considérer le suicide comme
un crime, comme un véritable homicide. Mais
c'est vraiment à saint Augustin qu'appartient la
gloire d'avoir fixé toutes les incertitudes sur
cette question. Son admirable ouvrage de la *Cité
de Dieu* renferme une réfutation aussi logique
qu'incisive et éloquente de tous les sophismes
produits à l'appui de l'opinion contraire. Avant
lui quelques pères de l'Église semblaient ad
mettre, dans leurs écrits, quelques exceptions à
la loi, qui défend la mort volontaire. Ils excu-
saient, jusqu'à un certain point, cette ardeur de
la mort qui poussait assez souvent les chrétiens
à aller eux-mêmes s'offrir au martyre, pendant
les temps de persécution. Ils approuvaient le
suicide de ces vierges chrétiennes qui, pour
soustraire leur pudeur à une violence brutale,
s'étaient donné la mort (1).

(1) On peut citer parmi ces saintes femmes, Pélagie, sa
mère et ses sœurs, louées par saint Ambroise, *De Virginibus*, liv. III, et lett. VII. Voyez aussi, sur la mort héroïque
des deux vierges Bérénice et Prosdoce, le discours de saint
Jean Chrysostome, t. II, p. 756 et suiv. de la nouvelle édition. (Note de M. Saisset, dans sa traduction de la Cité de
Dieu, de saint Augustin, t. I, p. 54.)

Saint Augustin n'admet même pas ces exceptions. Ce n'est pas sans raison, dit-il, que, dans les livres saints, on ne saurait trouver aucun passage où Dieu nous commande ou nous permette, soit pour éviter quelque mal, soit même pour gagner la vie éternelle, de nous donner volontairement la mort. Au contraire, cela nous est interdit par le précepte, *tu ne tueras point*. Ces termes sont absolus ; la loi divine n'y ajoute rien qui les limite ; d'où il suit que la défense est générale et que celui-là même à qui il est commandé de ne pas tuer ne s'en trouve pas excepté... (1). Pourquoi détestons-nous le suicide de Judas? Pourquoi la Vérité elle-même a-t-elle déclaré, qu'en se pendant, il a plutôt accru qu'expié le crime de son infâme trahison ? C'est qu'en désespérant de la miséricorde de Dieu, il s'est fermé la voie à un repentir salutaire... (2). Plus loin saint Augustin rappelle, à l'occasion du suicide de Caton, que ses propres amis, hommes éclairés tout autant que lui, s'efforcèrent de l'en dissuader, ce qui prouve bien qu'ils

(1) Saint Augustin, *La Cité de Dieu*, liv. I, chap. XX.
(2) Saint Augustin, *loc. cit.*, liv. I, chap. XVII.

voyaient plus de faiblesse que de force d'âme
dans cette résolution, et l'attribuaient moins à un
principe d'honneur, qui porte à éviter l'infamie,
qu'à un sentiment de pusillanimité, qui rend le
malheur insupportable. D'ailleurs pourquoi
Caton a-t-il donné, avant de mourir, à son fils
bien-aimé le conseil de vivre, et de tout espérer
de la clémence de César? Pourquoi, si sa conviction était entière, ne pas l'obliger plutôt à périr
avec lui? Il n'a donc pas pensé qu'il fût honteux de vivre sous la loi de César triomphant,
puisque autrement il se serait servi, pour sauver
l'honneur de son fils, du même fer dont il perça
ses entrailles (1)?

Combien plus grande et préférable lui paraît
la conduite du saint homme Job, qui aima mieux
souffrir dans sa chair et dans son âme les plus
cruelles douleurs que de s'en délivrer par la
mort, comme sa femme et ses amis lui en donnaient le conseil! Combien plus grand encore
s'est montré Régulus qui, inébranlable dans sa
patience à subir le joug de Carthage, et, dans sa
fidélité à aimer Rome, ne consentit pas plus à

_____

(1) Saint-Augustin, _loc. cit,_, liv. I, chap. XXIII.

dérober son corps vaincu aux ennemis, qu'à sa
patrie son cœur invincible ! S'il ne se donna
pas la mort, ce ne fut point par amour pour la
vie. La preuve, c'est que pour garder la foi de
son serment, il n'hésita point à retourner à Carthage plus irritée de son discours dans le sénat
romain que de ses victoires. Si donc un homme,
qui tenait si peu à la vie, a mieux aimé périr dans
les plus cruels tourments que se donner la mort,
il fallait que le suicide fût à ses yeux un très
grand crime... « Quelle leçon, s'écrie saint
Augustin, pour les chrétiens, adorateurs du vrai
Dieu, et amants de la céleste patrie ! Avec quelle
énergie ne doivent-ils pas repousser l'idée du
suicide, quand la providence divine, pour les
éprouver ou les châtier, les soumet pour un temps
au joug ennemi !... » (1).

Cependant le saint évêque ne peut s'empêcher
d'admirer le suicide de Cléombrote qui, après
avoir lu le livre où Platon discute l'immortalité
de l'âme, se précipite du haut d'un mur pour
passer de cette vie dans une autre qu'il croyait
meilleure. Il ne se donnait la mort, dit-il, que

(1) Saint Augustin, *loc. cit.*. liv. I, chap. **XXIV**.

par pure grandeur d'âme. Cependant il ne l'excuse
pas plus que les autres. « Eh bien ! je dis que
si l'action de Cléombrote est grande, elle n'est
du moins pas bonne ; et j'en atteste Platon lui-
même, Platon, qui n'aurait pas manqué de se
donner la mort et de prescrire le suicide aux
autres, si ce même génie qui lui révélait l'immortalité de l'âme, ne lui avait fait comprendre
que cette action, loin d'être permise, doit être
expressément défendue... (1). »

Enfin, arrivant à la question d'excuse, admise
par quelques pères de l'Église, pour la conduite
des saintes femmes, qui ont mieux aimé se donner
la mort que subir une brutale souillure, il oppose
à cette opinion des arguments irrésistibles. S'il
est vrai et évident que c'est un crime détestable
et digne de la damnation de se donner la mort,
y a-t-il un homme assez insensé pour parler de
la sorte : Péchons maintenant de crainte que
nous ne venions à pécher plus tard ; soyons homicide de crainte d'être plus tard adultère. Quoi
donc ! si l'iniquité est si grande qu'il n'y ait plus
à choisir entre le crime et l'innocence, mais à

(1) Saint Augustin, *loc. cit.*, liv, I, chap. **XXII.**

opter entre deux crimes, ne vaut-il pas mieux
préférer un adultère incertain et à venir, à un
homicide actuel et certain; et le péché qui peut
être expié par la pénitence, n'est-il pas préférable
à celui qui ne laisse aucune place au repentir (1)?
Il n'admet qu'à grand'peine, qu'il y ait des circonstances dans lesquelles, comme chez Samson,
le suicide puisse être le résultat d'un ordre d'en
haut, d'une inspiration divine, et il a soin de faire
observer que celui qui croit recevoir un ordre
semblable *doit bien prendre garde que l'ordre ne
soit pas douteux* (2). Puis il termine par ces conclusions si claires et si impératives : « Ce que nous
disons, ce que nous affirmons, ce que nous ap-
prouvons en toute manière, c'est que personne
n'a le droit de se donner la mort, ni pour éviter
les misères du temps, car il risque de tomber
dans celles de l'éternité, ni à cause des péchés
d'autrui, car pour éviter un péché qui ne le
souillât pas, il commence par se charger lui-même
d'un péché qui lui est propre, ni pour ses péchés
passés, car s'il a péché, il a d'autant plus besoin
de vivre pour faire pénitence, ni enfin par le

(1) Saint Augustin, *loc. cit.*, liv. I, chap. XXV.
(2) Saint Augustin, *loc. cit.*, liv. I, chap. XXVI.

désir d'une vie meilleure, car il n'y a point de vie meilleure pour ceux qui sont coupables de leur mort (1). »

Nous avons résumé, un peu longuement peut-être, cette discussion aussi éloquente que péremptoire. Son importance et sa nouveauté, dans la question, seront pour nous, nous l'espérons, une excuse suffisante auprès de nos lecteurs. Ces dernières paroles, en effet, et les raisonnements dont elles ne sont que la déduction logique, inaugurent un droit tout nouveau en matière de suicide. Jamais jusque-là personne n'avait nié, avec autant de hardiesse et autant d'autorité, le droit de l'homme sur sa propre vie. Les premiers philosophes de la Grèce, et après eux Platon et Aristote, qui condamnaient le suicide comme une lâcheté ou un crime, avaient admis de nombreuses exceptions à la règle qu'ils avaient posée. Nous avons vu avec quelle sombre énergie les philosophes panthéistes de l'Inde et les prêtres des religions primitives du nord de l'Europe, avaient poussé l'homme à la mort. Nous avons vu avec quelle éloquence passionnée les épicuriens

(1) Saint Augustin, *loc. cit.*, liv. I, chap. XXVI, sub fin.

et les stoïciens avaient revendiqué le droit absolu
de la liberté humaine. Il y avait donc une immense révolution dans les idées, dans cette affir-
mation d'un évêque chrétien du droit absolu de
Dieu sur la vie de l'homme, et de la nécessité
pour celui-ci de se soumettre à sa sainte volonté.
Aussi peut-on faire dater des éloquentes prédi-
cations de saint Augustin, l'origine de ce droit
chrétien, qui a regardé le suicide comme le plus
grand des crimes, et l'a poursuivi de siècle en
siècle jusqu'à nos jours.

C'est, en effet, quelques années seulement après
la publication de la *Cité de Dieu*, que nous voyons
l'Église chrétienne s'occuper, pour la première
fois, de cette question délicate. Le concile
d'Arles, réuni en 452, déclara que la mort volontaire était un crime et ne pouvait être que
l'effet d'une fureur diabolique (1). Cependant ce
ne fut que plus de cent ans après, en 563 et 578,
aux conciles de Bragues et d'Auxerre, que cette
déclaration reçut une sanction pénale. Voici la

(1) Bibliothèque de l'École des Chartes, t. III, p. 554,
(II *Concil. Arelatense*, an. 452, ap. Labb. Concil., t. V,
p. 8. édit. 1728.)

sentence du concile de Bragues, telle que nous
la trouvons dans un très intéressant mémoire de
M. Félix Bourquelot, publié il y a quelques années dans la *bibliothèque de l'École des chartes*(1).

« Il a été décidé que ceux qui se donnent la
» mort à eux-mêmes par le fer ou par le poison,
» ou en se précipitant d'un lieu élevé, ou en se
» pendant, ou de quelque autre manière, ne soient
» honorés d'aucune commémoration, dans le saint
» sacrifice de la messe , et que le chant des
» psaumes n'accompagne pas leur corps au
» tombeau. Car beaucoup de gens ont usurpé ces
» honneurs, par suite de l'ignorance où étaient
» ceux qui les leur rendaient. La même décision
» s'applique à ceux qui subissent des châtiments
» à raison de leurs crimes (2). »

(1) Félix Bourquelot. *Recherches sur les opinions et la
législation, en matière de mort volontaire, pendant le
moyen âge.* Bibliothèque de l'École des chartes, 1842 et
1843, t. III et t. IV.

(2) « Item placuit ut hi qui sibi ipsis aut per ferrum, aut
per venenum, aut per precipitium, aut suspendium, aut quo-
libet modo, violentam inferunt mortem, nullus in oblatione
commemorationem faciat eorum, neque cum psalmis eorum
corpora ad sepulturam deportentur. Multi enim hoc sibi per

La sentence du concile d'Auxerre est conçue dans des termes presque identiques. Celle-ci fut renouvelée au ixe siècle par le concile de Troyes, qui a soin de rappeler les décisions antérieures (1). Enfin, vers la même époque, le pape Nicolas Ier rendit la décision suivante : « Vous me deman- » dez si l'on doit ensevelir celui qui s'est tué » lui-même, ou si l'on doit offrir pour lui le » sacrifice de la messe ? Il faut l'ensevelir, pour » qu'il ne blesse pas l'odorat des vivants ; mais il » faut, en le portant au tombeau, s'abstenir du » service accoutumé, afin d'inspirer aux autres » une terreur salutaire. Il y a des personnes qui, » par amour de l'humanité, font des obsèques aux » suicidés ; mais elles sont considérées comme le

ignorantiam usurpârunt. Similiter et de his placuit qui pro suis sceleribus puniuntur. » (*Concil. Bracarens.*, II, *can.*, XVI, ap. Labb. Concil., t. VI, p. 522.)

(1) « Sacri antiquorum patrum canones, de his qui sibi mortem volontariè inferunt et qui pro suis sceleribus puni- untur, sancto inspirante spiritu, decreverunt, ut cum hymnis et psalmis eorum corpora non deferantur ad sepulturam. » (*Concil. Tricassin.* II, *an.* 878, *in excommun. Johannis apostoli et cæterorum episc. qui affuerunt ap. Tricas.*, — ap. Labb. Concil., t. XI, p. 343.)

» faisant pour leur propre contentement, et non
» pour l'homme qui est meurtrier de lui-même. Le
» saint sacrifice ne doit pas être offert en l'honneur
» de celui qui, non-seulement est mort en état de
» péché mortel, mais s'est donné à lui-même cette
» mort, dernier effet de sa méchanceté. Car
» l'apôtre Jean a dit qu'il ne faut pas faire de
» prières pour celui qui a péché mortellement. Et
» qui s'est rendu plus coupable de péché mortel,
» que l'insensé qui, à l'imitation de Judas,
» suit les inspirations du démon et se tue lui-
» même (1) ? »

Ainsi donc l'Église chrétienne a condamné le
suicide d'une manière absolue, dès le ve siècle.
Dans le principe, elle n'admet aucune excuse,
pas même celle de la maladie ; et si, plus tard,
elle excepte de ses anathèmes les malheureux
qui n'avaient agi que sous l'empire de la fureur
ou de la folie, ce ne fut que très rarement et
lorsque cette déplorable maladie était parfaitement constatée. Or, celle-ci était presque toujours

_____

(1) Bibliothèque de l'École des chartes, t. III, p. 555.
(Nicol. I, *responsa ad consulta Bulgarorum*, art. XCVIII,
ap. Labb., t. IX, p. 1565.)

méconnue à cette époque désastreuse pour la
médecine, comme pour toutes les sciences; et
personne n'ignore que les aliénés ont été, longtemps et par milliers, victimes de l'ignorance de
leurs contemporains, sous le nom de possédés,
de démoniaques, de magiciens, de sorciers, etc.
Dès lors on érigea en axiome ce principe, qui
servit de base par la suite à toutes les lois canoniques et à toutes les décisions des conciles en
matière de suicide, qui fut adopté même par les
grands réformateurs du xvi° siècle, et qui est
arrivé sans altération jusqu'à nos jours : « *est vere
homicida et reus homicidii qui, se interficiendo,
innocentem hominem interfecerit* (1). »

Ce principe, si opposé à ceux qui avaient
prévalu jusque-là, dut nécessairement exercer
une influence décisive sur la législation civile.
Cependant plusieurs siècles suffirent à peine pour
amener ou l'abandon ou la transformation du
droit romain, qui avait survécu même aux inva-
sions des barbares et au démembrement de l'empire, et sur beaucoup de points s'était identifié
avec les populations et avec la nouvelle société

(1) Can. 12, Canon 23, quest. 4.

religieuse. Il faut arriver jusqu'aux capitulaires
de Charlemagne, et aux canons du roi Edgard, en
Angleterre, pour trouver un changement sérieux,
apporté aux lois anciennes, concernant le suicide.
Charlemagne adopte, il est vrai, le principe
chrétien qui condamne et défend les cérémonies
et le sacrifice de la messe en l'honneur du coupable. Mais il conserve encore pour celui-ci un
reste d'indulgence païenne ou barbare ; le chrétien n'a pas oublié complétement les mœurs et
les usages de ses pères. Aussi, permet-il les
aumônes et le chant des psaumes en sa faveur,
parce que, dit-il, *les jugements de Dieu sont
impénétrables et que personne ne peut sonder la
profondeur de ses desseins* (1).

Mais l'influence religieuse ne cesse pas de ga-
guer du terrain, et peu après la mort de ce grand
homme, nous voyons la loi civile se mettre à

_____

(1) « De eo qui semetipsum occidit, aut laqueo se suspendit,
consideratum est ut, si quis compatiens velit eleemosinam
dare, tribuat, et orationem in Psalmodiis faciat. Oblationibus
tamen et missis careant, quia incomprehensibilia sunt judicia
Dei, et profunditatem consilii ejus nemo potest investigare. »
(*Capitul. Carol. et Lud. imper.*, CCCCLXII, l. VI, ap.
Baluz., t. I, p. 1133.)

26

l'unisson de la loi religieuse. Voici en effet un
second capitulaire qui nous a été conservé également par Baluze et qui semble copié sur les
sentences des conciles d'Arles ou de Bragues,
que nous avons rappelées plus haut : « Qu'aucun
» sacrifice n'ait lieu en l'honneur de ceux qui
» se donnent la mort, de quelque manière que
» ce soit, ou qui la reçoivent en punition de leurs
» crimes, et que le chant des psaumes n'accom-
» pagne pas leur corps au lieu de leur sépul-
» ture (1). » La même assimilation des suicidés
aux criminels, aux homicides, aux voleurs, se
retrouve dans un des canons publiés, au IXe siècle,
sous le règne du prince anglo-saxon Edgard :
« Si quelqu'un avec des armes se tue spontané-
» ment ou par quelque instigation diabolique, il
» n'est pas permis de chanter des messes pour
» un pareil homme; son corps doit être enfermé
» en terre, sans qu'on chante de psaumes, et il
» ne doit pas être enseveli en terre sainte. Cette

____

(1) « De his qui sibi quacumque negligentiâ mortem inferunt,
aut pro suis sceleribus puniuntur, nulla pro eis fiat oblatio,
nec cum psalmis ad sepulturam ducantur. » (*Capitul. ab
heraldo. archiep. edita*, cap. CXXXIV, ap. Baluz., t. I,
p. 1295.)

» sentence doit être observée à l'égard de ceux
» qui, en raison de leurs crimes, finissent leurs
» jours dans les supplices, comme les voleurs,
» les homicides et ceux qui trahissent leur sei-
» gneur (1). »

Pendant les siècles suivants, la loi civile resta
ainsi confondue avec la loi religieuse, et, selon
toutes les probabilités, la connaissance des cas de
suicide appartint exclusivement aux tribunaux
ecclésiastiques. Vers 1270, saint Louis ajouta la
confiscation aux peines purement religieuses
qui avaient été appliquées jusque-là. « S'il avenoit
» que aucuns hom se pendist (dit-il dans ses *Éta-*
» *blissements*) ou noiast, ou s'occist en aucune
» manière, li meubles seroient au baron, et aussi
« de la fame (2). »

A dater de cette époque, le droit coutumier
adopta généralement le principe d'une pénalité
temporelle dirigée contre le suicide (3). Mais

(1) *Canones editi sub Edgardo rege*, can. XV, ap. Can-
ciani *leg. barbar.* t. IV, p. 280. — Bibliothèque de l'École
des chartes, *loc. cit.*, t. III, p. 560.

(2) *Établissements de saint Louis*, chap. LXXXVIII.

(3) Boutiller constate, dans sa *Somme rurale*, l'un des
monuments les plus anciens du droit coutumier, qu'il est d'u-

on varia singulièrement sur son application.
Ainsi, dans quelques villes, on en revint à peu près

sage, lorsqu'un homme se tue, que ses biens soient confisqués,
et que les juges *meinent son corps à exécution de justice*
comme convaincu et condamné. Selon lui la tentative de
suicide même est criminelle, et si le coupable confesse sa
faute et se repent, il ne mérite pas la peine capitale, mais il
est *à pugnir civilement.* « Et, ajoute-t-il, se c'estoit en vou-
» lenté de désespoir de luy mesmes non accomplye, mais s'en
» repentist l'homme, sachez que ce chêt en confession et en
» contrition de conseil espirituel et en pénitence espirituelle. »
(*Somme rurale* de Boutiller, liv. I, fol. 66 et 144, et liv. II,
fol. 199. — Bibliothèque de l'École des chartes, *loc. cit.*,
t. IV, p. 262.) Voici encore un passage remarquable de la
coutume de Bourgogne, trouvé par le président Bouhier,
dans un ancien manuscrit antérieur au droit coutumier de
cette province, rédigé par écrit de l'autorité du duc Philippe.
« Coutume est en Bourgogne, se aucun se occist et tue par
» désespérance, le sire, en quel justice il est trouvé, en doit
» faire justice aussi comme s'il avait tué un autre. La cause, car
» il est homicide de lui-même. Tous ses biens sont confisqués
» au seigneur dessous qui ils sont. » Le manuscrit ajoute que
cette peine n'est pas applicable à ceux qui meurent par accident. Celui-là, dit-il, n'est pas homicide de lui, car la cause
de sa mort n'est pas venue par son pourchas ni sa volonté. »
(Serpillon, *Code criminel ou Commentaire sur l'ordonnance de* 1670, t. II, tit. XXII, art. I.)

complétement au droit romain. La coutume de
Normandie distingue ceux qui se tuent pour éviter
la honte d'un supplice mérité, de ceux que la
perte de quelque procès ou quelque chagrin violent engagent à se défaire eux-mêmes, et ne prononce la confiscation des biens que dans le premier cas (1). Les auteurs admettent que ces sortes
de chagrins ne permettent pas, le plus souvent,
qu'on soit maître de soi-même, et dérangent inté-
rieurement l'esprit. C'est le sentiment de Coquille
en ses questions (Quest. 16), où il dit : Que si quelqu'un s'est fait mourir par ennui de vivre ou impatience de la douleur, on doit, pour l'exemple,
ordonner que son corps soit pendu ou jeté à la
voirie, mais que ses biens ne doivent pas être
confisqués.

Ce retour au droit romain est encore plus complet dans les villes municipales du midi de la
France. Bretonnier rappelle qu'au parlement de
Toulouse on suit la distinction portée par le droit
romain, qui distinguait ceux qui se tuaient dans
la crainte des supplices dus à leurs crimes, d'avec
ceux qui se donnaient la mort par impatience ou

(1) *Coutumes de Normandie*, chap. IX, art. 149.

par ennui de la vie, ou par excès de fureur ou de
folie, et il ajoute, à cette occasion, que la loi
punit les premiers, mais qu'elle excuse les seconds (1). Le tout, d'ailleurs, sans préjudice des
peines prononcées par l'Église. On trouve dans
le *Traité des matières criminelles* de Jousse, plusieurs arrêts de ce parlement et de celui de Pro-
vence, qui prouvent que telle devait être en
effet la jurisprudence de tout le Midi (2).

Au xive siècle, Charles V imposa cette jurisprudence à toutes les provinces qui recon-
naissaient sa domination. Une disposition de ses
constitutions applicable au suicide, ordonne
que la confiscation aura lieu au profit du seigneur auquel celle-ci appartient, dans les cas
précédemment indiqués; mais elle ordonne en
même temps que les héritiers d'un suicidé
succéderont à ses biens sans qu'on puisse allé-
guer aucun usage ou coutume contraires, toutes
les fois que celui-ci se sera donné la mort pour

(1) Bretonnier, *Observations sur Henris*, t. II, p, 903.
(Édition de 1708.)

(2) Jousse, *Traité de matière criminelle*, t. IV, p. 137 et
suiv.

échapper à une simple punition corporelle, ou par l'effet d'une maladie du corps, de mélancolie, de faiblesse d'esprit ou de quelque autre infirmité semblable. Dans tous les cas, les cadavres étaient privés de sépulture (1).

Dans le Nord, la pénalité était, en général, beaucoup plus sévère que dans le Midi. Les coutumes locales s'accordaient pour ordonner la confiscation des biens, dans tous les cas, sans exception. De plus, la société s'acharnait sur le cadavre avec une espèce de fureur. On ne se contentait plus de le priver de sépulture, on le frappait sans miséricorde ni merci, tant le crime était grand et, selon l'expression de quelques-unes de ces coutumes, *contre nature.* L'art. 631 de la coutume de Bretagne porte : « Si aucun se » tue à son escient, il doit être pendu par les » pieds et traîné comme meurtrier, et tous ses » biens meubles acquis à qui il appartient (2). » A Lille, le suicidé était regardé comme meurtrier

(1) Jousse, *loc. cit.*, p. 134.

(2) Bibliothèque de l'École des chartes, *loc. cit.*, t. **IV**, p. 264. — V. C. B. d'Argentré, *Commentarii in consuetudines ducatûs Britanniæ*, tit. **XXIV**, col. 2055. (in-fol., 1622.)

et homicide, et comme tel traîné jusqu'au lieu
du supplice (*jusques as fourques*), et puis pendu.
Si c'était une femme, le corps était brûlé après
avoir été également traîné *jusques as fourques* (1).
A Abbeville, les corps des suicidés étaient traînés
sur une claie à travers les rues. Leur maison
étant souillée, on pratiquait un trou dans la
porte, et, par là, on tirait le cadavre (2). A
Zurich, on traînait également le cadavre par
une ouverture pratiquée sous le seuil de sa porte.
« De plus, si l'homme s'est poignardé, on lui
» plante près de la tête un arbre ou un morceau
» de bois dans lequel on enfonce le couteau ;
» s'il s'est noyé, on l'enterre à cinq pieds de
» l'eau dans le sable ; si c'est dans un puits qu'il
» s'est noyé, on l'ensevelit sur une montagne ou
» près d'un chemin, et on lui pose trois pierres,
» l'une sur la tête, l'autre sur le corps, la troi-

(1) Bibliothèque de l'École des chartes, *loc. cit.*, t. **IV**,
p. 266. — Roisin, *Franchises, lois et coutumes de la ville
de Lille*, in-4°, p. 121.

(2) Bibliothèque de l'École des chartes, *loc. cit.*, t. **IV**,
p. 264. — Charte originale en parchemin, conservée dans
les archives du département de la Somme, liasse cotée *Abbeville*, dossier AB, pièce 10.

» sième sur les pieds (1). » Enfin, on alla jusqu'à déterrer les cadavres des individus soupçonnés de suicide, pour leur faire leur procès. Jousse, dans son traité, en cite quelques exemples, et constate que le crime se prescrit par cinq ans, après lesquels, dit-il, on ne peut plus faire le procès au cadavre ou à la mémoire du défunt(2).

Telle était la jurisprudence des parlements lorsque fut rendue l'ordonnance de 1670, destinée à fixer le droit criminel de la France. L'article 1er du titre XXII de cette ordonnance est ainsi conçu :

« Le procès ne pourra être fait au cadavre et » à la mémoire d'un défunt, si ce n'est pour » crime de lèse-majesté divine ou humaine, dans

(1) Michelet, *Origines du droit français*, p. 371.

(2) Jousse, *loc. cit.*, p. 134. Cet auteur rappelle encore qu'il n'était pas nécessaire que le crime fût consommé et suivi de mort pour être punissable. Dans quelques cas on punissait de mort les simples tentatives de suicide, par application sans doute de la disposition du Digeste que nous avons rappelée au sujet du suicide des militaires. Jousse ajoute cependant que quelques-uns prétendent que, dans ce cas, on ne doit point imposer la peine de mort, mais une autre peine moindre à l'arbitrage du juge.

» les cas où il échet de faire le procès aux défunts :
» duel, homicide de soi-même ou rébellion en
» justice avec force ouverte, dans la rencontre de
» laquelle il aura été tué (1). »

L'homicide de soi-même est donc assimilé aux
crimes de lèse-majesté divine ou humaine, c'est-
à-dire aux crimes les plus graves de l'ancienne
législation. Aussi la jurisprudence, qui fut
unanimement adoptée à la suite de cette ordonnance, aggrava-t-elle encore la pénalité destinée
à le prévenir ou à punir les coupables. Elle prit
dans les anciennes coutumes les dispositions les
plus rigoureuses et les plus inhumaines, et en fit
cet ensemble formidable qui faisait dire plus tard
à Montesquieu : « Les lois sont furieuses contre
» ceux qui se tuent eux-mêmes; on les fait mourir
» une seconde fois pour ainsi dire... Il me paraît
» que ces lois sont bien injustes (2). »

En effet, « aujourd'hui, dit Jousse, on con-
» damne les cadavres de ceux, qui se sont homi-
» cidés eux-mêmes à être traînés sur une claie
» la face contre terre, et ensuite à être pendus

(1) Serpillon, *loc. cit.*, p. 960.
(2) Montesquieu, *Lettres persanes*, lettre LXXIV.

» par les pieds, et on les prive de sépulture (1). »
La confiscation des biens qui était rejetée, dans
quslques circonstances, par les anciens parlements, est ordonnée rigoureusement, dans tous
les cas, par le droit nouveau.

« L'ordonnance a changé la jurisprudence des
» parlements, qui avaient rendu des arrêts con-
» traires à la confiscation des biens des suicidés.
» Quel que soit le motif d'une action aussi bru-
» tale et aussi impie, on fait le procès au cadavre
» ou à sa mémoire et on ordonne la confisca-
» tion (2). » On n'exceptait de cette règle que le
suicide commis dans un accès de folie bien
constatée.

Enfin, nous terminerons ce long résumé de
l'ancienne législation, en matière de suicide, par
un extrait d'un arrêt du parlement de Paris,
rapporté comme un modèle à suivre, dans tous
les cas analogues, par le commentateur de
l'ordonnance de 1670. Cet arrêt est du 31 janvier 1749. « Pour réparation de quoi, condamne
» sa mémoire, et ordonne que le cadavre dudit

---

(1) Jousse, *loc. cit.*, p. 131.
(2) Serpillon, *loc. cit.*, p. 964.

» défunt Portier, sera attaché par l'exécuteur de
» la haute justice, derrière une charrette et
» traîné sur une claie la tête en bas et la face
» tournée contre terre par les rues de ladite ville,
» depuis la prison jusqu'à la place publique, où
» il sera pendu, par les pieds, à une potence qui
» sera, à cet effet, plantée audit lieu; et après
» y avoir demeuré vingt-quatre heures, jeté à la
» voirie ; ses biens, acquis et confisqués au profit
» de qui il appartiendra. Sur lesquels sera prise
» la somme de 100 livres d'amende au profit du
» sieur Engagiste (1). »

Cet arrêt fut rendu le 31 janvier 1749, c'est-à-
dire au milieu du mouvement philosophique du
xviiiᵉ siècle, à une époque où la doctrine religieuse du suicide, attaquée de toutes parts, n'était
plus d'accord avec l'opinion publique. Déjà
Montesquieu et Voltaire, et tous les philosophes
qui gravitaient autour d'eux, avaient fait entendre
leurs éloquentes protestations contre une législation qu'ils accusaient, avec raison peut-être,
d'injustice et de barbarie. Elle résista cependant
à toutes leurs attaques ; elle résista aux argu-

(1) Serpillon, *loc. cit.*, p. 970.

ments inflexibles de Beccaria, et la révolution de
1789 la trouva encore debout. Celle-ci l'abolit
complétement, tandis qu'elle aurait dû se con-
tenter de la réformer. Elle proclama la plénitude
de la liberté humaine, et alla même plus loin
que le droit romain, en déclarant l'indifférence
absolue du suicide, devant la justice humaine et
devant la société. Ce droit nouveau a contribué
beaucoup, tout nous porte à le croire, à l'aggravation rapide du mal que nous avons essayé de faire
connaître dans nos deux premiers chapitres.
Aussi, avant de condamner entièrement notre
ancienne législation, nous semble-t-il important
de rechercher quelle a été son utilité.

Cette utilité, nous ne saurions en douter, a été
toute-puissante, aussi longtemps du moins que
l'action des lois a été secondée par celle des doctrines religieuses , dont ces lois elles-mêmes
n'étaient en réalité que l'expression pratique.
Nous avons vu tous les écrivains de l'antiquité,
historiens, philosophes, poëtes, s'accorder pour
représenter le suicide comme extrêmement fréquent pendant les derniers siècles de la domination romaine. Au moyen âge, au contraire, alors
que l'Église chrétienne règne en maîtresse sou-

veraine sur les âmes aussi bien que sur les corps,
celui-ci paraît avoir à peu près complétement
disparu. On n'en retrouve que de. bien rares
exemples, disséminés dans les histoires, dans les
chroniques, dans les recueils judiciaires, dans
les commentaires théologiques, etc. M. Bourquelot, dans le remarquable mémoire dont nous
avons parlé, semble partager une opinion contraire. Suivant lui, la manie du suicide, bornée
d'abord à quelques exceptions, se ranima, comme
un souvenir des temps antiques, pendant les
x^e, xiie et xiiie siècles, et pénétra dans toutes
les classes de la société (1).

Mais sur quoi appuie-t-il cette opinion? Sur
des raisonnements, sur des assertions sans
preuves positives. Lui, si érudit, si versé dans
la littérature et dans la philosophie du moyen
âge, il en est réduit à aller chercher, non pas des
faits, mais de simples présomptions, dans les
sculptures, dans les poésies, dans les romans de
chevalerie. A peine s'il trouve à glaner quelques
faits dans les documents historiques, embrassant
l'espace de plusieurs siècles, et encore la plupart

_____

(1) Bourquelot, *loc. cit.*, t. IV, p. 244 et suiv. .

de ces faits sont-ils autant d'exemples de suicide
causé par la folie. Presque tous ont eu lieu dans
les monastères, et personne n'ignore que la folie
était fréquente chez ces hommes que M. Bourquelot nous représente « comme des prisonniers
volontaires, vivant dans le silence, privés du
commerce des autres hommes, des distractions et
des jouissances que donne le monde, condamnés
à concentrer toutes leurs facultés dans l'amour
d'un Dieu invisible (1), » sans cesse ballottés
entre les victoires de l'âme et les révoltes de la
chair.

Voici, d'ailleurs, les faits qu'il a recueillis :
« Une religieuse d'un âge avancé, d'une sainteté
» exemplaire, se sent tout à coup troublée par le
» mal de tristesse, et tourmentée par l'esprit de
» blasphème, de doute et d'incrédulité ; elle
» tombe dans le désespoir, refuse les sacrements,
» puis se croyant condamnée au feu éternel, et
» craignant que, suivant les menaces du prieur
» qui la dirige, son corps ne soit enterré sans
» honneur dans les champs, elle se précipite
» dans la Moselle, dont on parvient à la retirer

(1) Bourquelot, *loc. cit.*, t. **IV**, p. 249.

» vivante. — Un convers, jusqu'à la vieillesse,
» avait mérité l'estime et les éloges de ceux qui
» l'entouraient, par la régularité de sa conduite
» et par le rigorisme de ses pratiques religieuses.
» Mais enfin il fut pris d'une sombre mélancolie ;
» il s'imagina que ses péchés étaient trop grands
» pour que Dieu voulût les lui pardonner, et
» désespéra de son salut ; il ne pouvait plus prier,
» et plein d'un doute accablant, il se jeta dans
» un réservoir d'eau voisin du monastère, où il
» périt noyé. — Une jeune religieuse est séduite
» par les artifices magiques d'un moine, et ne
» pouvant résister aux tentations qu'il lui inspire,
» devenue folle d'amour, elle veut sortir du cou-
» vent. On l'en empêche, et alors, obéissant à
» l'impulsion de son désespoir, elle se préci-
» pite dans un puits et meurt. — Baudouin,
» moine de Brunswick, la tête affaiblie par les
» veilles et le travail, se pend à la corde de la
» cloche de son couvent ; on parvient à le sauver
» de la mort, mais il ne peut recouvrer l'intégrité
» de sa raison. — Césaire cite, à la suite de ces
» faits, l'histoire d'une jeune fille qui, devenue
» mère et abandonnée par son amant, se jette
» dans le Rhin près de Cologne, et celle d'un

» jeune homme qui se pend par le seul regret
» d'avoir perdu son vêtement (1), »

Ce sont bien là, en effet, autant d'exemples de
folie. Mais, même dans ces conditions, le suicide
était encore rare, tant étaient puissantes sur
toutes les âmes la passion du salut et la crainte
de la damnation éternelle. M. Bourquelot nous en
donne lui-même la preuve, lorsqu'il rappelle les
réflexions que ces actes inspirent aux écrivains
qui les racontent. Césaire les considère comme
tellement honteux pour les ordres monastiques,
qu'il hésite à les rapporter, et surtout à nommer
les lieux et les couvents où ils se sont accomplis.
Il craint aussi que ce ne soit une chose funeste
pour les faibles, d'entendre de pareils récits. Observation éminemment juste et profonde sur laquelle nous reviendrons plus loin (2). Ainsi
donc le suicide était rare au moyen âge. Dans ces
temps d'anarchie et de violence, de misère et de
douleur, le chrétien souffrait avec patience, en

(1) Bourquelot, *loc. cit.*, t. IV, p. 251. — Césaire, *Dialogi miraculorum*, cap. XL, XLI, XLII, XLIII, XLIV et
XLV.

(2) Césaire, *Dialogi miraculorum*, cap. XL et XLI.

attendant cette vie meilleure que Dieu lui pro-
mettait comme récompense de sa résignation. Il
n'en était pas de même tout à fait des juifs, victimes moins résignées des malheurs des temps
et du fanatisme des hommes. Ils se tuaient quelquefois en grand nombre et comme à l'envi les
uns des autres. En France, en 1095, un grand
nombre de juifs, par crainte des tourments, et
pour ne point être forcés de manquer à leur loi,
se tuèrent eux-mêmes ou se firent donner par
leurs amis le coup mortel (1).

A York, cinq cents d'entre eux furent voués à
la mort; dans leur désespoir ils imploraient de
leurs frères le triste service de les débarrasser
de la vie; ils se tuaient les uns les autres, « aimant mieux, dit un chroniqueur, être frappés
par ceux de leur nation que périr de la main des
incirconcis(2).» En 1320, cinq cents juifs assiégés
dans une tour par les Pastoureaux, choisirent
l'un d'eux, comme le plus fort de la troupe, pour

(1) Bibliothèque de l'École des chartes, t. IV. — Gau-
fredi *Vosiensis chronicon*. — Chron. Turon. (*Rec. des
histor. de France*, t. XII, p. 428 et 466.)

(2) Bibliothèque de l'École des chartes, t. IV. — *Rec. des
historiens de France*, t. XVII.

les sauver de la cruauté des incirconcis, et furent
tous égorgés par ce bourreau improvisé (1). Nous
pourrions multiplier les exemples de ces hécatombes humaines produites par le fanatisme et la
persécution. Nous avons dit ailleurs les causes
générales de cette fréquence de la mort volontaire chez les juifs dégénérés ; nous n'y reviendrons pas.

M. Bourquelot nous paraît se rapprocher un
peu plus de la vérité, ainsi que nous le verrons
plus loin, lorsqu'il signale un accroissement
marqué du nombre des suicides aux XV° et
XVI° siècles. Ce n'est pas que les faits et les raisonnements sur lesquels il s'appuie soient tout
à fait probants. Il exagère évidemment l'influence
que durent exercer sur leurs contemporains
quelques écrivains, qui, dans leur admiration
pour les temps antiques, hasardèrent une justification parfois très hardie de la mort volontaire(2).
Leurs livres ne s'adressaient qu'à un petit nombre

---

(1) Bibliothèque de l'École des chartes, t. IV. — *Contin.
Guill. de Nangis*, publié par M. H. Géraud (in-8, 1843),
t. II, p. 27.

(2) Voy. entre autres Montaigne, *Essais*, liv. II, chap.
III et XIII.

de lecteurs, et ceux-là ne se tuaient guère, surtout à ces époques reculées. Et quant aux faits :
que Philippe Strozzi, le courageux adversaire de
Come Iᵉʳ, se soit tué pour ne pas compromettre
ses amis par les aveux que la torture aurait pu
lui arracher (1) ; que le duc d'Enghien, pendant
la bataille de Cérisoles, qu'il crut un moment
perdue, ait essayé deux fois, ainsi que le raconte
Montaigne, *de se donner de l'épée dans la
gorge* (2) ; que Jérôme Cardan se soit laissé mourir de faim pour ne pas faire mentir la prophétie,
dans laquelle il avait annoncé, longtemps à
l'avance, le jour de sa mort (3) ; cela ne prouve
guère que cette maladie sociale ait été bien fréquente à l'époque où ces faits se sont produits.
Ce sont cependant à peu près les seuls que nous
trouvions dans le travail de M. Bourquelot à
l'appui de sa thèse.

(1) Bibliothèque de l'École des chartes, t. IV. — Balzac,
entretien XXXIV, chap. VI. — Le baron de Fourquevauls,
Vies de plusieurs grands capitaines.

(2) Bibliothèque de l'École des chartes, t. IV. — Montaigne,
Essais, liv. II, chap. III.

(3) Bibliothèque de l'École des chartes, t. IV. — De Thou,
liv. XLII. — Scaliger, *Prolegom. ad Manilium.*

Il ne pouvait guère d'ailleurs en être autrement. Les suicides éclatants et de nature à se
fixer dans la mémoire des hommes étaient extrêmement rares ; les autres passaient inaperçus.
Montaigne, qui nous a laissé une apologie, quelquefois si éloquente, de la mort volontaire, s'appuie à peu près exclusivement sur des exemples
tirés de l'antiquité : « L'histoire, dit-il quelque
» part, est toute pleine de ceulx qui en mille fa-
» çons ont changé à la mort une vie peineuse. »
Et ailleurs : « Il y a infinis exemples de pareilles
» conclusions populaires, qui semblent plus
» aspres d'autant que l'effect en est plus uni-
» versel (1). » Il venait de rappeler un nombre
très considérable de suicides, soit partiels, soit
accomplis sur une grande échelle, et par des
populations tout entières. Mais hormis cinq ou
six se rapportant à une époque peu éloignée
de celle où il vivait, tous ces exemples sont tirés
de l'antiquité. Preuve évidente, ce nous semble,
de la pénurie dans laquelle le laissait l'histoire
de l'humanité, depuis l'établissement du Christianisme.

(1) Montaigne, *Essais*, liv. II, chap. II

Les chroniques, les mémoires contemporains
ne sont guère plus riches en faits de ce genre.
Nous avons lu avec soin la *Satyre Ménippée* et le
Journal de Henri III et de *Henri IV*, ce dernier
embrassant une période de près d'un siècle, et
nous avons été surpris du petit nombre de suicides qui y sont rappelés. Cependant Pierre de
l'Étoile rend compte, dans son journal, des faits
même les plus insignifiants, des accidents arrivés à des gens inconnus, de la plus légère émotion populaire, d'une procession, d'un orage,
d'un froid un peu vif, etc. Ses pages sont remplies de relations de meurtres, d'assassinats, de
pendaisons, de supplices de tous genres. Il enre-
gistre les naissances, les mariages, les décès de
toutes les personnes qu'il connaît ou dont il a
entendu parler. Il entre dans de grands détails
sur les épidémies, les pestes, les maladies ré-
gnantes et sur la mortalité qui en est la suite. Il
constate, en 1607, que depuis l'avénement de
Henri IV à la couronne, plus de quatre mille
gentilshommes ont été tués en duel (1). Un jour

(1) *Journal du règne de Henri IV, roi de France et de
Navarre*, par M. Pierre de l'Étoile (édit. de 1741, in-8),
t. III, p. 420.

il raconte la mort d'un enfant de quatre ans, fils d'un cordonnier, qui se tua en jouant avec un poignard (1). Un autre jour il parle du suicide d'un aventurier, voleur et faussaire émérite, qui se tua dans sa prison, et consacre plusieurs pages à l'histoire de ses prouesses (2). Dans un autre volume, il rappelle la mort, qu'il qualifie d'*étrange,* d'un nommé Bocquet, qui se tua par désespoir de la perte d'un procès, et constate que son cadavre fut déterré, lorsqu'on apprit son crime (3). On croirait volontiers lire les faits divers d'un journal de nos jours.

Or, on aurait peine à y trouver même trente faits de suicide. Et chose étrange, ni la *Satyre Ménippée,* ni le *Journal du règne de Henri IV* n'en constatent un seul pendant le siége de Paris en 1590. Ils en racontent cependant avec de longs détails, et presque jour par jour, toutes les misères, toutes les douleurs, toutes les lamentables péripéties. Ils disent toutes les horreurs qui accompagnèrent la famine, que les Parisiens

(1) Pierre de l'Étoile, *loc. cit.*, t. III, p. 116.
(2) Id., *ibid.* p. 455 et suiv.
(3) Id., *ibid.* t. II, p. 308.

eurent à subir pendant plusieurs mois. « En ce
» temps, la mortalité causée par la famine ré-
» pandait dans tous les quartiers de la ville un
» grand nombre de morts, et on ne pouvait aller
» dans les rues de Paris sans en trouver (1). » —
« Ce même jour, grand nombre de pauvres ont
» fait une sortie, non pas pour repousser les enne-
» mis, mais pour aller aux champs couper des
» épis de blé, comme ils avaient fait déjà maintes
» fois, pour s'en nourrir, ne trouvant pas dans la
» ville pas même des herbes et des peaux des
» plus vils animaux, car on avait déjà mangé les
» ânes, les chiens, les rats, *les os des morts*,
» *dont on avait fait de la poussière plutôt que de*
» *la farine*, voire des pierres d'ardoises qu'on
» pilait et qu'on avalait dans de l'eau ; mais les
» royalistes ont tiré sur eux et peu sont revenus
» sains et sauvés (2). » Les principaux bourgeois,
à bout de force et de courage, représentèrent
enfin à leurs gouverneurs, « qu'il leur devait
» suffire d'avoir vu mourir de faim en la ville,
» tant grands que petits, trente mille personnes

(1) Pierre de l'Étoile, *loc. cit.*, t. I, p. 68.
(2)   Id.,   *ibid.* t. I, p. 69 et 70.

» de compte fait, » et qu'il était temps de se
» rendre (1). »

Ceci n'est pas une digression inutile ; il y a, au
contraire, dans tous ces faits un grand enseignement que nous ne devons pas négliger. Il n'existe
pas, dans l'antiquité, d'exemple d'une ville
qui ait eu à supporter de semblables horreurs,
sans que ses habitants se soient tués en grand
nombre. Les catastrophes de cette espèce ont
été tellement nombreuses et sont si connues,
qu'il est tout à fait inutile de les rappeler ici (2).
Les Parisiens avaient donc en eux-mêmes un
préservatif puissant, qui les sauva du désespoir.
Ce préservatif, qui manqua aux anciens, était
évidemment le sentiment religieux si exalté
encore à cette époque, et la ferme conviction
que la mort volontaire était, aux yeux de Dieu, le
plus grand des crimes, et était punie dans l'autre
vie de la damnation éternelle. « Ces misères et
» calamités, ajoute l'auteur de la *Satyre Ménippée*,

(1) *Satyre Ménippée* (édit. de 1709), t. I, p. 440.
(2) Montaigne, *Essais*, liv. II, chap. III et XIII. — Tacite,
Annales et histoires, passim. — Plutarque, *Vies des grands
hommes*, passim, etc., etc.

» furent suivies de plusieurs maladies, entre autres
» d'enflures dont tous les pauvres étoient tour-
» mentés, comme l'hydropisie ; mais la médecine
» qu'ils y faisoient étoit la patience, de laquelle
» ils étoient tellement armés, qu'elle augmenta
» encore plus que leur mal : et ne laissoit-on
» de faire infinies processions, avec les indul-
» gences et pardons que M. le légat leur donnoit,
» qui se gaignoient en la pluspart des églises,
» avec les sermons qu'ils oyoyent, qui leur fesoit
» prendre tant de courage avec tout ce qu'ils
» enduroyent, que les sermons leur servoyent de
» pain (1). »

Il semblerait donc résulter de tout ce qui précède que, contrairement à l'assertion de M. Bourquelot, le suicide a été extrêmement rare pendant
les xv° et xvi° siècles. Cela n'est vrai cependant
qu'en partie ; car si M. Bourquelot avait consulté
les annales de la sorcellerie et de la folie démo-
niaque à cette époque, sa moisson aurait été bien
autrement abondante. La mort volontaire était,
en effet, fréquente chez ces pauvres fous qui, sous
le nom de possédés du démon, de sorciers, d'ado-

(1) *Satyre Ménippée*, édit. de 1709, t. I, p. 419.

rateurs du diable, etc., ont été en si grand
nombre victimes de l'ignorance et des préjugés
de leurs contèmporains. La science de la folie,
comme personne ne l'ignore, est une science tout
à fait moderne. Cette maladie était presque
constamment méconnue, et, jusqu'au milieu du
xviii° siècle, les fous étaient assimilés aux criminels même les plus endurcis. Il faut lire dans
l'ouvrage de M. Calmeil, *sur la folie depuis la
renaissance jusqu'à nos jours*, toutes ces lamentables histoires d'hallucinés, de maniaques,
de mélancoliques ou d'épileptiques, condamnés
impitoyablement au bûcher par des juges aussi
barbares que fanatiques, pour se faire une idée
du rôle immense attribué au diable, dans les
affaires humaines, pendant ces siècles qui virent
cependant la renaissance des sciences, des lettres et des arts.

La réforme de Luther, et plus tard celle de
Calvin, avaient porté dans toutes les classes de la
société la passion, je dirai presque la fureur
des discussions théologiques. Grâce à elles, la
croyance aux esprits bons ou mauvais, à la puissance des démons et à leur intervention permanente dans les choses de la terre, était devenue

plus générale et plus entière qu'elle l'eût peut-
être jamais été. C'est dans les livres des exor-
cistes, des inquisiteurs et de quelques légistes
de l'époque, les Spranger (1), les Del Rio (2), les
Bodin (3), les Pierre Delancre (4), les Michaelis (5), les Barthélemy de Lépine (6), les Boguet (7), les Wier (8), etc., qu'il faut étudier cette
étrange aberration de l'esprit humain qui a fait

(1) Spranger, *In malleo maleficorum*, t. I.

(2) Del Rio, de la congrégation de Jésus, *Disquisitionum
magicarum libri sex* (1599).

(3) Bodin, *De la démonomanie des sorciers*. Paris, in-4.

(4) Pierre Delancre, conseiller au Parlement de Bordeaux,
Tableau de l'inconstance des mauvais anges et démons, etc.
Paris, in-4, 1613. — *L'incrédulité et mécréance du sorti-
lége pleinement convaincue*, etc. Paris, in-4, 1622.

(5) Michaelis, inquisiteur, *Pneumalogie ou discours sur
les esprits*, in-4, 1587. — *Histoire admirable de la possession et conversion d'une pénitente séduite par un magi-
cien*, in-8, 1614.

(6) Barthélemy de Lépine, professeur en théologie et frère
de la congrégation de Saint-Dominique, *Quœstio de strigibus*. — *De lamiis apologia, in Ponzinibium*.

(7) Boguet, grand juge en Bourgogne, *Discours des sorciers*, 1 vol. in-8, 1603 à 1610.

(8) Wier, *Opera omnia*, 1560.

tant de fous, et qui, pendant si longtemps, les a
fait considérer comme coupables du plus grand
des crimes, celui de lèse-majesté divine. C'est
dans ces livres qu'on trouvera l'histoire de ces
terribles épidémies de maladies morales et nerveuses qui épouvantèrent nos aïeux. C'est enfin
dans ces livres qu'il faut rechercher la description des atroces souffrances de tant de malheureuses victimes, des pratiques du diable pour les
amener à lui vendre leur âme, et des tortures
auxquelles il soumettait ceux qui s'étaient donnés
à lui. Or, parmi ces tortures, une des plus ordinaires était une impulsion irrésistible au suicide,
dont la perpétration devait leur ôter toute voie
au repentir et les lui livrer sans retour.

Aussi le suicide était très fréquent chez ces
pauvres insensés, comme il l'est encore aujour-
d'hui chez les fous (1). Nicolas Remy, procureur
criminel du duché de Lorraine vers la fin du
XVI° siècle, a rendu compte, dans un livre intéressant (2), de ce qu'il a observé lui-même chez

(1) Voir notre 2° chapitre, p. 190 et suiv.

(2) Nicolas Remy, procureur criminel du duché de Lorraine, *Demonolatriæ libri tres*, 1596.

les démonolâtres et sorciers, qu'il a eu à juger
pendant les quinze années que durèrent ses
fonctions. Il constate que, chez beaucoup d'entre
eux qui auraient voulu renoncer au pacte qu'ils
avaient fait avec Satan, celui-ci faisait naître un
penchant au suicide tellement prononcé, qu'il leur
arrivait souvent de se pendre, de se noyer, ou de
se percer d'un instrument tranchant. Il rappelle
que ce besoin de mourir est tellement impérieux
chez quelques-uns, qu'on ne saurait les surveiller
de trop près, et que, malgré tous les soins qu'on
y ait mis, il lui est arrivé d'en voir jusqu'à quinze
exemples dans une seule année. Ceux qui n'a-
vaient pas le courage d'attenter eux-mêmes à
leur vie suppliaient souvent leur juge d'accélérer
le moment de leur supplice, qui seul pouvait
les délivrer des obsessions de leur ennemi et de
leur maître, et les affranchir de cette vie de
misère et de crime qui leur était odieuse (1).

D'après Spranger, les démonolâtres de la haute
Allemagne arrivaient aux audiences la figure et
le corps couverts de meurtrissures et d'ecchy-
moses, et cherchaient souvent dans le suicide

(1) Nicolas Remy, *loc. cit.*

un remède à leurs tourments(1). Tous les démo-
nographes ont vu un plus ou moins grand nombre de suicides ou de tentatives de suicide chez
les possédés, sorciers, magiciens, qu'ils ont connus. Jeanne de Belfied, supérieure des Ursulines
de Londres, qui fit condamner Urbain Grandier,
voulut un jour s'étrangler avec une corde en présence de M. Laubardemont (2). Le père Michaelis, dans son histoire de la possession de
Madeleine de Mandols et du procès de Louis
Gaufridi, prêtre bénéficié de l'église des Acoules,
à Marseille, raconte que le jour de Pâques « la
» fille crioit si haut qu'on entendoit la voix de
» bien loin, et espouvantoit ceux qui l'enten-
» doient, Belzébut la vexant aussi à l'intérieur
» de grandes tentations de désespoir, lui disant
» qu'elle n'avoit jamais fait une entière confes-
» sion... l'incitant à se précipiter de la fenêtre
» quand elle y étoit, ou à se frapper d'un cou-
» teau quand elle étoit seule. La nuit précédente,
» la voulust faire brusler, et elle ne consentant

(1) Spranger, *loc. cit.*

(2) De la Ménarday, *Examen et discussion critique de
l'histoire des diables de Loudun.* Liége, 1748, in-12.

« point, la jeta contre le feu, et fut trouvée toute
« assoupie, la teste touchant presque le feu (1). »

Je pourrais multiplier les faits de ce genre,
car le nombre des sorciers était immense, et les
parlements ne suffisaient pas à les juger. On
était obligé de les poursuivre par bandes de dix,
de quinze, de cent cinquante (2). Croirait-on
que sous le règne de François Ier on en ait déféré
jusqu'à cent mille à la justice (3)? Nicolas Remy
en fit brûler neuf cents en moins de quinze ans,
dans le seul duché de Lorraine (4). Il fut un moment où l'on en faisait périr par les flammes environ mille par an, dans le seul district de Côme, en
Lombardie (5). On nous pardonnera une dernière
citation, malgré sa longueur. Elle peint admira-
blement la superstition fanatique et la férocité
naïve de ces temps de violence, où l'on faisait si
bon marché de la vie humaine. C'est un extrait
d'un ouvrage sur la sorcellerie, de Boguet,

(1) Michaelis, *Histoire admirable de la possession*, etc.
(2) Bodin, *loc. cit.*, p. 167.
(3) Delancre, *De l'incrédulité et mécréance*, etc., p. 584.
(4) Nicolas Rémy, *loc. cit.*
(5) Barthélemy de Lépine, *Quœstio de strigibus*.

grand juge, en Bourgogne, sous le règne de
Henri IV.

« Je tiens que les sorciers pourraient dresser
» une armée aussi formidable que celle de Xerxez
» qui estoit neantmoins de dix-huit-cents-mil
» hommes ; car s'il est ainsi que Trois-Échelles,
» l'un des mieux expérimentéz en leur mestier,
» déclara, sous le roi Charles neufiesme, qu'ils
» estoient en la France trois cents mil (les autres
» lisent trente mil), à combien estimerons-nous
» le nombre qui se pourroit rencontrer ès autres
» pays et contrées du monde ? et ne croirons-
» nous pas encore que dès lors ils sont accreuz
» de plus de moitié ? quand à moi, je n'en fais
» nul doute, d'autant que si nous jettons seule-
» ment l'œil sur nos voisins, nous les verrons
» tous fourmiller de ceste malheureuse et dam-
» nable vermine. L'Allemagne n'est quasi empê-
» chée à autre chose qu'à leur dresser des feux ;
» la Suisse, à cette occasion, en dépeuple beau-
» coup de ses villages ; la Lorraine fait voir aux
» étrangers mil et mil pouteaux où elle les atta-
» che ; et pour nous (car nous n'en sommes pas
» exempts non plus que les autres), nous voyons
» les exécutions ordinaires qui s'en font en plu-

28

» sieurs pays... Mais quel jugement ferons-nous
» de la France? Il est bien difficile à croire
» qu'elle en soit répurgée, attendu le grand nom-
» bre qu'elle en soutenoit du temps de Trois-
» Échelles : Je ne parle point des autres régions
» plus éloignées ; non, non, les sorciers mar-
» chent partout à milliers, multipliants en terre,
» ainsi que les chenilles en nos jardins... Je veux
» bien qu'ils sachent que si les effets correspon-
» doyoient à ma volonté, la terre serait tantôt re-
» purgée ; car je désirerois qu'ils fussent tous
» unis en un seul corps, pour les faire brusler
» tous à une fois, en un seul feu (1). »

Ce que nous savons de la folie et surtout de la
mélancolie et de leur influence sur la production
du penchant au suicide, suffit pour nous donner
la certitude que la mort volontaire devait être
commune parmi ces malheureux. Nous ne quit-
terons pas ce sujet sans faire ressortir le contraste remarquable qui exista, sous ce rapport,
entre la folie produite par l'intervention suppo-
sée des démons, et celle, au contraire, qui eut
pour point de départ la foi à une inspiration di-

(1) Boguet, *loc. cit.*, dédicace.

vine. Les persécutions contre les calvinistes, qui suivirent la révocation de l'édit de Nantes, déterminèrent, chez ces infortunés, une véritable épidémie de prétendus prophètes, qui se donnèrent comme envoyés de Dieu pour délivrer leurs frères et détruire le papisme. Tout le monde connaît la guerre d'extermination dont le Dauphiné, le Vivarais et les Cévennes furent le théâtre, et le rôle immense que ces pauvres fanatiques jouèrent dans cette guerre. Tout le monde sait que leur nombre se compta par milliers ; que dans certains villages, les hommes, les femmes, et jusqu'aux enfants, furent saisis de ce triste don de prophétie, qui s'accompagna, à peu près constamment, de convulsions et d'une remarquable incohérence dans les idées. Ils étaient, disaient-ils inspirés par le Saint-Esprit et sous la protection des saints Anges, qu'ils voyaient voltiger autour d'eux.

Les gibets, la roue, le bûcher, les massacres et les exécutions en masse, les tortures les plus épouvantables, tout fut mis en usage pour arrêter cette déplorable aberration mentale, et tout échoua pendant plusieurs années. Les prophètes subirent les persécutions et les supplices

avec un courage inébranlable ; obligés de se cacher dans les cavernes de leurs montagnes, ils y
furent traqués comme des bêtes fauves. Les uns se
défendirent avec courage et moururent en héros;
les autres, soutenus par un épouvantable fanatisme, subirent le martyre en marchant à l'ennemi
à la tête de leurs coreligionnaires, sans armes et
sans autre défense que leur souffle, devant lequel,
disaient-ils dans leurs rêves insensés, tout devait
plier et s'évanouir comme la fumée. Et pendant
tout le temps que dura cette longue guerre, on ne
vit, parmi eux, aucun exemple de suicide ; jamais il ne leur vint à la pensée d'anticiper sur
les décrets de Dieu, et de mettre un terme à leur
misérable vie, par une mort volontaire. Nous n'en
avons du moins trouvé aucune trace ni dans leurs
écrits, ni dans les nombreuses relations qui ont
été faites de ce triste épisode de notre histoire.

Que voir dans tous ces faits, sinon une éclatante confirmation de la thèse que nous soutenons, si éclatante qu'il nous paraît tout à fait inutile d'y insister plus longtemps ? Nous voilà donc
enfin arrivés au terme de cette longue revue de la
législation en matière de suicide, que nous re-
grettons de n'avoir pas pu faire plus complète.

Cependant, telle qu'elle est, nous espérons qu'elle ne sera pas tout à fait inutile. Les faits qu'elle nous a révélés, les principes généraux qui en découlent légitimement, sont de nature, si nous ne nous faisons illusion, à attirer sérieusement l'attention des philosophes et des législateurs, et peut-être à préparer la solution du grand problème que nous avons essayé d'étudier. Un grand fait nous frappe tout d'abord. C'est l'efficacité incontestable d'une législation dirigée contre le suicide, toutes les fois que celle-ci a été aidée par de fortes institutions religieuses et par la croyance générale au dogme d'une vie future et d'un Dieu rémunérateur et vengeur. C'est par contre son peu d'utilité ou son impuissance, au moins relative, toutes les fois que les dogmes contraires ont régné sur les peuples, ou aux époques de doute, d'indifférence et de rénovation religieuse et sociale.

Devons-nous en conclure que les lois pénales contre le suicide seraient inutiles à l'époque actuelle? Nous ne le pensons pas. L'expérience du passé prouve évidemment le contraire. Celle-ci nous enseigne en effet que, dans les premiers siècles de la monarchie, alors que l'Église était

toute-puissante dans l'État, que la foi lui livrait
toutes les âmes, les sentences canoniques des
Conciles, les bulles des Papes suffirent pour faire
disparaître à peu près complétement les faits de
suicide. Celui-ci étant défendu, au nom de Dieu,
comme un crime d'autant plus grand qu'il ôtait
au coupable même la possibilité du repentir, la
punition la plus terrible était évidemment, pour
ces âmes croyantes, celle de la damnation éternelle, que l'Église constatait aux yeux des survivants, par la privation des prières des morts et de
la sépulture religieuse. « Le suicidé est mort
comme un chien, suivant l'énergique expression
d'un saint évêque, il doit être enterré comme un
chien, et seulement pour qu'il ne blesse pas
l'odorat des vivants. » Le pouvoir civil n'avait pas
à intervenir. Quelle peine plus effrayante et plus
efficace aurait-il pu trouver dans les codes de la
justice humaine?

Les choses se passèrent ainsi tant que l'autorité spirituelle de l'Église fut acceptée sans examen et sans discussion. Mais lorsqu'un premier
coup eut été porté à cette autorité, lorsque quelques hommes nourris, à l'ombre des cloîtres,
des doctrines philosophiques de l'antiquité,

osèrent élever la voix contre elle et revendiquè-
rent, quelquefois au prix de leur vie, les droits
imprescriptibles de la raison humaine, ces discussions passionnées jetèrent le trouble dans
quelques âmes, et tout porte à croire que les
suicides devinrent un peu moins rares qu'ils
l'avaient été jusque-là. Le pouvoir civil vint alors
au secours de la foi, et réprima cette tendance
en lui opposant des peines temporelles, qui avaient
été jusque-là inutiles. Cela est si vrai que depuis
la loi de Saint-Louis, qui condamne le suicidé
à la confiscation de ses biens meubles, les peines
devinrent de plus en plus sévères à mesure
que l'influence de l'Église sur les consciences
diminuait, et que les hommes revenaient aux
opinions anciennes sur la légitimité et la noblesse de la mort volontaire. Il suffit de jeter
les yeux sur les pages qui précèdent pour se
convaincre que l'ordonnance de 1670, et la jurisprudence barbare et inhumaine à laquelle
celle-ci donna naissance, ne furent que l'expression de ces deux tendances parallèles : l'affaiblissement du sentiment religieux et l'augmentation lente, mais progressive, du nombre des
morts volontaires.

Il est certain que cette loi, toute féroce qu'elle était, selon l'expression de Montesquieu, fut très utile et arrêta pour longtemps les progrès de la maladie sociale qu'elle était destinée à prévenir. Car rien ne prouve que le suicide ait été beaucoup plus fréquent, durant le xviiie siècle, que pendant les siècles qui l'avaient précédé, et nous ne craignons pas d'affirmer qu'il y fût beaucoup plus rare que pendant la première moitié du xixe. Il résulte des chiffres, recueillis par M. Brierre de Boismont, que de 1794 à 1804, il y a eu cent sept suicides par an à Paris, tandis que de 1814 à 1824, ce chiffre s'est élevé à trois cent trente-quatre, et à trois cent quatre-vingt-deux de 1830 à 1835 (1). Nous avons vu dans notre premier chapitre, que de 1835 à 1852, ce dernier nombre avait presque doublé et s'était élevé, en moins de vingt ans, au chiffre effrayant de six cent quatre-vingt-treize (2). Où trouver la raison de cette différence remarquable au profit du xviiie siècle, sinon dans l'action préventive des lois qui furent abrogées en 1789?

(1) Brierre de Boismont, *Du suicide et de la folie suicide*, p. 354.

(2) Voir notre premier chapitre, p. 23

On invoquerait en vain la différence du chiffre de la population, ou l'imperfection des statistiques au commencement de notre siècle : cela ne suffira jamais pour rendre compte d'une augmentation de plus de cinq sixièmes, en moins de soixante ans. Et puis rien ne prouve, nous le répétons, que ce chiffre de cent sept suicides par an, dans la ville de Paris, en 1794, ne soit pas beaucoup trop élevé, pour les années antérieures, et surtout pour le commencement du XVIIIe siècl.

D'un autre côté, il y a bien peu d'époques, dans l'histoire, qui aient présenté un semblable relâchement dans les mœurs, un dévergondage aussi complet dans les idées, une pareille anarchie dans les croyances. Les dogmes, les lois, les institutions, Dieu, le roi, le peuple, les personnes et les choses, tout fut discuté, analysé, nié par les hardis démolisseurs qui préparaient la Révolution de 1789. Et pour ne parler que de la question particulière de la mort volontaire, tout le monde connaît les apologies éloquentes et passionnées de Montesquieu, de Voltaire, de Beccaria, de J.-J. Rousseau, et de tant d'autres dont les noms nous échappent. Il est, dès lors, incontestable que jamais le terrain ne fut mieux préparé, et si le suicide n'y fut pas plus commun, c'est évidemment la crainte des peines édictées par les lois qui en préserva les populations. Ces lois étaient donc efficaces; l'expérience du passé comparée à celle du présent ne laisse aucun doute à cet égard, et l'on ne saurait trop regretter que l'Assemblée constituante les ait abolies sans compensation.

Mais nous n'aurions rempli que la moitié de notre tâche si nous nous contentions d'avoir démontré que ces lois pénales, loin d'être inutiles, comme l'ont prétendu Beccaria et avec lui quelques écrivains de ce temps, ont été au contraire un obstacle très puissant à l'accroissement du suicide, jusqu'au moment de leur abolition. Il nous resterait encore à rechercher s'il est utile ou possible de les rétablir, ou ce qu'il y aurait à faire pour les remplacer. Ce serait folie de prétendre que, dans l'état actuel de nos mœurs et de nos idées, il serait possible, en France, de mettre à exécution un arrêt semblable à celui dont nous avons donné le texte quelques pages plus haut (1). Nous sommes d'ailleurs de ceux

(1) Voir à la p. 411.

qui pensent qu'il y a danger, et danger très
sérieux pour l'ordre public, à présenter à la
masse des citoyens le déplorable spectacle des
tortures et des supplices infligés même aux plus
grands coupables. L'homme, presque toujours
corrompu, qui court à ces spectacles, y trouve,
au lieu d'un salutaire enseignement, une sorte
d'enivrement de colère et de vengeance. La vue
du sang excite plus qu'elle ne terrifie, et nous ne
sachions pas que le formidable appareil de répression, que la révolution a aboli en même temps
que les lois sur le suicide, ait jamais servi à mo-
raliser le peuple. Que l'on consulte avec impartialité les annales de la justice criminelle du moyen
âge et des siècles qui ont précédé le nôtre, et l'on
y trouvera la preuve que toujours l'atrocité des
crimes s'est élevée à la hauteur de celle de la
répression. Beccaria a dit avant nous : « L'atro-
» cité même de la peine fait qu'on ose davantage
» pour s'y soustraire, et qu'on commet plusieurs
» crimes pour éviter la punition due à un seul.
» Les pays et les temps où les supplices les plus
» cruels ont été mis en usage sont ceux où on a
» vu les crimes les plus atroces (1). »

(1) Beccaria, *Traité des délits et des peines*, chap. **XXVI.**

Nous n'avons donc pas la triste prétention de vouloir ramener la confiscation des biens des suicidés et les cruautés exercées sur leurs cadavres. Mais nous croyons avoir surabondamment démontré *qu'en présence de l'accroissement si rapide des suicides, la loi ne peut ni ne doit rester plus longtemps indifférente.* Quelque respect que nous professions pour la liberté humaine, il ne nous semble pas que la société puisse laisser s'accomplir un acte aussi grave et d'un exemple aussi funeste, sans essayer de le prévenir. Seulement il ne nous appartient pas de déterminer ici, de quelle nature doivent être les mesures comminatoires ou répressives, que l'intérêt général réclame. C'est aux pouvoirs publics qu'incombe l'obligation de les chercher et *surtout de les faire appliquer* après les avoir trouvées.

Ce n'est pas sans motif que j'insiste sur cette dernière nécessité. Car nous en sommes encore aux préjugés nés du mouvement philosophique du xviiie siècle. Notre éducation nous a façonnés lentement à ce joug, et bien rarement nous osons nous en affranchir. On a beaucoup discuté, beaucoup déplacé, beaucoup démoli depuis soixante ans ; on a proclamé de grands et salutaires prin-

cipes : mais on a reculé trop souvent devant leur
application sincère et effective. Qu'a-t-on fondé,
en effet, de durable et d'incontesté? Quelles institutions religieuses et sociales a-t-on substituées
aux anciennes? Nous ne voulons pas nous engager
plus avant sur ce terrain brûlant, qui nous conduirait trop loin de notre sujet. Nous nous contenterons de constater que nous en sommes encore, dans la seconde moitié du XIXᵉ siècle, à
craindre les empiétements du clergé, et à lui
disputer pied à pied la juste influence qui lui
appartient. L'œuvre de Voltaire n'est-elle donc
pas finie, et l'esprit de progrès qui nous emporte vers des destinées encore inconnues, n'est-il
pas de force à broyer tous les obstacles qu'on
pourrait opposer à sa marche? Ainsi, n'est-il pas
étrange que, soit crainte de l'opinion, soit indifférence, les prêtres, même les plus éclairés, n'osent
plus faire exécuter les lois canoniques, qui privent les cadavres des suicidés des prières de
l'Église et de la sépulture religieuse? Et cependant qui oserait prétendre que l'exécution rigoureuse de ces mesures conservatrices n'arrêterait
pas quelques malheureux, des femmes surtout,
sur la pente fatale? Et par une de ces contradic-

tions si communes de notre temps, on ne craindra pas de jeter la pierre au prêtre qui, fort de sa conscience, aura le courage de faire son devoir !

Que n'a-t-on pas dit de M. le procureur général Dupin et de la jurisprudence, sur le duel, que la Cour de cassation a fait prévaloir depuis quelques années ? Il est positif cependant que cette jurisprudence, qui s'attaquait à un préjugé aussi ancien et bien autrement enraciné dans nos mœurs, a diminué le nombre des duels et a rendu à peu près impossibles tous ceux qui n'ont pas pour mobiles des motifs très graves et très sérieux. Il en serait de même, c'est notre ferme conviction, d'une foule de suicides, si les lois canoniques étaient appliquées partout avec ensemble et vigueur, et surtout si leur action était aidée de l'appareil imposant d'une instruction judiciaire et d'une peine quelconque infligée au nom de la société, toutes les fois qu'il serait bien reconnu que le patient aurait agi, dans la plénitude de sa liberté morale.

Qu'on ne croie pas d'ailleurs que nous soyons entièrement isolé dans notre opinion. Nous n'ignorons pas que quelques écrivains, médecins pour la plupart, ont conclu dans des ouvrages

récents à l'inutilité absolue des lois comminatoires ou répressives dirigées contre le suicide (1). Mais nous craignons que nos hono-

(1) « Du reste, a dit M. le docteur Ferrus, les sévérités
dont l'ancienne législation frappait les suicides n'ont eu,
à aucune époque, d'ascendant marqué sur la diminution de
ces attentats.... Aujourd'hui les progrès de la philosophie sont
trop réels, les lumières de la raison trop générales, pour que
les flétrissures et les simulacres de supplices appliqués aux cadavres des suicidés, la mutilation du poing, l'infamante pro-
menade sur la claie, l'anathème de l'Église, la confiscation des
biens au profit de l'État, en un mot, le rétablissement des
peines diverses tombées en désuétude ou abrogées par le code
de 1791, soient de nature à agir efficacement sur l'homme que
le désespoir et un insurmontable dégoût entraînent à cette
résolution fatale. Nous doutons même que les mesures légales
en vigueur en Saxe, en Prusse, dans le Danemark, et en
vertu desquelles le corps de tout suicidé est livré aux dissec-
tions anatomiques, exercent, à cet égard, une intimidation
suffisante. » (G. Ferrus, *Des prisonniers, de l'emprisonnement et des prisons*, p. 141.)

M. Brierre de Boismont est encore plus décidé, si c'est
possible, dans son opinion. « Que dire des peines comminatoires? Elles ne sont plus dans nos mœurs, frappent des inno-
cents; elles auraient d'ailleurs pour résultat, comme l'a très bien
fait observer le P. Debreyne, de porter à l'imitation les aliénés
suicides qui sont si nombreux, et ne pourraient qu'augmenter,

rables adversaires ne se soient fait illusion sur
la valeur de leurs raisonnements, qui avaient
été réfutés d'avance par d'autres médecins non

chez leurs enfants, la fatale prédisposition. Quant à ceux qui
croient que les lois les détourneraient, par rapport à leurs familles, ils ignorent complétement que, chez ces malades, les
affections sont primitives. L'Église, dans un but louable, a privé
les suicidés de la sépulture chrétienne ; à l'époque où elle fit
ces ordonnances, l'aliénation mentale n'était ni connue , ni
développée comme elle l'est de nos jours. Il est maintenant
démontré que les fous apportent un contingent considérable
au chiffre des suicides ; il faut donc des preuves incontestables
de l'exercice du libre arbitre pour user de sévérité à l'égard
du coupable. Cette observation est d'autant plus nécessaire
qu'on a eu plusieurs fois l'occasion de constater que la tentative de suicide était le premier signe d'une folie que jusqu'a-
lors personne n'avait soupçonnée.» (Brierre de Boismont, *Du
suicide et de la folie suicide*, p. 611.)

Nous avons vainement cherché dans l'ouvrage du père
Debreyne (*Du suicide*, Paris, 1847), l'opinion qu'on lui attribue plus haut. Il semble au contraire partager celle que
nous soutenons, car il se demande (p. 254), si la loi civile ne
produirait pas une vive impression sur les esprits « en ordon-
nant que l'inhumation d'un suicidé se fasse clandestinement,
pour témoigner que sa famille et la société ont à rougir de
sa fin. »

moins habiles (1), et surtout par quelques cri-
minalistes contemporains. Nous sommes heureux
de trouver parmi ces derniers deux esprits éminents entre tous, les auteurs de la *Théorie du
Code pénal.* MM. Faustin Hélie et Chauveau

(1) Citons entre autres Esquirol qui, dans sa monographie
du suicide, rappelle sommairement les circonstances dans
lesquelles la mort volontaire a été punie, et constate que souvent les lois répressives ont été efficaces. Puis il ajoute : « la
croyance populaire n'est pas favorable au suicide ; il ne s'agit
pas de combattre une erreur, mais de prévenir un acte, quel
que soit d'ailleurs son caractère moral ou légal. Les raisonnements ne sauraient prévaloir contre l'autorité de l'expérience ;
des lois comminatoires ont fait cesser le suicide en Egypte,
à Milet, en Amérique. Le suicide est plus fréquent depuis
que les lois qui le condamnent sont sans vigueur ; donc, dans
l'intérêt de la société, le législateur peut établir des lois, non
pénales contre le cadavre du suicidé, encore moins contre ses
parents, mais des lois comminatoires pour prévenir le suicide.
Il ne m'appartient pas d'indiquer quelles sont ces lois, mais
je pense qu'elles doivent varier suivant les caractères, les
mœurs et même les préjugés des peuples, et être dirigées
contre les causes sociales qui sont propres à développer la
tendance au suicide. Par exemple, de nos jours, le roi de
Saxe vient d'ordonner que le corps des suicidés fût livré aux
amphithéâtres publics de dissection. » (Esquirol, *Des maladies mentales*, Paris, 1838, t. I, p. 667.)

29

(Adolphe) réclament, en effet, l'intervention de
la législation contre la mort volontaire, en s'appuyant sur des motifs qui tirent une grande autorité de leur longue expérience. Nous ne saurions mieux terminer cette étude qu'en rappelant
leurs propres paroles :

« Une disposition répressive, en flétrissant le
suicide, aurait-elle pour effet d'en réprimer les
actes ? Nous ne possédons aucun document pré-
cis qui nous permette de déterminer avec justesse
quelle a pu être l'influence des anciennes lois
sur les mœurs. Ce n'est donc qu'à l'aide d'inductions et de probabilités, qu'on peut chercher à
apprécier quels seraient les effets d'une pénalité
appliquée au suicide. En général, il ne faut pas
se dissimuler que l'incrimination légale n'aurait
qu'une puissance incertaine et souvent méconnue ; les passions et les affections morales qui
poussent au suicide sont souvent plus fortes que
l'autorité des lois. La religion seule a le pouvoir
d'enchaîner la volonté, parce qu'elle commande
aux passions ; sa voix parle assez haut, même au
milieu des tempêtes de l'âme, pour en apaiser
les soulèvements.

» Cependant ne nous hâtons point de proclamer

toute disposition impuissante et stérile. L'inscrip-
tion du suicide parmi les délits aurait déjà un
avantage, celui d'édicter une haute leçon, un
avertissement moral pour les peuples; et qui
sait si cette salutaire flétrissure ne détournerait
pas de son accomplissement quelques esprits
momentanément égarés? N'empêchât-elle qu'une
seule mort volontaire, la loi serait-elle inutile?
Quelle voix oserait s'élever pour le dire?

» Mais si la difficulté n'existe pas dans l'incrimination de l'acte en lui-même, elle est dans le
choix et l'application d'une pénalité. Nos lois
ont répudié la confiscation qui, pour atteindre
l'agent, frappait la famille, et nos mœurs ne tolé-
reraient plus ces supplices que la loi infligeait
aux cadavres, lorsqu'elle ne pouvait plus s'en
prendre aux coupables eux-mêmes. La punition
ne pourrait donc être, en définitive, qu'une flétrissure publique; mais quel serait l'effet de ce
blâme dépourvu de sanction, de cette infliction
morale prononcée sur une tombe? La conscience
publique qui réprouve cette fatale maladie du
suicide, approuverait-elle le châtiment? Et puis,
il faut bien remarquer que tous ceux qui atten-
tent à leur vie, n'obéissent pas à une immorale

impulsion. La statistique criminelle attribue le tiers des morts volontaires à des maladies cérébrales, dont le suicide est l'un des symptômes ou l'un des effets. Il serait donc nécessaire, dans le système de la répression, qu'une enquête solennelle, à chaque mort volontaire, vînt éclairer et recueillir les causes de la détermination de l'agent, et l'état de sa raison au moment même de cette détermination. Or, quelle incertitude dans une telle investigation ! quels vagues moyens d'instruction pour arriver à flétrir une vie peut-être pure ! Telles sont les difficultés qui nous semblent environner cette question ; nous faisons des vœux pour qu'elles ne restent pas insolubles (1). »

Nous nous associons de toutes nos forces à ce dernier vœu de MM. Faustin Hélie et Chauveau. Nous serions très heureux, si nos recherches pouvaient en hâter la réalisation, et appelaient, sur cette question si grave, les méditations de nos hommes d'État et de nos législateurs. Notre rôle, nous l'avons dit déjà, ne saurait aller plus loin.

(1) *Théorie du Code pénal*, par MM. Chauveau (Adolphe) et Faustin Hélie, 2ᵉ édit., t. III, p. 423.

Cependant nous ne voulons pas terminer sans dire quelques mots de certains faits aussi bizarres et étranges qu'incontestables, qui, selon nous, réclameraient encore l'intervention, au moins indirecte, de la loi, et méritent, à ce titre, de fixer un instant l'attention de nos lecteurs.

ART. II. — DE L'INFLUENCE DE L'IMITATION SUR LE DÉVE-LOPPEMENT DU PENCHANT AU SUICIDE, ET DU DANGER DE LA PUBLICITÉ DONNÉE AUX FAITS DE MORT VOLONTAIRE.

Il est depuis longtemps reconnu que le suicide devient facilement épidémique, et que le penchant à cet acte peut se transmettre d'un individu à un autre, par une espèce de contagion morale, dont l'existence est tout aussi certaine que celle de la contagion de quelques maladies. Les exemples d'épidémies de ce genre sont extrê-mement nombreux. Nous en avons rappelé quelques-uns dans le cours de cet ouvrage, et nos lecteurs n'ont pas oublié sans doute les morts volontaires des femmes de Milet, des travailleurs romains du Capitole, sous Tarquin l'Ancien, des sectateurs d'Hégésias, des Romains de toutes les classes sous les empereurs, des Juifs pendant et après le siége de Jérusalem, de ceux de Massada, etc., etc.

Esquirol en a rassemblé un grand nombre, dans le mémoire dont nous avons si souvent parlé. Nous en rappellerons quelques-uns. « Primerose assure que de son temps, les femmes de Lyon, dégoûtées de la vie, se précipitaient en foule dans le Rhône. Un ancien historien de Marseille dit que les jeunes filles de cette ville se tuaient à cause de l'inconstance de leurs amants. Sydenham dit qu'en 1697 il y eut un grand nombre de suicides dans la ville de Mansfeld, pendant le mois de juin, qui avait été très chaud. La même chose a été observée à Stuttgart, pendant l'été de 1811. En 1806, on observa un grand nombre de suicides à Rouen. La chaleur et des revers de fortune parurent en être la cause. Le docteur Desloges, médecin à Saint-Maurice dans le Valais, observa une épidémie de suicide en 1813, au village de Saint-Pierre-Montjeau ; une femme se pendit, et les autres femmes se sentirent portées à suivre son exemple. Il y a quelques années que dans les environs d'Étampes, un prêtre se pendit, et en peu de jours il s'en tua deux autres dans les environs, et quelques

autres personnes les imitèrent. J'ai entendu raconter cette observation à Pinel, dont la campagne était voisine d'Étampes (1). »

Esquirol ajoute encore quelques pages plus
loin : « Les historiens assurent que les Péruviens
et les Mexicains, désespérés de la destruction de
leur culte, de leurs usages, de leurs lois, se
tuèrent en si grand nombre, qu'il en périt plus
de leurs propres mains que par le fer et le feu
de leurs barbares conquérants. Ross Cox , dans
le récit d'un voyage dans les eaux de Colombie,
imprimé à Londres en 1831, rapporte qu'à la fin
du dernier siècle, la petite vérole fit de grands
ravages dans l'Inde, que des milliers d'Indiens
se pendirent aux arbres, croyant que le *grand
être* les avait livrés aux mauvais esprits, pour les
punir. Montaigne raconte que, pendant les
guerres du Milanais, ce peuple, impatient de
tant de changements de fortune, « prirent telle
résolution à la mort, que j'ai ouï dire à mon
grand-père qu'il y vinst tenir compte de bien
vingt-cinq maistres de maison qui s'étoient bien
défaits eux-mêmes en une semaine (2). »

(1) Esquirol, *loc. cit.*, t. I, p. 586.
(2) Esquirol, *loc. cit.*, t. I, p. 591.

Ces faits et beaucoup d'autres que nous pourrions y ajouter sont reproduits dans tous les
livres sur le suicide qui ont été écrits après celui
d'Esquirol (1). Mais si tout le monde est d'accord pour admettre l'existence de ces étranges
épidémies, il n'en est pas de même lorsqu'il
s'agit de l'explication à donner de ces faits. Les
uns croient à une influence mystérieuse, exercée
par une disposition particulière et inconnue de
l'atmosphère. Ils invoquent, à l'appui de leur
opinion, cette circonstance, que les épidémies
dont il s'agit ont été observées presque toujours
pendant l'été et au moment des plus fortes chaleurs. D'autres les attribuent à des influences
morales agissant simultanément sur un grand
nombre d'individus, telles que celles qui résultent des bouleversements politiques, d'une longue disette, d'une épidémie meurtrière, des mal-

(1) Voy. les ouvrages de M. Falret, *Du suicide et de
l'hypochondrie;* —de M. Cazauvieilh, *Du suicide, de l'aliénation mentale et des crimes contre les personnes ;* — du père
Debreyne, *Du suicide considéré aux points de vue philosophique, religieux, moral et médical;*— de M. Boudin, *Du suicide considéré comme maladie;*— de M. Brierre de Boismont,
Du suicide et de la folie suicide, etc., etc.

heurs de la guerre, etc. Enfin, un certain nombre y voient tout simplement le résultat de l'*instinct d'imitation* qui exerce si souvent une action prépondérante sur les déterminations humaines même les plus graves.

Tout nous porte à croire que cette dernière opinion est seule vraie. Nous ne pouvons voir dans tous le reste que des causes générales capables tout au plus de développer une prédisposition fâcheuse. Cette prédisposition est sans doute nécessaire, mais l'imitation est indispensable pour lui faire porter des fruits. Les exemples de cette influence mystérieuse sont innombrables. Il est peu de médecins qui n'aient eu occasion d'en observer de plus ou moins étranges. Tout le monde connaît l'histoire de ces quinze invalides qui, pendant l'année 1772, se pendirent successivement, et en un très court espace de temps, à un crochet qui se trouvait dans un passage très obscur de l'Hôtel. Sous l'Empire, un soldat se tue dans une guérite. Pendant les jours suivants, plusieurs autres soldats choisirent la même guérite pour se donner la mort. Lord Cast...., dégoûté de la vie, va se précipiter dans un des cratères du Vésuve. Son exemple trouva de nombreux imitateurs, et longtemps après , les Anglais, attaqués du spleen, allaient encore chercher le même genre de mort. Tous les jours nous voyons que les suicides qui ont eu un certain retentissement, ou ont présenté quelques circonstances bizarres ou extraordinaires , sont suivis d'un certain nombre de suicides semblables et accomplis dans les mêmes circonstances. C'est ce qui arrive à peu près infailliblement toutes les fois qu'un individu se précipite du haut de quelque monument, les tours de Notre-Dame, la colonne Vendôme , la tour de Londres, etc. (1).

(1) On lit dans le *Droit* du 3 juillet 1856 :

« Timon le misanthrope possédait un petit terrain où se trouvait un figuier aux branches duquel s'étaient déjà pendus bon nombre de ses concitoyens. Un jour on le vit monter à la tribune aux harangues : « Athéniens, s'écria-t-il, s'il est encore quelqu'un de vous qui veuille se pendre à mon figuier, qu'il se hâte, car, demain, je le fais abattre ! »

» Si Timon existait à notre époque, il donnerait probablement le même avertissement par la voie du journalisme, cette tribune moderne, au sujet d'un chêne du bois de Boulogne, situé à peu de distance de la porte de la Muette, sur le territoire de Passy et désigné pour être arraché comme nuisant à la perspective. A cet arbre se sont déjà pendus

Il y a évidemment quelque chose d'analogue
dans ces épidémies que nous avons rappelées plus
haut. Un, deux, trois suicides ont lieu dans un
espace de temps assez court et dans un même
lieu. C'est là un fait grave et de nature à fixer
fortement l'attention. Tout le monde en parle ;
tout le monde s'en préoccupe plus ou moins, les

plusieurs individus, entre autres, il y a quelques jours, un
jeune homme d'environ vingt-cinq ans, sur lequel on n'a
recueilli que quelques papiers insignifiants.

» Hier, un autre individu était retiré du même arbre par
le sieur Conflans, garde à la porte de la Muette. C'était un
jeune homme de vingt-six à vingt-huit ans.

» Après avoir examiné le corps, le docteur Jarrin, qui
avait accompagné le commissaire de police, a déclaré que la
mort avait été volontaire et due à la strangulation. Dans un
portefeuille, retiré de la poche de son paletot, se trouvaient
trois lettres écrites par ce jeune homme, et adressées, l'une à
son père, l'autre à sa femme et la troisième à un ami. Celui qui
les écrivait priait ses parents et ses amis de lui pardonner le
funeste dessein qu'il allait exécuter. Par suite de chagrins,
dont il n'avait pu se décider à leur faire confidence, la vie
lui était, assurait-il, devenue insupportable, et il terminait
en leur disant q'uavant de mourir il réunissait leurs noms
dans une fervente prière qu'il adressait à Dieu. »

Il n'est guère de jours où les journaux n'aient à raconter
quelque fait semblable à celui qui précède.

esprits faibles et impressionnables beaucoup plus
que les autres. Dès lors l'impulsion est donnée; les
imaginations s'exaltent, et pour peu qu'on soit
porté à la tristesse et à la mélancolie, pour peu
qu'on ait quelque raison tant soit peu plausible
de se plaindre du présent ou de s'inquiéter de
l'avenir, une espèce de vertige s'empare de quelques-uns et les conduit presque malgré eux au
suicide. Pourquoi cela se passe-t-il ainsi ? Nous
ne voulons pas essayer de l'expliquer : cela nous
importe peu d'ailleurs. Ce que nous tenons
uniquement à constater, c'est le fait lui-même,
et celui-ci est positif, incontestable. Il y a là
comme une attraction mystérieuse, qui ne peut
mieux se comparer qu'à cet instinct irréfléchi et
tout-puissant qui nous incite, à peu près à notre
insu, à répéter les actes dont nous avons été
témoins et qui ont agi vivement sur nos sens ou
sur notre imagination. C'est là une observation
de tous les jours et de tous les instants que chacun peut répéter sur lui-même. L'histoire des
moutons de Panurge est une de ces allégories
qui ne vieillissent jamais. Elle est encore vraie
aujourd'hui, et elle le sera demain. Elle est de
tous les lieux et de tous les temps. Elle s'applique

à toutes nos actions, aux plus sérieuses aussi bien qu'aux plus futiles. Hommes ou femmes, jeunes ou vieux, sages ou fous, tous tant que nous sommes, nous subissons plus ou moins le joug de cette loi inexorable (1).

Il y a encore, dans les circonstances qui ont accompagné ces épidémies, quelque chose d'insolite qui milite en faveur de notre opinion. Ainsi comment comprendra-t-on autrement que dans celles de Milet, de Lyon, de Marseille, etc., les femmes seules se soient tuées, tandis qu'il est avéré que, dans les temps ordinaires, le suicide est beaucoup plus rare chez elles que chez les hommes (2)? D'un autre côté, qu'a-t-on fait toutes les fois qu'on a voulu s'opposer à cette contagion redoutable? on a agi fortement sur l'imagination

---

(1) Panurge, sans aultre chose dire, iecte en pleine mer son mouton criant et bellant. Tous les aultres moutons, crians et bellans en pareille intonation, commencearent soy iecter et saulter en mer apres a la file. La foulle estoyt à qui premier y saulteroyt apres leur compaignon. Possible n'estoyt les en guarder. Comme vous sçavez, estre du mouton le naturel tousiours suyvre le premier, quelque part qu'il aille. (Fr. Rabelais, *Histoire de Pantagruel*, liv. IV, chap. VIII.)

(2) Voir notre premier chapitre, p. 54 et suiv.

des survivants; on s'est adressé à leurs sentiments les plus élevés et les plus vivaces, à leurs
plus nobles instincts.

Le sénat de Milet ordonna que celle qui se
donnerait la mort, « seroit portée toute nue à la
veuë de tout le monde à travers la grande place(1).»
Tarquin fit mettre en croix les corps des suicidés, les exposa ainsi à la vue des citoyens, et les
abandonna aux bêtes féroces et aux oiseaux de
proie (2). En 1772, on se contenta, sur l'avis de
Sabatier, de faire enlever le crochet auquel un
certain nombre d'invalides s'étaient pendus, et
de faire ouvrir une fenêtre en face du mur sur
lequel il était placé ; les suicides cessèrent aussitôt. Un ordre du jour du premier Consul suffit
également, en 1802, pour faire cesser les morts
volontaires qui devenaient fréquentes dans l'armée, surtout parmi les jeunes conscrits (3). Enfin,

----

(1). Plutarque, *Œuvres morales ; Des vertueux faits des*
femmes, chap. xv.

(2) Pline, *Histoire naturelle,* liv. XXXVI, ch. 24.

(3) Voici cet ordre du jour qui témoigne, chez son auteur,
d'une connaissance si profonde des mobiles des actions humaines : « Le premier consul ordonne qu'il soit mis à l'ordre
du jour de la garde : — Qu'un soldat doit savoir vaincre la

sous l'empire, on obtint encore le même résultat
en faisant enlever et brûler la guérite dans laquelle plusieurs soldats s'étaient déjà tués.

Il est donc constant que l'exemple et l'instinct
d'imitation jouent un rôle très actif dans la production du suicide, j'ajouterais presque de la folie
et des crimes, si je ne craignais de m'engager
incidemment dans une question qui exigerait de
longs développements. C'est cette conviction, déjà
bien ancienne dans notre esprit, qui nous donne
le courage de nous attaquer à un abus depuis
longtemps enraciné dans nos mœurs, et qui est
devenu, pour un très grand nombre, un élément
nécessaire de leur vie intellectuelle et morale :
nous voulons parler de la publicité donnée par
les journaux aux faits de suicide. Le danger de
cette publicité a déjà été signalé, il y a plus de
quarante ans, par Esquirol, alors que les journaux
étaient à peine les rudiments de ce qu'ils sont

douleur ou la mélancolie des passions ; qu'il y a autant de
vrai courage à souffrir avec constance les peines de l'âme qu'à
rester fixé sous la mitraille d'une batterie. — S'abandonner
au chagrin sans résister, se tuer pour s'y soustraire, c'est
abandonner le champ de bataille avant d'avoir vaincu. »

devenus de nos jours. « Les amis de l'humanité,
disait-il, doivent demander hautement qu'on défende aux journaux d'annoncer tous les suicides
et de rapporter les motifs et les plus légêres circonstances du meurtre. Ces récits fréquents
familiarisent avec l'idée de la mort, et font
regarder avec indifférence la mort volontaire.
Les exemples fournis tous les jours à l'imitation
sont contagieux et funestes, et tel individu,
poursuivi par les revers ou par quelque chagrin, ne se serait pas tué, s'il n'avait pas lu dans
son journal l'histoire du suicide d'un ami, d'une
connaissance. « *La liberté d'écrire ne saurait
prévaloir contre les vrais intérêts de l'humanité* (1). » Cet honorable écrivain va même beaucoup plus loin, et il ne craint pas de réclamer
« contre la publication des ouvrages qui inspirent
le mépris de la vie et vantent les avantages de la
mort volontaire, » et de signaler au gouvernement « les dangers qui résultent de mettre sur
la scène les infirmités auxquelles l'homme est
exposé (1). »

_____

(1) Esquirol, *loc. cit.*, t. I, p. 668.

Il est extrêmement regrettable que ces énergiques protestations n'aient pas été écoutées.
L'occasion n'aurait pas manqué cependant. La
législation sur la presse a été remaniée bien souvent depuis le commencement du siècle ; elle a
subi à différentes reprises les changements les
plus variés et parfois les plus radicaux. Nous ne
sachions pas néanmoins que jamais ces réclama-
tions de la science aient trouvé un écho dans nos
assemblées législatives ou dans les conseils du
gouvernement. Pendant ce temps le danger
signalé par Esquirol a augmenté dans la même
proportion que le nombre des journaux et celui
de leurs lecteurs. Certes la presse est un admirable instrument de progrès et de civilisation.
Les sociétés modernes sont en grande partie son
ouvrage, et l'on ne saurait estimer trop haut les
bienfaits qu'elle a rendus et qu'elle doit rendre
encore. Mais rien n'est parfait dans ce monde, et
comme toutes les institutions humaines, la presse
a ses défauts et ses abus contre lesquels il est du
devoir de tout honnête homme de s'élever avec
énergie lorsque ceux-ci lui sont bien démontrés.

Or rien n'est mieux démontré, selon nous,
que le danger pour un certain nombre d'indi-

30

vidus, et l'inutilité pour tous, de l'énorme publicité donnée aux faits de suicide. Si encore les
journaux se contentaient d'enregistrer froidement ces faits à mesure qu'ils se produisent!
Mais bien loin de là, ils en font des récits souvent
très pittoresques; ils en recherchent avec soin
les causes plus ou moins cachées, et souvent les
inventent lorsque celles-ci leur échappent; ils
en dramatisent toutes les circonstances même les
plus futiles. Tous ces récits, comme l'a très bien
dit Esquirol, familiarisent les masses avec l'idée
de la mort, et entretiennent au sein de la population, dans les villes surtout, une véritable épidémie de suicide générale et permanente, en tout
semblable aux épidémies partielles et momen-
tanées, dont nous avons cité quelques exemples.
Il est donc nécessaire que la loi intervienne au
plus tôt pour arrêter et interdire cette publicité
aussi nuisible qu'*inutile*. Inutile, disons-nous,
car ce n'est certes pas dans les journaux que les
savants, les législateurs ou les publicistes iront
étudier le suicide, lorsqu'ils ont à leur disposition les statistiques officielles et les archives de
l'administration; et nous ne voyons pas que la
masse de la population ait un intérêt quelconque

à une connaissance qui peut avoir les graves dangers que nous avons signalés. Nous ne comprenons pas trop non plus en quoi les droits de la
presse, que nous respectons autant que qui que
ce soit au monde, pourraient en être amoindris.
C'est donc avec une entière confiance que nous
soumettons ces courtes réflexions à l'appréciation de tous les hommes éclairés et amis de l'humanité.

RÉSUMÉ ET CONCLUSIONS.

Nous touchons enfin au terme de notre travail.
Non pas que nous croyions la question entièrement épuisée : loin de là; nous savons fort bien
qu'il y aurait encore beaucoup et d'excellentes
choses à dire sur la légitimité du suicide, sur
ses caractères moraux ou instinctifs, sur les écrits
laissés par les individus qui se donnent la mort,
et sur les sentiments intimes que ces écrits révèlent, etc., etc. Il y aurait encore à examiner le
suicide au point de vue de la médecine légale,
et ce ne serait certes pas le chapitre le moins
intéressant ni le moins utile. Mais tout cela a été

fait depuis longtemps et beaucoup mieux que nous n'aurions espéré le faire nous-même (1). Et puis cela ne rentre plus dans le plan que nous nous étions tracé, et en romprait totalement l'unité et l'harmonie.

Nous ne voulions, ainsi que nous l'avons dit bien souvent, étudier le suicide que sous ses aspects les plus généraux, et, autant que nous pouvions, nous appuyer dans cette étude sur des faits positifs ou des chiffres officiels. C'était un travail qui n'avait jamais été fait au moins d'une manière complète, et qui pouvait avoir une grande utilité pratique. Nous nous sommes efforcé de lui donner tous les caractères d'authenticité et de certitude que la méthode numérique, largement et sagement em-

(1) M. A. Guerry, dans son *Essai sur la statistique morale de la France*, Paris, 1833, page 67, et M. Brierre de Bois-mont, dans son livre *Du suicide et de la folie suicide*, Paris, 1856, page 316, ont écrit chacun un très bon chapitre sur l'analyse des derniers sentiments exprimés par les suicidés. D'un autre côté, M. le docteur Des Étangs nous a lu, à l'une des dernières séances de la Société médico-psychologique, une remarquable introduction qui promet un livre très intéressant sur la mort volontaire, dont les éléments paraissent avoir été puisés, à peu près exclusivement, à cette dernière source.

ployée, communique à ses productions ; et, si nous ne nous faisons illusion, les conclusions de nos deux premiers chapitres resteront comme l'expression rigoureuse des faits, recueillis en si grand nombre, depuis plus de trente ans. Or, que disent ces conclusions ? Que notre société si brillante et si prospère en apparence, si sûre d'elle-même, si confiante dans sa force, est rongée par une plaie toujours saignante qui s'étend et s'aggrave sans cesse, et dont plus de trois cent mille suicides accomplis ou tentés, en France seulement, depuis le commencement du siècle, ont été l'éloquente et sinistre expression ! Que cette maladie terrible s'est développée parallèlement aux progrès de la civilisation moderne, et semble prendre sa source dans celles de nos institutions qui sont les instruments les plus actifs de ces progrès. Comme si nous devions admettre qu'il est dans la destinée de tout ce qui vient de l'homme que le mal naisse infailliblement du bien, et que l'humanité soit condamnée à rouler incessamment dans le même cercle de misères et de douleurs !

Cependant cette doctrine désolante et mon- strueuse n'est pas la nôtre. Elle ne découle légiti- mement, malgré quelques apparences trompeuses, ni de nos chiffres ni des conséquences qui en découlent logiquement. On aura beau les torturer de toutes les façons, on n'y trouvera jamais la preuve qu'il faille méconnaître les grandeurs de notre temps ou renier la loi du progrès incessant de l'humanité, dans sa course lente ou rapide, à travers les siècles. Mais si l'humanité marche, sans s'arrêter jamais, vers cette perfection idéale que Dieu a donnée pour but à son activité, l'homme est souvent paresseux et quelquefois rebelle à cette loi qui l'entraîne comme malgré lui ; il se trompe fréquemment sur les moyens à employer pour arriver au but. Aussi ses institutions sont-elles essentiellement périssables et éphémères. Constater leurs défauts et leurs dangers, faire voir la nécessité de leur révision dans le but de les rendre meilleures, est-ce donc reculer ou marcher en avant ? Nous n'avons fait rien de plus lorsqu'après avoir constaté de la manière la plus positive que, *depuis très longtemps, la fréquence des suicides est en raison directe de l'état de l'instruction*, nous avons applaudi au commencement de réforme tenté, dans ces derniers temps, et demandé qu'on développe le corps en même temps que l'esprit, et surtout qu'une forte éducation morale vienne partout compléter les deux autres (1).

Ceci posé, essayons de nous résumer en peu de mots. Un grand fait ressort clairement de nos recherches, et les domine pour ainsi dire de toute sa hauteur. C'est le rôle immense que jouent toutes les religions dans la question de la mort volontaire. Il est incontestable que, dans tous les temps et chez tous les peuples, la religion bonne ou mauvaise, mais respectée, a été tantôt la cause la plus active du suicide, tantôt, au contraire, le préservatif le plus efficace contre les entraînements de ce funeste penchant. Il n'était guère possible d'ailleurs qu'il en fût autrement. La religion est aussi nécessaire à l'homme que l'air qu'il respire. Exilé sur la terre où tant de douleurs et de misères l'attendent, il a besoin de se réfugier en Dieu et de croire à une vie nouvelle par-delà la mort. Qu'il invoque Dieu dans nos temples, entouré de toutes les recherches du luxe et de la civilisation, ou qu'il adore le Grand-Esprit au milieu des grands spectacles de la nature, dans les déserts de l'Amérique, partout il a besoin de compter sur cette patrie céleste dont les

(1) Voyez à la page 69 et à la page 295.

splendides promesses l'aident à supporter les labeurs et les fatigues de chaque jour. Aussi est-il sûr d'être écouté et obéi, celui qui lui parle au nom de Dieu, et qui lui impose, par son habileté ou sa vertu, la foi en sa mission divine. Il n'est pas de grandeur ou de bassesse, d'action héroïque ou lâche, vertueuse ou criminelle, que les diverses religions ne lui aient inspirées, ou qu'elles n'aient justifiées à ses yeux.

C'est ce qui permet de comprendre pourquoi la mort volontaire a été si rare chez les peuples chrétiens jusqu'au xviiie siècle, ou plutôt tant que les lois canoniques et les anathèmes de l'Église ont été respectés. C'est ainsi que s'expliquent, d'un autre côté, les innombrables suicides provoqués chez tous les peuples de l'Asie par cette fascination souveraine exercée sur les imaginations et les volontés, au nom des doctrines mystiques et panthéistes, qui règnent dans ces contrées, depuis le commencement des temps. Enfin, c'est ainsi qu'il est possible d'expliquer leur énorme fréquence pendant ces époques de transition et de transformation religieuse et sociale où les anciennes croyances sont déjà éteintes, tandis que les nouvelles ne sont pas encore nées.

C'est alors le temps des doctrines égoïstes et sensuelles, du culte de la matière et des jouissances
effrénées qu'il procure, où l'homme, devenu son
propre dieu, ne connaît d'autre avenir que le
néant, d'autre frein que sa volonté, et se jette
tout entier dans ces gigantesques orgies dont le
suicide est le terme fatal, et dont le monde
romain nous a donné si longtemps le lamentable
spectacle (1).

(1) On nous demandera peut-être si ces réflexions nous
semblent applicables au temps présent. Ce n'est pas tout à
fait notre pensée. Nous trouvons cependant qu'il existe une
analogie éloignée entre les deux époques. Cette opinion est
d'ailleurs partagée par un certain nombre de bons esprits ;
elle domine dans un très remarquable travail de M. Em. Montégut, publié, il y a quelques mois, dans la *Revue des deux
mondes*, et dans lequel nous trouvons les passages suivants.
Après avoir esquissé à grands traits la physionomie de la
Rome impériale et de sa civilisation matérielle, cet honorable écrivain ajoute :

« Mais, dira-t-on, quels rapports y a-t-il entre nous et la
Rome impériale ? Avons-nous donc ces vices gigantesques,
et compte-t-on parmi nous ces personnages de Tacite et de
Suétone, de Pétrone et de Martial ? Non, sans doute, et cependant, candide lecteur, sonde ton époque, recueille tes sou-
venirs, ouvre les yeux et les oreilles, lis et regarde, et puis
dis-moi si tu n'as pas connu et Narcisse, et Pallas, et

Il existe donc une corrélation naturelle et comme
nécessaire entre la mort volontaire et ces trois

Trimalcion et bien d'autres ! Ose, si tu es honnête, dire que tu
ne les as pas connus !

» Mais, dira-t-on encore, nous avons pour contre-balancer
cette civilisation matérielle, des principes moraux ! — Oui,
sans doute, seulement ces principes sont dans chacun de nous
essentiellement individuels, et ne servent en rien à nous rattacher les uns aux autres...... Il n'y a pas un seul principe
général reconnu, accepté sans discussion, *cru*, en un mot. Le
monde moral est réellement à l'état atomistique. Nous sommes environ quinze millions de Français mâles et majeurs
qui représentent environ quinze millions de principes. Nous
ne comptons ni les femmes ni les enfants, qui ont bien aussi
les leurs, ainsi que l'expérience a pu l'apprendre à chacun.
Nous sommes catholiques ultramontains, catholiques gallicans,
catholiques révolutionnaires, luthériens, calvinistes, israéli-
tes, chrétiens libres et n'appartenant à aucune église, rationalistes modérés croyant à la possibilité d'un compromis avec
la foi, et rationalistes entêtés repoussant tout compromis,
déistes, voltairiens, athées, panthéistes, légitimistes de toutes
nuances, constitutionnels, républicains, socialistes de toutes
les dénominations. Ajoutez, pour compléter ce pandémonium
intellectuel, que la même confusion qui règne dans la
société, règne au dedans de chacun de nous. Non-seulement il serait fort difficile de trouver deux contemporains
dont les principes pussent s'accorder ensemble; mais il serait

grandes aberrations de la raison humaine, le mysticisme, le panthéisme et le matérialisme. Cela

fort difficile aussi de rencontrer un individu qui soit en paix
avec sa conscience, et soit parvenu à se mettre d'accord avec
lui-même. »

Quelques pages plus loin M. Montégut caractérise ainsi les
générations qui s'élèvent : « Les générations qui nous ont pré-
cédés avaient encore quelques-unes des qualités qui font pardonner les erreurs et les vices ; mais les générations qui gran-
dissent chaque jour, et celles mêmes qui entrent à peine dans
la vie nous promettent de racheter amplement la mollesse et
la lâcheté de leurs pères, qui n'ont pas eu le courage d'être
hardiment dépourvus de tout sentiment moral, et de toute
sollicitude pour les intérêts qui ne sont pas ceux de la matière. Ces enfants font frémir. Ne cherchez en eux rien de
jeune, aucune de ces illusions élevées, aucune de ces insou-
ciances charmantes qui caractérisent la jeunesse. L'âge de la
chevalerie, qui était passé depuis longtemps, survivait au
moins chaque année avec l'éclosion des générations qui
entraient dans la vie ; mais aujourd'hui les réalités prosaï-
ques ont remplacé pour les jeunes hommes toutes les illusions dont ils se nourrissaient autrefois. Ardents, rapaces, impi-
toyables comme des usuriers bronzés par le métier, sans tendresse comme de vieux soldats qui ont vu trop de douleurs
et de massacres pour être aisément émus, ils mettent dans la
poursuite de la richesse la même âpreté qu'ils mettaient jadis
dans la poursuite du plaisir. Ils n'ont pas de passions, pas

est si vrai, que toutes les fois que l'une d'elles s'est introduite, à la suite de quelque hérésiarque, dans le christianisme, le judaïsme ou le maho-

d'amour; leur cœur est vide et leur sang est froid. Tremblez lorsque vous serrez leurs mains, car ils sont redoutables comme s'ils avaient beaucoup vécu. Il semble que leurs pères leur aient légué avec leur sang toutes les expériences, toutes les désillusions, tous les scepticismes accumulés de cinq ou six générations. Ils n'ont de foi qu'en une seule chose, l'argent; ils n'ont d'autre Dieu que la richesse, et ne reconnaissent pas d'autre puissance. Souples, adroits, rusés, ils déploient, afin de faire fortune, de faire leur chemin, une activité, une énergie, une assiduité, comme jamais moine n'en mit à repousser les piéges du démon, et à déraciner de son cœur tous les instincts du vieil homme. Rien ne les trouble, rien ne les détourne de leur but; ce qu'ils ne comprennent pas, ils l'abandonnent : la curiosité n'est pas au nombre de leurs défauts. Ils voient passer sans s'émouvoir les révolutions et les événements politiques ; cela ne les regarde pas. Ils n'ont pas les vices de leurs qualités, et ils n'ont pas les qualités de leurs vices ; ils savent s'abstenir, et ils n'aiment pas l'abstinence ; ils sont actifs, et ils n'aiment pas le travail; dissolus, et ils n'ont pas le sens du plaisir. Tel est le portrait malheureusement très fidèle, nullement exagéré, des générations qui s'élèvent. » (Émile Montégut, *Perspectives sur le temps présent. Revue des Deux-Mondes*, XXV⁰ année, seconde série de la nouvelle période, t. IX, mars 1855.)

métisme, la mort volontaire s'y est glissée à sa suite. Nous avons rappelé les suicides des Sadducéens et des Thérapeutes chez les juifs, et ceux des disciples de Karmath et du Seigneur de la montagne chez les mahométans. Les longs jeûnes et les supplices volontaires que s'imposaient les premiers mystiques chrétiens et les cénobites des déserts de l'Égypte, dans le but de plaire à Dieu et de gagner le paradis, ne rappellent-ils pas les atroces pénitences des Sannyâsîs de l'Inde? L'ardeur avec laquelle ils se présentaient d'eux-mêmes au martyre, dans les temps de persécution, qu'était-elle autre chose sinon un suicide déguisé, si expressément défendu par saint Augustin au commencement du v° siècle? On connaît encore la fureur avec laquelle les Donatistes Circoncellions se donnaient ou se faisaient donner la mort, espérant obtenir ainsi la couronne du martyre et la récompense que Dieu promet à ses élus (1). Enfin, que dire des Quiétistes ou mystiques du

(1) « Ils recherchaient le martyre avec une sorte de fureur; ils se jetaient en troupes sur les catholiques et les payaient pour se faire tuer par eux. Ceux qui avaient de la fortune donnaient tout ce qu'ils possédaient, afin qu'on les

XVIIᵉ siècle, qui en étaient arrivés à pratiquer
la contemplation à l'instar des dévots Yoguis des
bords du Gange ou des Thérapeutes juifs, et qui
furent condamnés en 1687 par le pape Inno-
cent XI (1).

fît mourir. Ils allaient par les chemins et forçaient ceux qui
les rencontraient de les tuer.

» Ils aimaient mieux se donner la mort que faire un acte
de communion avec un catholique.

» On les voyait tantôt se précipiter du haut des montagnes,
tantôt craignant leur propre faiblesse, et qu'on les engageât
à se réunir aux catholiques, ils allumaient eux-mêmes un
bûcher, s'y précipitaient et mouraient avec joie.

» Tous les jours, la terre était teinte du sang de ces malheureux ; tous les jours on voyait des troupes d'hommes et de
femmes gravir les montagnes les plus escarpées, et s'élancer
au milieu des rochers et des précipices.

» Le peuple honorait leurs cadavres comme l'Église honore
les corps des martyrs, et célébrait tous les ans le jour de leur
mort comme une fête.

» Ils tâchaient de justifier leur mort volontaire par l'exemple
de Razias, et mouraient persuadés qu'ils allaient recevoir la
couronne du martyre. » (Plucquet, *Dict. des hérésies, des
erreurs et des schismes*; Paris, 1742, article *Donatistes et
Circoncellions.*)

(1) La doctrine de Molinos sur l'anéantissement de l'âme
en Dieu ou *quiétisme*, semble une contrefaçon des pratiques

C'est donc dans une religion saine, éclairée, bien entendue, et aussi éloignée du fanatisme ou

employées par les dévots contemplatifs des bords du Gange pour arriver à leur identification avec Brahme : « Alors, dans ce triple silence de pensées, de paroles et de désirs, se trouvant dans un sommeil spirituel, dans une ivresse mystique, ou plutôt dans une mort mystique, toutes les puissances suspendues sont rappelées de la circonférence au centre : Dieu, qui est ce centre, se fait sentir à l'âme par des touches divines, par des goûts, par des illaps, par des suavités ineffables. Ses affections étant ainsi émues, elle les laisse reposer doucement....., et trouve un délicieux repos qui l'établit au-dessus des délices et des extases, au-dessus des plus belles manifestations, des notions et des spéculations divines. On ne sait ce qu'on sent; on ne sait ce qu'on est. » (De la Bruyère, *Dialogues sur le Quiétisme;* Dial. II.)

Voici encore un passage très significatif: « Une âme spirituelle doit être indifférente à toutes choses, soit pour le corps, soit pour l'âme, soit pour les biens temporels et éternels; laisser le passé dans l'oubli, et l'avenir à la Providence de Dieu, et lui donner le présent. L'abandon de l'âme doit aller jusqu'à agir sans connaissance, *ainsi qu'une personne qui n'est plus.* L'âme ne se sent plus, ne se voit plus; elle ne voit rien de Dieu, n'en comprend rien, il n'y a plus d'amour, de lumière, ni de connaissance..... Cette âme ne se sentant pas, n'est pas en peine de chercher ni de rien faire ; elle demeure comme elle est; cela lui suffit; mais que fait-elle ?

du mysticisme que de l'indifférence, qu'on trouvera le préservatif le plus réel et le plus efficace
de la mort volontaire. Cette conclusion si importante s'accorde d'ailleurs complétement avec les
intérêts les plus positifs de notre ordre social
tout entier. Nous avons cité, quelques pages plus
haut, de longs fragments du remarquable article
de M. Émile Montégut, sur *le temps présent.* Nous
avons vu dans quelle effroyable anarchie d'idées

Rien, rien, et toujours rien. L'indifférence de cette amante
est si grande qu'elle ne peut pencher ni du côté de la jouissance, ni du côté de la privation. *La mort et la vie lui sont
égales;* et quoique son amour soit incomparablement plus
fort qu'il n'a jamais été, elle ne peut néanmoins désirer le
paradis, parce qu'elle demeure entre les mains de son époux
comme les choses qui ne sont point...... L'oraison parfaite
de contemplation met l'homme hors de soi, le délivre de
toutes les créatures, le fait mourir et entrer dans le repos
de Dieu. Il est en admiration de ce qu'il est uni avec Dieu,
sans douter qu'il soit distingué de Dieu: il est réduit au néant,
et ne se connaît plus ; il vit et ne vit plus ; il opère et n'opère
plus ; il est et n'est plus. » (De la Bruyère, *loc. cit.*, Dialog.
V, VI et VII.) N'est-il pas évident que de semblables pratiques, continuées avec persévérance ne peuvent avoir d'autres conséquences que l'oubli et l'abandon de tous les devoirs sociaux et une mort prompte et anticipée ?

et de doctrines nous nous agitons depuis près de cent ans. Cet état ne peut durer sans amener de terribles catastrophes. On commence à le comprendre ; tout le monde sent vaguement qu'il est temps de s'arrêter sur cette pente glissante, et qu'après avoir tout changé, tout usé, tout démoli, le moment serait enfin venu de renouer la chaîne des traditions, et de redonner à notre époque un peu de cette foi religieuse, sans laquelle le respect des grands principes moraux, sur lesquels toute société repose, va toujours s'affaiblissant. C'est là une œuvre longue et laborieuse, à l'accomplissement de laquelle doivent tendre incessamment tous les esprits d'élite et toutes les forces sociales.

Déjà fort heureusement quelques symptômes favorables se manifestent dans le monde intellectuel et moral. Les sciences, les lettres et les arts échappent peu à peu à l'impulsion que leur avait imprimée le xviiie siècle, et cherchent de nouveaux horizons. Il semble que la raison humaine s'affaisse sous le poids de son orgueil et de ses vaines théories. Elle sent que le but et la signification des choses lui échappent, et que les principes qu'elle tire d'elle-même n'ont ni sanction ni autorité suffisantes pour s'imposer à tous.

31

Aussi la voit-on parfois tourner vers Dieu ses regards éperdus, et demander à sa providence la solution des grands problèmes qui agitent le monde. L'impulsion est donnée; Dieu aidant, le temps fera le reste.

Mais en attendant que l'œuvre s'accomplisse, la plaie toujours saignante du suicide demande des remèdes plus prompts et plus appropriés au présent. Nous avons indiqué ces remèdes, et nous avons prouvé, croyons-nous, que le retour à une application rigoureuse des lois canoniques contre le meurtre de soi-même serait d'une utilité certaine et immédiate. Nous avons établi en même temps, et en nous appuyant sur des motifs puissants et irrécusables, que la législation civile pourrait intervenir d'une manière efficace; d'abord en inscrivant l'acte du suicide parmi les délits ou les crimes, ensuite en interdisant d'une manière absolue la publicité donnée par la presse aux faits de mort volontaire. L'exemple du passé et l'observation des faits nous donnent la ferme conviction que ces mesures, qui rentrent pleinement dans les droits et les attributions des pouvoirs publics, auraient une efficacité sérieuse, et arrêteraient un grand nombre de malheureux sur les bords de l'abîme.

FIN

TABLE DES MATIÈRES.

FIN DE LA TABLE DES MATIÈRES.

ERRATA.

Page 63, ligne 17, au lieu de *entre les deux sexes de la population*, lisez : *entre les deux sexes, dans la proportion.*

Page 92, ligne 1, au lieu de *loins*, lisez : *loin.*

Page 167, ligne 22, au lieu de *celui-ci*, lisez : *celui-là*

Page 188, ligne 7, au lieu de *Montant*, lisez : *montait.*

Page 317, ligne 12, au lieu de *à ces rapports*, lisez : *et ces rapports.*

Page 330, ligne 9, au lieu de *yogisme*, lisez : *yoguisme.*

Page 334, ligne 4, au lieu de *Kimirique*, lisez : *Kimrique.*

Page 346, ligne 6, au lieu de *de Yogui*, lisez : *des Yoguis.*

Page 348, note 1, ligne 10, au lieu de *sa haute pensée*, lisez : *sa honte passée.*

Page 360, note 2, ligne 2, au lieu de *attribue*, lisez : *attribuent.*

Pagr 372, ligne 12, au lieu de *et ses caprices*, lisez : *et ses rapines.*

Page 431, ligne 6, au lieu de *ursulines de Londres*, lisez : *ursulines de Loudun.*

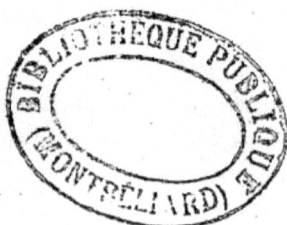

www.ingramcontent.com/pod-product-compliance
Lightning Source LLC
Chambersburg PA
CBHW031609210326
41599CB00021B/3115